临床用血
质量管理手册

主　　审　兰炯采　向　东
主　　编　周世乔　邵超鹏
副 主 编　尹　文　蔡晓红　姬艳丽
学术秘书　王文婷　雷　航　张云聪　黄文庆

人民卫生出版社
·北京·

图书在版编目（CIP）数据

临床用血质量管理手册 / 周世乔，邵超鹏主编 .
北京 ：人民卫生出版社，2024. 10. -- ISBN 978-7-117-
37111-7

Ⅰ. R457.1-62

中国国家版本馆 CIP 数据核字第 2024CX8099 号

| 人卫智网 | www.ipmph.com | 医学教育、学术、考试、健康，购书智慧智能综合服务平台 |
| 人卫官网 | www.pmph.com | 人卫官方资讯发布平台 |

临床用血质量管理手册
Linchuang Yongxue Zhiliang Guanli Shouce

主　　编：周世乔　　邵超鹏
出版发行：人民卫生出版社（中继线 010-59780011）
地　　址：北京市朝阳区潘家园南里 19 号
邮　　编：100021
E - mail：pmph @ pmph.com
购书热线：010-59787592　　010-59787584　　010-65264830
印　　刷：北京华联印刷有限公司
经　　销：新华书店
开　　本：787 × 1092　 1/16　　印张：21.5
字　　数：523 千字
版　　次：2024 年 10 月第 1 版
印　　次：2024 年 12 月第 1 次印刷
标准书号：ISBN 978-7-117-37111-7
定　　价：69.00 元

打击盗版举报电话：010-59787491　　E-mail：WQ @ pmph.com
质量问题联系电话：010-59787234　　E-mail：zhiliang @ pmph.com
数字融合服务电话：4001118166　　E-mail：zengzhi @ pmph.com

编委名单

（以姓氏笔画为序）

王文婷　空军军医大学第一附属医院
王学东　安徽省第二人民医院
尹　文　空军军医大学第一附属医院
冉　茜　陆军军医大学第二附属医院
伍昌林　深圳市第二人民医院／深圳大学第
　　　　一附属医院
邬旭群　深圳市血液中心
孙志强　南方医科大学深圳医院
孙宏华　中山大学附属第七医院（深圳）
李　烛　联勤保障部队第 980 医院
杨乾坤　郑州大学第一附属医院
汪传喜　广州血液中心
沈　伟　上海市血液中心
张　慧　复旦大学附属闵行医院
张云聪　南方医科大学深圳医院
张绍基　遵义医科大学附属医院
陈瑞林　茂名市人民医院
陈群蓉　深圳市宝安区人民医院
邵树军　郑州大学附属肿瘤医院（河南省肿
　　　　瘤医院）

邵超鹏　深圳市第二人民医院／深圳大学第
　　　　一附属医院
林文前　中山大学肿瘤防治中心
金　沙　上海市血液中心
周小玉　南京医科大学第一附属医院
周世乔　南方医科大学深圳医院
赵　阳　广州市红十字会医院
胡俊华　北京医院
祝丽丽　贵州医科大学附属医院
秦　梅　贵阳市第一人民医院
姬艳丽　广州血液中心
黄　靓　华中科技大学同济医学院附属同济
　　　　医院
黄文庆　南方医科大学深圳医院
彭永正　南方医科大学珠江医院
雷　航　上海交通大学医学院附属瑞金医院
蔡　葵　佛山市第一人民医院
蔡晓红　上海交通大学医学院附属瑞金医院

主审简介

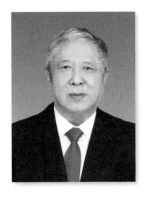

兰炯采 教授,博士生导师。从事免疫血液学及临床输血研究五十余年。先后任中国医学科学院输血研究所血型研究室主任、原卫生部 HLA 参比实验室主任、原第一军医大学南方医院输血科主任。先后担任原国家卫生和计划生育委员会输血专业专家委员会副主任委员、中华医学会临床输血学分会专家委员会主任委员、中国医师协会输血科医师分会副会长、中国医师协会输血科医师分会输血医学中西医结合专业委员会主任委员、中国输血协会免疫血液学专业委员会顾问、中华预防医学会血液安全专业委员会顾问、《中国输血杂志》顾问、《临床输血与检验》顾问。发表国内外论文160 余篇,任《中国输血医学系列丛书》总主编、《中华输血学》副主编。获省级及以上科技成果奖 10 项;培养硕士、博士、博士后等 30 余人。2012 年获中国医师协会"中国临床输血终身成就奖"。

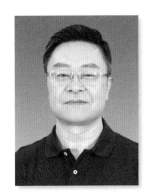

向 东 主任技师、教授。现任上海市血液中心血型参比实验室主任、血型检测中心主任,中国输血协会免疫血液学专业委员会顾问,上海交通大学医学院客座教授,上海健康医学院客座教授,《中国输血杂志》《临床输血与检验》编委。从事免疫血液学检测、教学及科研工作 30 余年,对输血免疫学疑难重症的检测及诊断具有丰富的临床经验和娴熟的技能,对输血免疫学检测相关试剂、方法、分析有深入的研究。所负责的"免疫血液学学习班"长期为全国输血领域培养专业技术人才。

主编简介

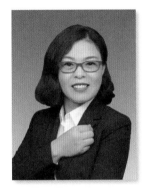

周世乔　主任技师,南方医科大学深圳医院输血科主任、学科带头人。中国输血协会理事,中国输血协会临床输血管理学专业委员会委员,中国女医师协会输血专业委员会委员,广东省医学会临床输血学分会委员,广东省基层医药学会输血专业委员会副主任委员,深圳市临床用血质量控制中心副主任委员,深圳市医学会输血医学专业委员会副主任委员,深圳市医师协会输血科医师分会副主任委员,深圳市女医师协会常务理事。

长期从事血液质量管理工作,2016年入职南方医科大学深圳医院并组建输血科,建立输血科质量管理体系,主编《医学检验项目与临床应用》,发表文章20余篇,主持和参与省市级科研项目10项。

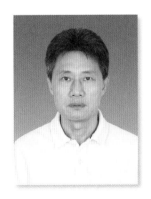

邵超鹏　医学博士,毕业于德国哥廷根大学医学院输血医学系。现任深圳市第二人民医院/深圳大学第一附属医院输血科主任、深圳市临床用血质量控制中心主任、深圳市享受政府特殊津贴专家。先后获得省、市科技进步奖5项,发表论文100余篇,其中以第一作者或通信作者发表SCI论文20余篇。担任中华预防医学会血液安全专业委员会常务委员、中国输血协会免疫血液学专业委员会副主任委员。

序 一

　　输血医学是现代医学的重要组成部分，也是临床治疗特别是战创伤患者抢救不可替代的有效手段或首选措施。从以替补性理念为主旨的传统输血治疗，向以治疗性为目标的各种"血液疗法"的发展，更是被学者们称为"临床输血服务发展过程中的历史性变革"！

　　中共中央、国务院于 2016 年印发《"健康中国 2030"规划纲要》，国家发展和改革委员会、国家卫生健康委员会等四部门于 2021 年联合发布了《"十四五"优质高效医疗卫生服务体系建设实施方案》。上述文件对我国输血医学提出了更高的要求，推动输血事业进入新的时代，也要求全国输血人敢于肩负新时代赋予的新使命。这是我们义不容辞的责任！

　　对于输血治疗第一线的临床用血主管部门、医院输血科，其职能、地位、作用和任务的要求更加凸显。研究创建临床科学合理、个体化输血的新模式势在必行，可以确保患者输血更加安全、高效。但是目前我国医疗机构中的输血科，一是学科建设仍"亟待提高"，二是现有的职能定位也不适应新时代对临床用血的高标准要求，另外 20 年前所发布的临床用血管理等规定，亦待与时俱进，适应新时代发展的需求。基于这种情况，周世乔、邵超鹏二位主任作为主编和 30 多位全国各地有丰富经验的学者共同撰写的《临床用血质量管理手册》欣然问世。他们在已有的临床用血相关的法规、指南或手册的基础上，又收集了大量新信息，也总结了亲身的经验，系统地编写了临床输血全过程管理制度、临床用血质量管理体系文件、输血科实验室标准操作规程，又增加了输血科门诊内涵与管理、输血治疗和凝血功能检测等新技术的内容，囊括了输血科行政、技术和实验室管理的全方位工作内容。我深信这本书将为保障临床输血，贯彻以"患者为中心"，实实在在地做到输血安全、高效与最大限度地减少患者的不合理用血，促进我国临床输血质量管理水平的提升，推动我国临床用血质量的同质化和规范化做出新的贡献！

　　输血医学发展的每一步，都需要全体输血人的共同参与和奋力开路。在新时代新征程的追梦路上，我们仍要继续团结奋斗不息，争取创建出"中国式"输血医学现代化的新体系，为人类输血医学发展贡献中国智慧。我谨以此"序"向本书全体编者表示感谢，并建议编者们对当前医疗机构开展的各种新的"血液疗法"的发展予以高度关注。

杨成民

中国医学科学院输血研究所原所长

2024 年 6 月 10 日

序 二

　　输血是一门管理与技术并重的学科,输血医学作为临床医学下的二级学科,与其他临床学科相比,还存在非常大的差距。学科发展还面临许多挑战。发展不平衡现象相当严重。为了快速提升学科内涵,推动学科发展,建立一套完善的质量管理体系尤为重要。本书全面概述了医院输血科常用的质量管理手册、程序文件、管理制度以及常用的标准操作规程,旨在帮助医疗机构提高输血服务质量,确保患者安全。

　　本书的第一篇介绍了临床用血质量管理手册的编写;第二篇详细介绍了输血科程序文件的编写,包括质量控制程序、质量管理程序和其他相关程序;第三篇阐述了临床用血管理制度,分为院级管理制度和输血科管理制度;最后一篇重点介绍了输血科常用的标准操作规程,包括标本、血液及仪器管理操作规程,红细胞血型抗原抗体检测、血小板和白细胞血型抗原抗体检测、输血治疗技术和凝血功能检测标准操作规程。

　　在此,我很荣幸地向各位读者推荐本书,相信无论您是科室管理者还是输血从业人员,本书都有值得学习、借鉴的价值,是一本很好的参考书。

汪德清

中华医学会临床输血学分会候任主任委员

2024 年 7 月 5 日

序 三

国家卫生健康委员会（原卫生部）对我国输血医学事业的发展高度重视，相继颁布了相关的法律法规。2016年7月25日，国家标准化管理委员会批准发布 GB/T 13745—2009《学科分类与代码》国家标准第2号修改单。该文件提出："一、在'320临床医学'下增设二级学科32032'输血医学'。""二、在32032'输血医学'下设立三级学科'基础输血学、献血服务学、输血技术学、临床输血学、输血管理学和输血医学其他学科'。"该文件自2016年7月30日起实施，这是中国输血医学事业发展的里程碑。

为了进一步落实输血医学二级学科的内涵建设，提高各级各类医疗机构的临床输血管理水平，由周世乔和邵超鹏教授领衔，汇集全国各地区采供血机构和医疗机构的部分专家，联合编著《临床用血质量管理手册》。

该手册以国家卫生健康委员会（原卫生部）颁布的《医疗机构临床用血管理办法》《临床输血技术规范》为依据，遵循 ISO 15189 管理理念，内容涉及临床输血全过程管理，主要包括：临床用血质量手册和程序文件、院科两级用血管理制度、输血实验标准操作规程和临床用血相关表单模板等。该手册具有理论联系实际和实用性强等特点，相信对广大医务工作者均有所帮助！

李志强
中国输血协会临床输血管理学专业委员会主任委员
2024 年 7 月 28 日

前　言

　　近年来,临床输血快速发展,学科也逐渐形成,2016年国家标准化管理委员会批准了输血医学为临床医学的二级学科,学科发展的同时也在推动现代医学的发展,输血治疗学、输血管理学在临床医学中的作用凸显,输血科既是一个医技部门,也是一个临床用血全过程的管理部门。

　　根据《中华人民共和国献血法》《医疗机构临床用血管理办法》《临床输血技术规范》的要求,血液的采集、运输、制备、储存、供血(采供血机构),医疗机构接收血液、用血申请、用血审核、标本的审核接收、实验室检验检测、用血过程的监督管理、输血前的评估、输血后的用血评价、输血不良反应的处理、紧急用血预案等每一个环节都有明确的质量控制要求。本书根据输血相关的法规、行业规范以及ISO 9000的系列标准进行编写。本书共分4篇12章,对组织结构的建设、临床用血全过程管理制度的编制、关键环节质量的控制、输血实验室的标准操作等临床输血全过程管理流程进行了文件化,主要内容包含临床用血质量手册编写、程序文件、管理制度(院、科两级)、输血实验室标准操作规程和质量表单等质量管理体系文件模板。

　　本书的大部分内容经过几年的反复修改和实践,方便医生、护士、输血技师、临床用血的管理部门快速获得需要的知识,清晰而实用,希望本书能够成为临床输血领域工作者的"良师益友"。本书的全体编委在此感谢输血同仁的支持和帮助,不足之处也恳请广大读者给予批评和指正。

编者

2024年7月

目　录

第一篇　临床用血质量管理手册编写

第二篇　输血科程序文件编写

第三篇　临床用血管理制度

第四篇　输血科标准操作规程

临床用血质量管理手册编写

第一章

概述

第一节　临床用血质量管理手册封面

临床用血质量管理手册

（版号 / 版次）

手册控制状态：　受控□　非受控□

发放编号：

手册持有部门：

手册持有部门接受日期：　　　　年　　　月　　　日

××× 医院

第二节　临床用血质量管理手册批准页

本《临床用血质量管理手册》适用于×××医院输血科所有（包括检测）的业务活动。

手册版号：A/0（1、2、3）

发布日期：　　　年　　月　　日

实施日期：　　　年　　月　　日

控制编号：QM-（×××医院）

　　总页数：

　　编制人：

　　审核人：

　　批准人：

第三节　临床用血质量管理手册发布令

《临床用血质量管理手册》依据 GB/T 19001—2016/ISO 9001：2015《质量管理体系　要求》和 ISO 15189：2022《医学实验室　质量和能力的要求》，《医疗机构临床用血管理办法》《临床输血技术规范》以及其他相关的法律、法规编制而成。

本手册阐述了医院输血科的质量方针和质量目标，并对各项技术活动的工作程序、操作方法、各种记录以及该手册的使用和管理做了具体的描述和规定，是输血科实施各项质量和技术活动所依据的准则。

输血科全体人员必须严格遵守并认真执行。

现予以发布执行，自批准之日起生效。

批准人签名：输血科主任签名

批准人职务：输血科主任

批准日期：　　　年　　月　　日

第四节　服务质量承诺和服务标准声明

输血科承诺，无论在何时、何地开展工作，都将严格遵守标准，为服务对象提供准确的检测报告、安全的血液成分，并提供适当的解释和咨询服务，最大程度地满足患者和临床科室的需求。

本科室为服务对象提供高效的服务，血样须在 1 个工作日检出（特殊情况不能出报告时，向临床公示），结果传递到相关的部门。

信守服务承诺，不随意更改检测结果，确保检测结果的真实性。

热忱接待每一位相关方，对相关的投诉要在 1 个工作日内正式受理，使投诉受理率达100%；认真调查、客观分析、明确责任，5 个工作日内给出答复。

如实向服务对象告知输血科的能力、责任、义务、检测结果、收费标准和服务对象的权利。

批准人签名:输血科主任签名

批准人职务:输血科主任

批准日期:　　　年　　月　　日

第五节　公正性和保密性声明

输血科坚持公正性和保密性的原则。

输血科独立对临床送检标本按照各项技术规范做出正确的检测和判断。科室人员应坚持公正服务的行为准则,保持业务工作的独立性,不受来自行政、商务、财务等方面的干扰和影响。

输血科严格遵守各类文件的管理和保密制度,对临床医生、患者、家属或其他方面(服务对象)的有关信息和输血科的有关技术资料负有保密的责任。

输血科全体人员必须严格执行上述声明,并请医院管理层和输血科服务对象给予监督,监督电话:×××××。

批准人签名:输血科主任签名

批准人职务:输血科主任

批准日期:　　　年　　月　　日

第六节　质量方针和质量目标

一、质量方针

质量方针为科学准确、安全有效、诚信服务,即保证方法科学、结果准确,输血安全、治疗有效,操守诚信、服务优良。

二、质量目标

1. 输血申请单审核率100%。

2. 输血申请单合格率≥95%。

3. 受血者标本血型复查率100%。

4. 输血相容性检测项目室内质控开展率100%。

5. 室间质评项目参加率(国家级和/或省级)100%。

6. 室间质评项目合格率100%。

7. 输血检测项目报告准确率100%(在质控范围内)。

8. 血液储存发放正确率100%。

9. 血液过期报废率低于1%。

10. 临床科室服务满意率85%。

11. 投诉受理率100%。

12. 临床常规检测报告发出时间小于 24 小时。

13. 关键仪器设备校准维护率 100%。

第七节　临床用血质量管理手册说明

本手册根据 ISO 9000 系列标准、CNAS-CL02：2023《医学实验室质量和能力认可准则》（等同采用 ISO 15189：2022）以及血液相关的法律、法规要求，阐述输血科的质量方针、质量目标，规定开展相容性检测及供血工作必须遵循的原则。本手册表述的供应链：供方→组织→顾客。

供方：为医疗机构提供血液的采供血机构和关键试剂耗材供应商。

组织：指医疗机构。

顾客：接受血液的患者和临床科室。

相关方：社会各相关机构。

第八节　临床用血质量管理手册修订页

临床用血质量管理手册修订页见表 1-1。

表 1-1　临床用血质量管理手册修订页

序号	版本号	修改内容摘要	章节编号	修订人	批准人	修订日期	生效日期

第二章

手册内容

本手册包含临床用血的质量方针、质量目标、程序文件、标准操作规程和质量表单,并对输血全过程的监控进行了有效描述。

本手册对本组织业务所有的实现、持续改进采用 PDCA 循环模式,包括策划(plan,P):根据顾客的要求和组织的方针,为提供结果建立必要的目标和过程;实施(do,D):过程方法的实施;检查(check,C):根据方针、目标和产品要求,对过程和产品进行监测,并报告结果;处置(action,A):采取措施,以持续改进过程和业绩。

本手册的制定已经考虑了 ISO 9001:2015 和 ISO 15189:2022 中所阐明的质量管理原则以及与临床输血相关法律、法规的相容性。

第一节　输血科简介

一、输血科基本情况介绍

内容包括医院的性质属性,输血科的设立时间、是否独立建制,输血科的人员结构,业务用房、设施设备情况,输血科的主要职能。

二、输血科开展的主要业务

内容包括科室开展输血实验室检验、储发血业务、输血全过程的监控、输血相关治疗等方面的介绍。

三、科研教学情况

有教学科研任务要求的医院可以进行相关的描述。

四、输血科的基本信息

科室名称:×××医院输血科

科室地址:××省××市××区××路××号

科室负责人:×××

联系电话:××××××

咨询电话：××××××

第二节　适　用　范　围

本手册是从事输血工作的纲领性文件，适用于输血科建立质量管理、业务技术和行政管理体系，并控制其实施。本手册对外可作为质量保证的承诺性文件，以保证临床科室及其他服务对象对输血科工作质量的信心；对内可作为临床输血业务和质量管理运行控制的依据，并保持其有效性及明确责任，适用于临床输血的全过程，包括制订临床用血计划、血液储存发放、血液相容性检测、血液输注和护理、输血不良反应监控和输血效果评估、临床用血全过程管理，涉及部门包括输血科、内科、外科、妇产科、儿科、麻醉手术科等科室。

第三节　引用的标准、术语和定义

一、引用标准

（一）ISO 9000 系列标准

1. GB/T 19001—2016/ISO 9001：2015《质量管理体系　要求》

2. GB/T 19000—2016/ISO 9000：2015《质量管理体系　基础和术语》

3. CNAS-CL02：2023《医学实验室质量和能力认可准则》（等同采用 ISO 15189：2022）。

（二）医疗机构临床用血管理有关的国家法律法规及技术标准

1. 法律法规及规范性文件

（1）《中华人民共和国献血法》。

（2）《中华人民共和国传染病防治法》。

（3）《中华人民共和国刑法》。

（4）《中华人民共和国数据安全法》。

（5）《中华人民共和国个人信息保护法》。

（6）《中华人民共和国生物安全法》。

（7）《中华人民共和国药典》（2020 年版）。

（8）《医疗废物管理条例》。

（9）《医疗废物分类目录（2021 年版）》。

（10）HJ 421—2008《医疗废物专用包装袋、容器和警示标志标准》。

（11）《医疗机构临床用血管理办法》。

（12）《临床输血技术规范》。

（13）《医疗机构临床实验室管理办法》。

（14）《临床用血质量控制指标（2019 年版）》。

2. 行业相关标准

（1）GB 18469—2012《全血及成分血质量要求》。

（2）WS 399—2023《血液储存标准》。

（3）WS/T 367—2012《医疗机构消毒技术规范》。

（4）WS/T 400—2023《血液运输标准》。

（5）GB/T 18883—2022《室内空气质量标准》。

（6）GB 15982—2012《医院消毒卫生标准》。

（7）WS/T 203—2020《输血医学术语》。

（8）《全国临床检验操作规程》（第4版）。

（9）GB 19489—2008《实验室 生物安全通用要求》。

（10）WS/T 622—2018《内科输血》。

（11）WS/T 623—2018《全血和成分血使用》。

（12）WS/T 624—2018《输血反应分类》。

（13）WS/T 661—2020《静脉血液标本采集指南》。

（14）WS/T 794—2022《输血相容性检测标准》。

（15）WS/T 795—2022《儿科输血指南》。

（16）WS/T 796—2022《围手术期患者血液管理指南》。

二、定义和术语

本手册质量方面术语源于 GB/T 19000—2016《质量管理体系 基础和术语》、WS/T 203—2020《输血医学术语》以及 CNAS-CL02:2023《医学实验室质量和能力认可准则》。

（一）定义

1. 输血科服务对象 是经过与输血科达成口头或书面协议,需要输血科提供与输血等相关的检验或治疗服务的单位或个人,一般包括受血者、临床医护人员等。

2. 组织 ×××医院输血科。

3. 主任 ×××医院输血科主任。

4. 血液 指由卫生健康行政部门指定的采供血机构提供、输血科储存的各种血液成分及其他(特殊)血液成分制品。

5. 外来文件 指国家、行业标准化组织发布的适用于本行业的强制性或推荐性的法律、法规、条例、标准、规范等。

6. 设施设备 指血液储存、检测、发放过程中所使用的仪器设备、计算机信息系统等。

7. 关键设备 指血液储存、检测、发放过程中对血液的质量和检测过程有重要影响的设备,如全自动血型配血系统、离心机、储血冰箱、血液成分分离机等。

（二）术语

1. 输血安全性 涉及从献血者征集到受血者接受血液的整个过程,它除了需要考虑"血液安全"外,更多的是要严密注意实施输血的各个环节和步骤,包括输血申请、输血前血液相容性检测、血液发放、输注、监护和效果评估等。

2. 血液安全性 指血液对受血者和相关人员产生危害的风险,限制在可接受的水平。

3. 过程 即质量管理体系所需的过程,包括与管理活动、资源提供、产品实现和测量有关的过程。临床输血过程指输血前的评估、血液的选择、血液的储存管理、输血前血液相容性检测、血液发放、血液输注护理及输血不良反应的监控等全过程。

4. 血液保护 是一项系统工程,是指通过减少出血、血液稀释、自体输血、药物治疗替代输血等方法,保护和保存血液,防止丢失、破坏和传染,并有计划地管好、用好这一宝贵的人类资源,做到少出血、少输血、不输血。

5. 安全储血量　指在发出用血申请至采供血机构送血到达并完成入库的时间段内,能够保证急危重症抢救用血的库存数量。

6. 输血不良反应　指输血过程中或输血后发生的与输血有关的不良反应,包括输血副作用、经血传播疾病、血液输注无效等。

7. 大量输血　通常指 24 小时内置换患者的全部血容量;或 3 小时内输入相当于 50% 的血容量;或输入超过 20U 的悬浮红细胞。

8. 产品　包括有形产品和无形产品。有形产品指血液,无形产品指为临床输血相关科室和受血者提供的服务。

第四节　质量管理体系

一、总则

(一)质量管理体系建立

1. 科室主任主持建立与输血科业务活动范围、工作内容相适应的文件化质量管理体系,制定质量方针和质量目标,配置相应的资源,带领团队按照质量管理体系要求进行相关工作,并持续改进,确保质量管理体系的有效运行。

2. 科室主任负责临床用血质量管理手册和程序文件的审核和批准。

3. 质量管理体系文件实施前应确保进行全员培训。

4. 质量管理体系文件应由专人管理发放。

(二)质量管理体系文件构成

质量管理体系文件包括质量手册、程序文件、操作规程(管理制度)、记录表单 4 层级文件(图 2-1)。

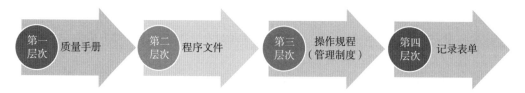

图 2-1　质量管理体系文件构成

1. 质量管理体系文件应覆盖临床输血的全过程,明确这些过程有效运行和控制的关键点,配备必要的资源,并通过日常的监督检查和内、外部的审核,进行持续监控,确保过程运行有效。

2. 临床输血管理流程包括以下过程。

(1)临床输血管理及质量管理体系策划的过程。

(2)临床输血全过程的质量管理(临床输血的申请→标本采集→临床输血→输血过程的观察→输血后效果评价分析)。

（3）输血前相容性检测过程。

（4）血液出入库管理过程。

二、文件化要求

（一）质量管理体系文件的说明

质量手册（即临床用血质量管理手册）是输血科质量管理体系运行的纲领性文件，主要描述质量体系、组织机构，明确质量方针、质量目标、各种支持性程序文件以及在质量管理体系中各岗位人员的职责和相互关系；描述开展质量活动的各个环节和方面如何确保满足体系建设和相关法规的要求，是输血相关质量和业务工作的依据和指南。

（二）程序文件

程序文件是质量手册的支持性文件，是对质量管理体系运行中各项质量活动的详细、明确的描述，具有较强的可操作性，既是质量手册的延伸和注解，又是下一层次作业文件的提纲和引子，起到承上启下的作用。所谓程序，是由技术主管负责分配落实的操作程序。

（三）操作规程

操作规程是程序文件的支持性文件，是工作人员从事具体工作的指导性文件，包括所有的管理制度、标准操作规程（standard operating procedure，SOP）、使用说明书等。

（四）记录表单（质量和技术）

记录表单包括各种表格和实验报告等，属于受控文件，包括质量记录和技术记录两部分。

质量记录是指输血质量管理活动的记录，包括文件评审、监督管理、外部沟通、咨询服务、不符合项的识别和控制、纠正预防措施、持续改进、外部审核、内部审核、管理评审。

技术记录是指输血业务管理活动的记录，包括原始检测记录等各类表格、导出数据、开展审核跟踪的足够信息、校准记录、人员签字记录、签发的检验报告、工作手册、核查表、工作笔记、工作信函、文件和反馈信息。

三、手册管理

1. 本手册由输血科主要负责人编写、科室质量管理小组审核、科室主任批准发布，解释权归科室质量管理小组所有。

2. 本手册按《文件控制程序》实施管理，由质量管理小组具体负责，统一编排序号，受控文本应加盖"受控"印章，发放和回收要有签收和登记记录。

3. 本手册受控文本发给临床输血相关科室使用以及其他获准的相关方。未经科室主要负责人批准，任何人不得擅自对外交流、外借或复印本手册等。

4. 本手册持有者责任包括负责接收、保管，不得损坏、丢失。根据授权部门的更改通知及时进行更改（手改或换页），确保手册为有效版本。受控手册的持有者调离本科室或不再担任相关职务时，应及时将手册交回质量管理小组并办理回收登记手续。

5. 质量手册的更改和换版

（1）未经本科科室主任授权，任何个人不得随意更改，如需修改可将修改意见报告质量主管，由其报告科室主任。

（2）关于本手册内容的局部修改，执行《文件控制程序》。

（3）外部环境和内部情况发生重大变化时,对本手册进行全面修改,进行换版处理,经科室主任批准发布,以保持其适用性。

四、文件的管理

1. 建立并实施《文件控制程序》,对临床输血质量管理体系文件,包括适当范围的外来文件进行控制。对文件的编制、审核、发布、发放、使用、修改、回收、保存归档和销毁等进行严格规定,并保留有关记录。

2. 新的或有变化的过程和程序实施前应进行确认,形成文件,确保使用的文件为经过批准的现行有效版本。

3. 文件的批准与发布

（1）程序文件、规程类文件和相关表单由输血科技术小组编写,由质量管理小组审核、科室主任批准发布。

（2）文件的起草、审核、批准、发放、修改、标识、回收、保存、销毁等环节都要进行控制和记录,以确保使用文件的场所和部门能及时得到文件的有效版本。

（3）为积累知识或参考而保留的任何作废的文件和资料均应进行明显标识,盖作废章,以防误用。

4. 文件的更改

（1）除特殊原因外,文件和资料的更改由输血科质量管理小组进行、科室主任审批。

（2）无论文件和资料由谁更改都必须获得原编写的依据资料,以保证文件的连续性。

（3）文件和资料更改后,必须有明显标识,并正确传递到相关部门。

（4）文件和资料的编写、审批、发放、修改、回收、销毁等都要有记录。

（5）在文件正式实施前,应对临床输血相关人员进行培训,评价胜任程度及保存有关记录,保证员工能够在工作范围内获得与其岗位相关的文件并能正确使用。

五、记录管理

1. 建立并实施《质量记录控制程序》,利用各种必要的记录,为临床输血服务符合规定要求和质量管理体系有效运行提供证据,对记录的标识、保护、检索、保存期限和处置进行控制。

2. 所有记录应清晰明了,易于识别和检索。记录可存放在不同形式的载体上,如纸张、硬盘和计算机信息管理系统等。

3. 记录必须完整,包括输血科记录和临床输血病历记录,使临床输血过程具有可追溯性。

4. 临床输血记录的保存期要符合国家相关规定。所有记录应安全保存,防止篡改、丢失、损坏、非授权接触、非法复制等。对记录进行分类管理,并建立档案资料检索系统,便于查找。

六、支持性文件

1.《文件控制程序》。

2.《质量记录控制程序》。

第五节　管理职责

所有科室人员对其职责范围内的质量负责。应任命临床输血质量主管,质量主管须具有大学本科及以上学历、副高级及以上职称,经质量管理培训,负责临床输血全过程的质量管理,负责质量管理体系的建立、实施、监控和持续改进。

一、管理承诺

科主任为输血科临床输血管理的第一责任人、科室的最高管理者,承诺通过以下活动并取得院长的支持,建立和实施质量管理体系,并为改进质量管理体系的有效性提供相应的保障。

1. 向全体工作人员传递满足顾客和法律法规要求的重要性,增强临床输血质量管理意识。

2. 制定质量方针和质量目标,明确组织在质量方面所追求的宗旨和方向。

3. 参加管理评审,对质量管理体系的适宜性、充分性和有效性进行评估,以评价质量管理体系是否达到国家法律法规、标准、规范以及相关的要求,对质量管理体系的持续改进做出决策。

4. 确保资源的提供,为使临床输血质量管理体系有效运行,应确保临床输血质量管理体系所需的人力、设施设备、环境、物料等相关资源的充足有效。

二、以顾客为关注焦点

1. 输血科的服务宗旨为"夯实基础,团结合作,敬业奉献,一切以临床为中心"。输血科应以患者和临床科室(即顾客)为关注焦点,根据临床工作的实际情况,通过调查分析、组织教育培训,树立一切为了顾客、服务于顾客的基本理念,明确责任,识别顾客的需求,并将顾客的需求转化实现,获得顾客的满意。

2. 建立《顾客满意度控制程序》。

三、输血科的质量方针

1. 科学准确　方法科学、结果准确。
2. 安全有效　输血安全、治疗有效。
3. 诚信服务　操守诚信、服务优良。

四、策划

科室的最高管理者确保质量目标的建立和质量管理体系的策划,并满足相应的要求,包括顾客的明示要求、隐含要求、法律法规要求和其他附加要求。

(一)质量目标的策划

1. 质量目标的制定原则　质量目标依据质量方针制定,质量方针为质量目标提供了框架。制定质量目标的原则:与质量方针保持一致,在质量方针的基础上建立,在质量方针的框架内展开。

2. 质量目标 见第一篇第一章第六节。

（二）质量管理体系的策划

1. 策划的控制范围 适用于本组织质量管理体系策划的控制,科室最高管理者确保质量管理体系策划的进行。

2. 策划的目的 进行质量管理体系的策划,以确保质量管理体系符合相关体系标准的思路,确保体系运行的有效性,使顾客满意。

3. 策划的过程识别

（1）法律法规、质量标准的改变要求质量管理体系进行改进。

（2）组织结构发生重大变化,要求质量管理体系进行改进。

（3）资源配置、临床用血需要发生重大变化,需要对质量管理体系进行改进。

（4）出现现有质量管理体系不能覆盖的特殊事项。

4. 策划的内容

（1）对质量目标的策划。质量目标为在一定时间范围内（可以分长期和短期）,组织所规定的与质量有关的预期应达到的具体要求指标。质量目标的制定应具有可操作性和可考核性,质量目标可测量,其中必须包括预期产品的质量目标和要求。

（2）识别并明确达到质量目标相应的过程管理。明确过程顾客是谁、输入输出材料、相互关系接口、职能分配、过程质量目标、过程的顺序流程、过程所需的文件及记录、过程监视和测量、数据信息收集、资源配置、过程有效性的评价及改进。

（3）对质量方针和质量目标进行定期评审,确保体系的充分性、适宜性和有效性。

（4）根据评审结果编写评审报告,进行有效性的评价。对发生的系统误差应提出质量改进方案,并监督实施,以促进质量管理体系的有效运行。

五、职责、权限和沟通

（一）各部门的职责

1. 临床用血管理委员会 以院长或分管院长为主任委员,由医务部门、输血科、麻醉手术中心及护理、检验、临床用血科室的相关专家组成。其主要职责如下。

（1）认真贯彻临床用血相关的法律、法规、规章、技术规范和标准,制定本医院临床用血管理的规章制度并监督实施。

（2）评估确定临床用血的重点科室、关键环节和流程。

（3）定期监测、分析和评估临床用血情况,开展临床用血质量评价工作,提高临床合理用血水平。

（4）分析临床用血不良事件,提出处理和改进措施。

（5）指导并推动开展自体输血等血液保护及输血新技术;协助临床处理分析临床用血不良事件。

（6）承担本院临床用血的其他任务。

2. 临床用血业务主管部门（医务科）

（1）协助输血科建立质量管理体系,并监督质量管理体系的运行。

（2）审核《质量管理体系年度内审计划》,协助输血科组织实施。

（3）对临床医生用血权限进行授权。

（4）审核纠正和预防措施并对纠正和预防措施的实施进行监督和验证。

（5）按照《中华人民共和国献血法》组织无偿献血。

（6）组织全员临床用血培训与考核。

3. 质量管理科

（1）负责对临床用血指标进行监控。

（2）负责临床用血不良事件的调查处理和纠正预防措施的跟进。

（3）负责临床用血科室的绩效考评。

（4）负责临床用血过程质量的管理监督。

4. 输血科　为临床输血工作的直接管理部门,其主要职责如下。

（1）建立实施临床用血质量管理体系,推动临床科学、安全合理用血。

（2）负责制订临床用血储备计划,根据血站供血的预警信息和医院的血液库存情况协调临床用血。

（3）负责血液的预订、入库、储存、发放工作。

（4）负责血液相关免疫血液学的检测。

（5）参与特殊输血治疗病例的会诊,为临床合理用血提供咨询。

（6）参与临床输血不良事件的调查,定期分析输血不良反应并持续改进。

（7）根据临床治疗的需要,参与开展血液治疗相关技术。

（8）负责临床输血相关资料的保存。

（9）承担本院有关临床用血及其他任务。

5. 人力资源及后勤保障部门

（1）支持临床输血质量管理体系的建立。

（2）提供符合要求的人力资源及培训。

（3）协助临床输血相关仪器设备采购、维修,计量器具检定及关键仪器校准、确认。

（4）负责医疗废物、安全卫生、污水处理及其他后勤服务等管理工作。

6. 输血科行政办公室　在领导层的领导下,负责质量管理体系运行所需的资源保障;负责供应商评价相关工作;负责与服务相关方保持联系和有效沟通。

7. 输血科质量管理小组

（1）负责质量管理体系文件的建设。

（2）负责质量管理体系的运行管理。

（3）负责实验室质控工作的督查。

（4）负责质控品的选择和标定。

（5）负责协助技术管理小组参加上级业务部门组织的室间质评。

（6）负责满意度调查和投诉的处理。

8. 输血科技术管理小组

（1）负责质量管理体系文件的运行。

（2）负责解决质量管理体系运行过程中的技术问题。

（3）负责质量管理体系中纠正和预防措施的实施。

（4）负责向服务对象提供临床检验相关的医疗咨询服务。

（5）参与临床部门的沟通和交流。

（6）负责实验室的质控管理工作。

（7）参加上级业务部门组织的室间质评。

（8）负责仪器检定和校准。

（9）全面负责输血科安全卫生健康工作的组织实施。

（10）监督安全运行状况，开展安全卫生健康教育。

9. 输血科科教小组

（1）负责质量管理体系运行的培训和教育，重视全员参与。

（2）负责新进人员和转岗人员的培训和考核实施。

（3）负责文件资料的管理。

（4）负责科研和教学工作。

（二）岗位职责

1. 输血科主任（学科带头人）职责

（1）在院领导的领导下，认真执行《中华人民共和国献血法》《医疗机构临床用血管理办法》《临床输血技术规范》以及临床输血相关的法律法规和本院的规章制度。

（2）负责输血科的全面管理（血液的储存发放、检验检测、教学、科研、行政），合理制订学科规划，进行学科建设，推动输血医学学科的发展。

（3）正确传达并认真执行上级的有关规定，并落实检查。

（4）制订本科室工作计划、规章制度，并督促实施。

（5）制订本科室人才培养计划，进行人才梯队的建设，确保本科室人才结构合理、配置得当，有力促进业务的发展。

（6）做好科室业务所需资源的配备，确保业务所需的设施设备齐全，保证业务的正常运行。

（7）建立临床输血质量管理体系，并保证其正常运行和持续改进。

（8）参与全院临床输血的管理、督查和用血质量评估工作。

1）负责本科人员的业务培训、继续教育、考核，提出"升、调、奖、惩"意见。

2）具有良好的沟通、协调能力，提高输血业务的满意度。

3）制定本科的科研规划，带领科内人员进行科研工作。

4）负责输血新观念、新项目、新技术的引进和实践，着力对本科人员的业务能力进行培养。

5）负责临床教学，做好各级各类人员的教培工作。

6）指导临床科室合理用血，参与疑难病例的输血会诊。

7）具有良好的品质，为人师表，凝聚力强，带领科室人员积极向上。

8）完成院领导和上级部门交办的各项工作任务。

2. 输血科副主任职责

（1）协助科主任做好科室的所有业务和行政工作。

（2）经科主任委托代行其职责。

（3）完成科主任交办的其他工作。

3. 科室秘书的职责

（1）协助主任、副主任做好科室的行政管理工作。

（2）制订科室的人力资源需求计划,报科主任审核批准后报院人事部。

（3）协助主任（副主任）进行年终人员考核和人员聘用审定。

（4）协助主任指定人员进行绩效奖金的核算和奖金方案的制定报批。

（5）负责科室人力资源档案的建立（个人档案、技术档案）,并制定相关的管理制度。

（6）负责每月班次的编排及考勤数据统计和过时餐券领取发放。

（7）负责传达医院或主任的相关决定和指示并经批准后发布科室内部的相关信息。

（8）负责内外通知、申请等的起草、报批、发布。

（9）负责科内办公耗材、生活用品等的申购和领用。

（10）协助进行科室的文化、环境建设。

（11）完成科主任交办的其他任务。

4. 科教秘书职责

（1）制订科内年度培训以及科研项目计划。

（2）负责申报科室继续教育项目。

（3）负责科室科教档案的建立。

（4）安排进修生、实习生的带教、考核、上报工作并制定相关的管理制度。

（5）带动并指导科室的科研工作。

（6）参与科室的文化、环境建设。

（7）完成主任交办的各项工作任务。

5. 组长（副组长）职责

（1）负责本小组专业工作的上传下达。

（2）负责本小组专业技术的质量控制。

（3）负责行业动态更新,并组织员工进行相关的培训。

（4）负责本小组的技术指导工作。

（5）负责本小组资料的统计、存档及表单表格的审核、校验。

（6）负责本小组业务工作的半年、全年的工作总结。

6. 设备管理员职责

（1）负责本科室设施设备档案的建立。

（2）负责制订科室设施设备的购置计划。

（3）负责本科室设施设备的维护、保养和报修。

（4）负责科室强制检定计量器具校准的申请和跟踪验证。

（5）参与科室文化和环境建设。

（6）完成主任交办的其他工作任务。

7. 库房耗材管理员职责

（1）负责制定库房管理的相关制度,保持库房干净、整洁、有序,并对库房进行科学合理管理,达到库房管理的相关要求。

（2）负责本科室实验室试剂耗材年度计划的制订。

（3）负责本科室实验室试剂耗材的申购、接收、入库、出库、质量控制。

（4）协助进行关键耗材供应商的评审。

（5）负责进行办公耗材、生活用品的入库,并进行妥善管理。

（6）根据库房管理的要求,对库房的安全、环境的要求（温度、湿度）进行监控。

（7）完成主任交办的其他工作。

8. 计算机信息管理员职责

（1）负责对本科室计算机进行相关的管理,制定计算机管理的相关制度。

（2）负责计算机信息软件的确认、环节的跟踪验证。

（3）负责与院内信息部协调沟通和本科室相关软件使用的培训。

（4）完成主任交办的各项工作任务。

9. 实验室助理员职责

（1）接听工作电话,并进行简单的临床沟通,做好相应的记录。

（2）进行临床标本的接收、登记、预处理;进行过期标本的移交处理。

（3）对临床血袋的回收进行监督管理,按照规定进行回收、暂存和移交。

（4）负责本科室质量记录的打印、发放,并移交库房保存。

（5）负责每月科室的质量数据统计、收集、整理、归档、保存、记录。

（6）负责将过期、作废的材料上报主任,经审核后登记销毁。

（7）完成主任交办的其他工作任务。

10. 主任技师职责

（1）在科主任的领导下,认真做好科内安排的各项日常和业务工作。

（2）熟悉掌握输血管理制度和临床输血技术操作规程,协助科主任建立科内质量管理体系,并使之正常运行以及持续改进。

（3）负责开展科研和担负主要的教学工作,对下级工作人员进行业务和技术指导,解决业务上的复杂疑难问题。

（4）具备良好的沟通协调能力,协调解决上下级之间、科内与临床科室之间,甚至外部的业务问题。

（5）协助科主任进行科室的建设以及学科的规划发展。

（6）负责血液入库、出库,标本的接收、审核、检测、复核、检验结果报告发放、保存、销毁等工作的指导和实施。

（7）负责带领下级技术人员参加院内、科室质量检查以及室内质控工作;对下级技术人员进行业务和技术指导,帮助其提升业务水平。

（8）负责进行特殊的血液检验工作并指导下级技术人员,对业务上的复杂疑难问题提出解决方案并实施。

（9）指导临床科室合理用血,参与疑难病例的输血会诊。

（10）学习使用国内外新技术,协助科主任制定科研规划并参加实践,带领下级技术人员开展科学研究和技术革新以及临床输血新项目。

（11）负责临床教学,做好硕士、博士的指导和培养工作。

（12）完成科主任交办的其他工作。

11. 副主任技师职责

（1）在科主任的领导下,认真做好科内安排的各项日常和业务工作。

（2）熟悉掌握输血管理制度和临床输血技术操作规程,协助科主任建立科内质量管理体系,并使之正常运行以及持续改进。

（3）负责开展科研和担负部分教学工作,对下级工作人员进行业务和技术指导,解决业务上的复杂疑难问题。

（4）具备良好的沟通协调能力,协调解决科内、临床科室,甚至外部的业务问题。

（5）协助科主任进行科室的建设以及学科的规划发展。

（6）认真执行各项规章制度和操作规程,严防差错事故的发生。

（7）负责血液入库、出库,标本的接收、审核、检测、复核、检验结果报告发放、保存、销毁等工作。

（8）负责带领下级技术人员参加院内、科室质量检查以及室内质控工作,负责仪器的检测、校正、维护和保养工作。

（9）对下级技术人员进行业务和技术指导,帮助其提升业务水平。

（10）在上级技师的指导下,进行特殊的血液检验工作,对业务上的复杂疑难问题提出解决方案并实施。

（11）指导临床科室合理用血,参与疑难病例的输血会诊。

（12）学习使用国内外新技术,协助科主任制定科研规划并参加实践,参加科内开展的科学研究和技术革新,参加开展临床输血新项目。

（13）负责临床教学,做好新进人员及进修、实习人员的临床输血业务培训和指导工作。

（14）完成科主任交办的其他工作。

12. 主管技师职责

（1）在科主任的领导下,认真做好科内安排的各项日常和业务工作。

（2）熟悉掌握输血管理制度和临床输血技术操作规程,协助科主任建立科内质量管理体系,并使之正常运行以及持续改进。

（3）认真执行各项规章制度和操作规程,严防差错事故的发生。

（4）具备良好的沟通协调能力,协调解决科内、临床科室的业务问题。

（5）负责血液入库、出库,标本的接收、审核、检测、复核、报告发放、保存、销毁等工作。

（6）负责带领下级技术人员参加院内、科室质量检查以及室内质控工作,负责仪器的检测、校正、维护和保养工作。

（7）负责指导下级技术人员进行检验试剂的配制、器材的清洗、科内工作的登记和统计等工作。

（8）在上级技师的指导下,进行特殊的血液检验工作,对业务上的复杂疑难问题提出解决方案并实施。

（9）学习使用国内外新技术,协助科主任制定科研规划并参加实践,参加科内开展的科学研究和技术革新,参加开展临床输血新项目。

（10）对下级技术人员进行业务和技术指导,负责临床教学,做好新进人员及进修、实习人员的临床输血业务培训和指导工作。

（11）完成科主任交办的其他工作。

13. 技师职责

（1）在科主任的领导下,认真做好科内安排的各项日常工作。

（2）掌握输血管理制度和临床输血技术操作规程,参与科内质量管理体系文件的建立和运行以及持续改进。

（3）认真执行各项规章制度和操作规程,严防差错事故的发生。

（4）负责血液入库、出库,标本的接收、审核、检测、复核、报告发放、保存、销毁等工作。

（5）在小组长的带领下,参加院内、科室质量检查以及室内质控工作,负责仪器的检测、校正、维护和保养工作。

（6）负责检验试剂的配制、器材的清洗、科内工作的登记和统计工作。

（7）在上级技师的指导下,进行特殊的血液检验工作。

（8）积极参与科内的科研工作,指导新进人员和检验技士进行输血业务工作。

（9）负责临床教学,做好进修、实习人员的培养工作。

（10）完成科主任交办的其他工作。

14. 技士职责

（1）在科主任的领导下和小组组长的带领下,担负各项日常工作。

（2）熟悉掌握输血管理制度和临床输血技术操作规程,参与科内质量管理体系文件的运行以及持续改进。

（3）认真执行各项规章制度和操作规程,严防差错事故的发生。

（4）负责血液入库、出库,标本的接收、审核、检测、复核、检验报告发送、保存、销毁、登记等工作。

（5）在小组长的带领下,负责仪器的检测、校正、维护和保养工作,参加室内质控工作。

（6）负责检验试剂的配制、器材的清洗、科内工作的登记和统计工作。

（7）在上级技师的指导下,进行特殊的血液检验工作。

（8）完成科主任交办的各项工作。

15. 血型检测岗岗位职责

（1）负责本院住院与门诊或其他血型鉴定标本的接收、登记、核对、录入。

（2）负责血型鉴定标本的检查:核查血液标本的标签是否正确标记;核对血液标本信息是否符合无误;检查标本是否存在量少、溶血、重度脂血等影响鉴定检测的情况。

（3）负责合格标本的录入、检测、报告。具体血型检（鉴）定实验流程执行《ABO 血型检定操作规程》《RhD 血型检定操作规程》《疑难血型鉴定操作规程》。

（4）负责结果的核对并签名,认真做好各项登记工作。如疑有疑难血型时,应重新核对或更换试剂进行鉴定实验,如仍不符合,应及时汇报上级或科室主任,及时正确处理。

（5）负责血型实验结果的审核、检验报告的发放,执行《检验报告发放操作规程》;两人值班时,结果由两人互相核对;一人值班时,操作完毕后自己复核。

（6）负责血型鉴定实验后事宜。做好血标本的保管存放,在冰箱（2~6℃）保存 7 天,并做好实验台面的整理、清洁工作。

（7）负责临床科室血型鉴定业务咨询或疑难问题的咨询并提出解决方案与实施。

（8）负责临床教学与带教指导,对新进人员及进修、实习、研究生轮转人员进行血型鉴定实验相关的业务培训与指导工作。

（9）完成科主任交办的其他临床工作。

16. 交叉配血岗岗位职责

（1）负责交叉配血申请单的填写,标本的接收、核对、登记、录入。

（2）负责输血申请单的审核,审核内容包括核查"输血申请单"的内容是否填写齐全、无误,核查输血申请是否合理、输血前检查项目是否完善,核查输血量是否按照本机构相关的审核制度逐级审批。

(3)负责受血者血液标本的核查,核查内容包括检查血液标本的标签是否正确标记,检查血液标本与"输血申请单"受血者信息是否一致,检查受血者的 ABO、RhD 血型的原始记录,检查备用或本院初次受血者血标本是否为输血前 3 天以内,检查本院已输血患者标本是否 24 小时以内,如 24 小时后需重抽交叉配血标本。

(4)负责受血者和供血者 ABO 血型复查工作,并常规检查受血者 RhD 血型(紧急输血时除外),执行《ABO 血型检定操作规程》《RhD 血型检定操作规程》。

(5)负责进行交叉配血试验,按常规、紧急交叉配血法将受血者与供血者的血液进行交叉配血试验。交叉配血试验流程执行《交叉配血试验操作规程》。

(6)负责将试验过程、结果登记在输血科交叉配血记录表上并核对签名,认真做好各项登记工作。交叉配血试验疑有不规则抗体时,应更换另一供体血重新进行交叉配血试验,如仍不相合时,应及时汇报上级技师或科室主任,进行正确处理。

(7)负责交叉配血试验结果的审核、报告的发放,执行《检验报告发放操作规程》。当两人值班时,交叉配血试验由两人互相核对;一人值班时,操作完毕后自己复核,并在合理用血管理系统上准确填写配血试验结果,打印好配发血报告单。

(8)负责交叉配血试验后事宜。做好受血者和供血者的交叉配血血样保管存放,在冰箱(2~6℃)保存 7 天或以上,并做好交叉配血试验台面的整理、清洁工作。

(9)负责临床科室交叉配血业务咨询或疑难问题的咨询,提出解决方案并实施。

(10)负责临床教学与带教指导,对新进人员及进修、实习、研究生轮转人员进行临床交叉配血试验相关的业务培训与指导,并完成科主任交办的其他临床工作。

17. 发血岗岗位职责

(1)负责血液及血液成分制品的预订、入库、出库、发放和储存管理。

(2)负责按照保存日期的先后次序、先存先用的原则将血液及其成分制品发放到临床,特殊情况应根据病情诊断、患者年龄、会诊意见等选择性地发放。

(3)负责将经交叉配血结果相合、合格的血液及其成分制品可取的情况电话告知医护人员。

(4)负责与取血者双方进行"三查八对一确认",核对无误,双方共同签名后方可发出。"三查八对一确认"包括以下内容。

1)三查:一查血液外观;二查血袋包装;三查配发血报告单。

2)八对:血型、姓名、性别、年龄、床号、病案号、登记号、血液条码。

3)一确认:确认患者信息与配发血报告单上的信息是否相符。

(5)负责发出血液及其成分制品的包装与质量核对,有下列情形之一的,一律不得发出(八不发):标签破损、字迹不清;血袋有破损、漏血;血液中有明显凝块;血浆呈乳糜状或暗灰色;血浆中有明显气泡、絮状物或粗大颗粒;未摇动时血浆层与红细胞的界面不清或交界面上出现溶血;红细胞层呈紫红色;过期或其他须查证的情况。

(6)如临床未能及时取走或出现其他情况,发血岗人员应负责将血液及其成分制品暂存在血液暂存冰箱(温度为 2~6℃),不允许超过 24 小时,血液发放过程必须执行《血液库存管理制度》《血液发放操作规程》及《临床输血全过程管理制度》。

（7）在血液及其成分制品发出后,当输血科有 2 人值班时,需双方再次共同核对患者血样标本、交叉配血试验记录、输血申请单、配发血报告单、血液出库记录等相关信息内容,确保无误;如发现有误,需立即通知医护人员核查或终止输血。一人值班时,需进行 2 人值班内容复核。

（8）负责发血实验台面的整理、清洁工作。

（9）负责临床科室发血业务咨询或疑难问题的咨询,并提出解决方案和实施跟踪。

（10）负责临床教学与带教指导,对新进人员及进修、实习、研究生轮转人员进行临床发血相关的业务培训与指导,完成科主任交办的其他临床工作。

18. 实验室助理岗

（1）进行临床输血标本的预处理,包括接收、离心、移交。

（2）对交叉配血和血型及其他检验标本进行暂存和过期处置等相关管理。

（3）接听电话并做好电话记录。

（4）对临床血袋的回收进行监督管理。

（5）进行科室内业务资料的整理。

（6）完成领导交办的其他工作。

（三）管理职责

1. 质量管理小组组长管理职责

（1）组长由科主任任命,在科主任的领导下,负责科室的全面质量管理工作。

（2）负责质量管理体系的日常管理工作。

（3）确保质量管理体系的建立、实施和保持。

（4）制定质量方针、质量目标。

（5）组织管理评审,开展内部审核。

（6）评审实施不合格品和流程的控制和持续改进。

（7）加强员工质量意识培训,确保胜任工作。

（8）负责质量管理体系的对内、对外联系及第三方监督审核工作的实施。

（9）负责第三方监督机构实验室室间质评的申报、结果上报和分析总结。

（10）负责临床用血全过程的质量管理、监督、反馈、整改等工作。

（11）完成主任交办的其他工作。

（12）副组长协助组长开展质量管理工作。

2. 技术管理小组组长管理职责

（1）技术小组组长由科主任任命,在科主任的领导下,负责科室业务技术的全面管理。

（2）开展新技术和新业务,编制实施方案,组织实施。

（3）对新技术、新业务开展的效果进行评估,进行跟踪验证,并编写相应的评估报告。

（4）对业务工作中出现的问题,牵涉质量问题的及时和质量小组沟通,并向科主任进行汇报。

（5）协助进行内部质量审核和第三方监督审核工作。

（6）负责实验室生物安全管理。

（7）负责按照院内感染控制的相关要求对科室的安全卫生和感染控制进行管理。

（8）负责全院感染控制要求的实施并负责对科内人员进行相关知识的培训。

（9）完成主任交办的其他工作。

（10）副组长协助组长开展技术管理工作。

3. 内审员管理职责

（1）接受质量管理小组组长的委派，进行内部质量审核。

（2）熟悉质量管理体系文件及相关技术标准、规程、规范。

（3）熟悉内审的程序和要求。

（4）按照内部审核计划，参加内审活动的全过程并填写审核表。

（5）负责进行纠正预防措施的跟踪验证。

（四）内部沟通

1. 科室主任负责内部沟通流程的建立。

2. 根据临床输血质量管理体系运行状况，形成文件和记录，作为管理体系运行有效性的输入材料。

3. 质量管理体系通过工作会议、技术研讨会、质量分析会、动态、简报等形式进行内部沟通，使科室之间相互了解、相互信任、协调配合，以使全员内部沟通有效进行，从而实现策划、实施、检查、处置的PDCA循环。

4. 建立质量信息网络，设立信息员，收集、评价、传递和记录信息；加强信息记录的管理。

5. 进行内部沟通有效性的评价。

第六节 管 理 评 审

一、总则

建立并实施《管理评审控制程序》，定期评审质量管理体系的适宜性、充分性、有效性，确保质量方针和质量目标适合于临床输血工作和学科发展的需要，保证质量管理体系持续适用、运行有效。

二、定义

管理评审是指由最高管理者就质量方针、质量目标，对质量管理体系的现状和适应性进行正式评价，是最高层次对质量管理体系的全面检查。

三、要求

1. 最高管理者（科主任）每年组织一次管理评审，间隔时间不超过12个月。当组织结构、资源配置或外部环境发生重大变化时（如法律法规、标准发生变化，突发事故、重大医疗事故等情况）增加管理评审频次。

2. 管理评审计划由质量管理小组编制、质量管理小组组长审核、主任批准实施。

3. 管理评审由最高管理者主持，邀请院长、分管副院长、临床用血管理委员会委员、临床输血相关科室负责人等参加，评审报告应形成文件并上报医务部门留存。

4. 建立《纠正预防措施控制程序》，质量管理小组对评审做出的改进措施进行跟踪验证,并保存评审和验证记录。

5. 管理评审的依据包括质量管理体系文件、实验室相关的要求、有关的行业标准和法规、临床科室和患者明示和潜在的需求。

6. 管理评审内容

（1）过去一年所取得的业绩报告是否达到质量方针和质量目标。

（2）上次管理评审需要整改的情况,持续改进的跟踪验证。

（3）一年来监督管理的工作报告。

（4）外部机构评审结果。

（5）实验室室间质评和能力验证的结果报告。

（6）服务对象满意度调查情况汇总、纠正预防措施的汇总报告。

（7）主要供应商的评价报告。

（8）人员培训和考核报告。

（9）其他相关因素报告。

四、记录

1. 管理评审计划。

2. 管理评审会议记录。

3. 管理评审报告。

4. 纠正和预防措施验证报告。

五、验证

1. 质量管理小组根据管理评审会议记录及评审输出的要求进行总结,编写《管理评审报告》,经质量管理小组组长审核,报科主任批准后留存,评审结果作为下年度工作计划和纠正预防措施计划内容。

2. 临床输血相关科室根据评审报告的要求,实施改进和采取纠正、预防措施。质量管理小组负责对实施的有效性进行跟踪、监督、验证。

六、支持性文件

1.《管理评审控制程序》。

2.《纠正预防措施控制程序》。

第七节　资 源 管 理

一、设施和环境

（一）总则

设施和环境条件是输血科开展日常工作必要的资源配置,是进行相容性检测、血液储存、发放工作的基本条件,它将对检验结果的可靠性及血液安全产生重要的影响,是顺利开展输血工作的先决条件。

（二）业务用房的设计和空间要求

1. 主任根据所开展业务的要求,向医院申请足够的空间,以满足相容性检测、血液储存与发放、质量控制、新技术新项目的开展、教学科研、人员安全和服务对象的需要。

2. 根据相关法规的要求,按照有效运行的宗旨设计,总的原则是流程合理、采光明亮、空气流通、远离污染源,单独设置生活区和工作区,且符合卫生学要求,将实验室的风险降到最低,保证临床输血管理的安全运行。应配备如下的业务工作空间。

（1）标本接收处理区:标本接收区、处理区（半污染区）。

（2）血液检验检测区:各种实验仪器的放置、实验操作区域。

（3）储发血区:储血室、发血室、入库前血液处置室。

（4）库房:存放血样、标准品、各种文件、设备、试剂、实验用品、记录以及检测结果等的空间和必备设施。

（5）夜间值班房（男、女）。

（6）支持性空间:工作人员值班室、会议室、示教室。

（7）员工生活区:个人物品存放、进餐、卫生间。

3. 建立《设施和环境条件控制程序》,环境要适合所从事的工作,检测的环境不会影响检测结果,检测设施便于进行检验操作。这些设施包括但不限于能源、照明、通风、供水、废弃物处理及环境条件的监测、控制设施等。对影响检测结果的环境条件进行监督,确保环境对检验及设备运行无不利影响,制定《工作流程及监督控制程序》。

4. 在现有条件下,尽可能做到整体布局设计合理,有利于提高工作效率、保持整洁美观,使工作人员感到便捷、舒适,将伤害和职业性疾病的风险降到最低,并确保服务对象免于受到某些已知危险的伤害。

5. 环境条件的监控

（1）当有关规定要求或环境因素可能影响检测结果的质量时,各专业组工作人员应进行监测、控制并记录环境条件。特别注意无菌、防尘、电磁干扰、辐射、温度、湿度、电力供应、噪声及振动水平等要求,对这些因素进行适当监控和必要的记录。

（2）工作区域保持整洁,确保良好的内务管理。对储血室和储血冰箱、血小板保存箱定期进行清洁、消毒并做好相关记录,从而确保血液储存的安全。

（3）对检验区进行控制,防止无关人员未经允许随意进入、触及检测样本等资源。

（4）建立《仪器设备管理程序》,包括仪器设备档案,档案内容包括:设备标识、制造商、型号、序列号或其他唯一性标识,关键设备制造商的联系人和电话,到货日期和投入运行日期,当前的位置,接收时的状态（如新品、使用过、修复过）,制造商的说明书或其存放处,证实设备可以使用的设备性能记录（包括所有校准和/或验证和/或时间质评的报告/证明或复印件）,维护记录,设备的损坏、故障或修理、预计更换时间的记录。专人保管设备档案,并保证在设备的使用期内能方便获得。

配置数量适当的仪器设备,其性能满足临床输血及输血相关检查等工作的需要。

1）建立并实施《仪器设备的确认、维护和校准管理程序》,保证仪器设备运行正常,并且性能符合预期使用要求。在新进或大修后对关键仪器设备进行确认,需制订确认计划、确认目的、责任部门、具体方案、接收标准、过程结果、结论以及批准等,确保关键仪器设备符合使用要求。

2）建立《量值溯源管理程序》,定期检定计量器具,保证其有明显的定期检定合格标识。

（5）辅助设施:专用电话;取血专用箱;具备应急供电设施或双路供电;消防、污水处理、医疗废物处理等设施符合国家的有关规定;必备的运输、通信及计算机信息管理设施等。

（6）电话通信系统、网络系统、传真等可以满足信息有效传输的需要。保证常规和紧急临床用血时,与临床和血液中心的有效交流并做好记录。医院信息管理系统与输血科信息管理系统互联以提高工作效率,服务对象可以在信息系统中查看结果,避免高风险实验室打印的报告单传出实验室外造成污染。

6. 安全与卫生

（1）严格执行《病原微生物实验室生物安全管理条例》、GB 19489—2008《实验室 生物安全通用要求》等有关规定。输血科的建筑设计符合有关标准,并与其生物安全防护级别相适应。科室主任或科室主任指定专人负责科室安全与卫生管理,工作人员对其工作区域的安全卫生负责。

（2）建立并实施《安全与卫生管理程序》,对感染处置、消毒与清洁管理、职业暴露的预防和处理、医疗废物的管理等进行规定,保持工作区域安全卫生,符合国家相关要求。

（3）加强对工作人员的岗前安全教育和生物安全防护知识培训。加强职业卫生安全防护工作,提供必要的防护用品,保障工作人员的职业健康。

7. 计算机信息系统管理

（1）采用计算机信息管理系统管理临床输血和相关服务过程。建立并实施《输血管理信息系统管理程序》,对计算机信息管理系统进行充分的确认,以保证其符合预期的使用要求。

（2）对计算机信息管理系统进行维护,包括硬件、软件及数据信息等,计算机信息管理系统配置不间断电源,采取措施保证数据安全,对数据库进行定期备份,防止数据丢失。

（3）输血信息管理系统包括血液出入库、储存、发放、输血申请、标本接收、相容性检测、自体输血、统计、临床输血管理、质量控制和输血不良反应调查与追踪等管理模块,并制定分级授权程序。程序设置具有操作日志记录。

（4）建立输血信息管理系统瘫痪时的应急规程和制定发生突发事件时的处理方案。

二、人力资源管理

1. 总则 输血科管理层要进行合适的组织规划,确定科内所有人员的资格和责任,通过开发和配置人力资源,确保有足够的经过充分培训和有经验、有资格的工作人员,满足输血工作的需要,并能履行质量管理体系的相关职责。

2. 管理层的组成和职责

（1）负责输血科事务的决策和管理的一组人员,包括主任、副主任、技术主管、质量主管及主任指定的相关人员。主要职责包括设定质量目标、制定管理制度,提出资源配置计划并通过实施。管理层对输血科负有管理责任,对提供的服务质量负责。

（2）主任为高级职称,应具有丰富的血液管理工作经验和深厚的临床输血专业知识。技术人员应有医学或相关专业背景,大学本科及以上学历,具有国家认定的卫生技术职称及上岗资格。输血科应配备输血医师。

（3）管理层要确保工作人员均接受过质量保证和质量管理方面知识的培训,为临床科室和患者提供高质量的技术和咨询服务。

（4）识别和控制本科室内的特定工作，确保这些工作由具备特定知识、专门技能，具有相当经验、特定资格并经过授权的人员完成。

（5）努力推进人才梯队的建立，按照不同的级别制定人员培训和教育方案。

3. 主任职责见本章第五节。

4. 建立并保存员工人事档案，并保证可以方便地获得和查询以下信息：教育背景、培训记录、工作经历、职务说明、专业资格证书、业绩记录、能力评估、健康状况、奖惩记录、职业暴露等。

5. 技术人员需要取得国家法规规定或行业要求的相应资格证书。

6. 有视觉、听觉障碍人员不能进行实验室和临床输血的相关工作。

7. 患有精神障碍的人员不能进行实验室和输血管理相关的工作。

8. 制定《人力资源管理程序》，每个员工在上岗前均应接受相应的培训，并对其执行工作的能力进行确认。

三、支持性文件

1.《人力资源管理程序》。

2.《仪器设备管理程序》。

3.《仪器设备的确认、维护和校准管理程序》。

4.《设施和环境条件控制程序》。

5.《安全与卫生管理程序》。

6.《输血信息系统管理程序》。

第八节　产品实现（临床输血过程管理）

一、临床输血全过程的识别

1. 临床用血科室和患者需要输血科及时提供充足、安全、有效的血液和血液制品，根据顾客（临床科室、患者）的需求（顾客明示、隐含的要求，法律法规要求及其他附加要求），为实现顾客满意，输血科应策划临床输血过程网络。

2. 将顾客的要求转化为临床输血全过程管理，对关键的过程形成过程管理质量目标，以实现顾客满意。

3. 将实现全过程管理形成标准、规章、程序、规程、记录文件，实施并进行监测、测量、分析、持续改进。

二、临床输血全过程控制

1. 临床输血管理流程图见附录4。

2. 确定过程职责分配（见本章第五节）。

3. 通过质量手册、程序文件、有关的质量作业文件（操作规程、流程图、各种制度、记录等）进行过程结果控制。

（1）建立并实施《输血标本的采集、运送、交接管理制度》，明确标本的采集、运送、接收、审核、检测、保存和销毁的管理。

（2）按照相关法规的要求，建立《输血前评估和输血后效果评价制度》《输血申请和分级管理制度》，严格控制输血适应证，确保科学、安全、有效的血液输注。

（3）建立并实施《输血前检查管理制度》，严格进行输血前感染 8 项的检测。

（4）建立并实施《输血告知及知情同意管理制度》，对患者和亲属履行告知义务，包括输血目的、输血方式的选择、输血品种、输血风险、患者或受委托人是否同意血液输注等，原则上充分尊重患者的意愿。

（5）建立并实施《临床输血全过程的管理制度》《临床输血安全与质量管理制度》《临床输血关键环节及技术管理制度》，规定临床输血全过程的细节管理。

（6）建立和实施《检测方法和流程管理程序》《检验报告签发管理程序》《室内质量控制管理程序》《室间质量评价管理程序》《生物安全控制程序》，对血液样本检测的前、中、后进行控制，对人员、仪器设备、试剂、检测条件、检测项目、方法、结果判读、检测数据传输、室内质控及室间质评以及安全与卫生等进行明确规定，保证实验检测过程处于受控状态，保证实验结果准确，保证工作人员的作业安全。

（7）建立并实施《临床输血咨询服务管理程序》，为临床医生及护士提供咨询服务。

（8）建立血液检测项目的操作规程，内容包括：文件控制标识、检测项目和方法、检测原理、标本类型、标本量、抗凝剂种类、处理方法、标本的稳定性、质量控制（包括质控物的来源、储存条件及稳定期、准备、室内质量控制和外部质量评价、生物参考区间、检验结果的可报告区间、危急值、注意事项、临床意义）。

（9）建立并实施《血液储存质量监测与信息反馈制度》和《取血和发血管理制度》，既保证有充足的血液供应，又能最大限度地控制血液的过期报废。

三、特殊输血管理

特殊输血管理包括紧急非同型血液输注管理、RhD 阴性及其他稀有血型的血液输注管理、新生儿溶血病血液治疗管理、造血干细胞移植输血管理、特殊血液品种输注管理等。

1. 建立并实施《紧急抢救配合性用血管理制度》（紧急非同型血液的管理），对实施紧急非同型血液输注的告知，输血申请、血液选择原则、紧急发放、血液输注及相关记录等进行明确规定。

2. 建立并实施《RhD 阴性及其他稀有血型的血液输注管理规程》，对于 RhD 阴性及其他稀有血型受血者，可采用自体输血、同型输血或配合性输血。

3. 建立并实施特殊血液品种输注管理规定，根据临床实际需求，制备去白细胞血液成分、巨细胞病毒阴性血液成分及辐照血液成分等。

四、血液保护和血液的相关治疗

1. 建立并实施《围手术期血液保护及自体输血技术操作规程》，最大程度地减少患者出血和异体血液的输注。

2. 建立并实施《储存式自体输血操作规程》《稀释式自体输血操作规程》《回收式自体输血操作规程》。

3. 临床输血相关科室建立并实施《治疗性输血管理制度》,对血细胞单采、血浆置换、全血置换进行明确规定。

五、投诉与输血不良反应的管理

1. 建立并实施《投诉处理程序》,对临床输血过程中发现的血液质量问题及服务质量问题进行登记、调查及处理;对可能存在质量问题的血液应进行回收、追踪、分析、评审和处置,及时与采供血机构联系,采取适宜的纠正和预防措施。

2. 建立并实施《输血不良反应及经输血传播疾病管理程序》,对输血不良反应及时处理,并分析原因,有必要时进行跟踪调查,减少或预防输血不良反应的发生,保证输血安全。

3. 建立并实施《临床输血咨询服务管理程序》,由经过培训和授权的人员为临床提供咨询服务,对内科、外科、妇产科及儿科等患者的输血原则、输血指征、输血方法等提出指导建议,严格掌握输血适应证,确保科学合理输血。

六、标识和可追溯性

1. 血液的条形码标签是血液的唯一标识,确保所有血液可以追溯到相应的献血者及其献血过程,所使用的关键物料批号以及制备和检验的记录完整,标识符合《血站质量管理规范》要求。

2. 血液标签中的内容应符合 GB 18469—2012《全血及成分血质量要求》和《血站质量管理规范》中的相关规定,至少包含献血编码或条形码、血液品种、血型、血量、采血日期及时间、有效期日期及时间等。

3. 患者以姓名、性别、科室、床号、病案号、腕带等标识,检测标本以姓名、科室、床号、住院号、条形码等标识,但必须确保标识的唯一性及可追溯性,能追踪到患者的整个输血治疗过程。

4. 原材料(含试剂)以产品标签、生产批号和标识卡进行标识。检测状态可分为:待检、合格和不合格。利用放置区域或放置标牌,以区分不同状态,防止其混淆、误用。

七、与顾客有关的过程

(一)内部交流

1. 医护人员对患者临床输血的相关资料信息应严格保密,不得外泄,因为组织调查等原因需要调阅时,需有医务部的批准。

2. 确保与患者的沟通交流渠道畅通,顾客有反馈的明晰途径。

(二)外部的交流

1. 与同行间的交流

(1)行业内的学术活动。

(2)经验交流会议。

(3)参加室间质评和各种能力验证。

(4)参加标准化的相关工作。

2. 与患者的交流互动

(1)为患者提供医疗咨询服务。

（2）临床输血的科普宣传。

3. 与临床科室的交流互动

（1）参加临床会诊。

（2）提供医疗咨询服务。

（3）指导标本采集。

（4）科研项目合作。

4. 与委托实验室的交流

（1）关注委托实验室的技术能力和管理水平。

（2）讨论技术难题。

5. 与供应商交流

（1）定期进行供应商的评价。

（2）与供应商保持稳定的合作关系，以确保试剂的稳定性。

八、血液及血液制品的防护要求

1. 从血液入库、储存、出库、发放到血液输注的整个过程应实时防护，保持冷链，配备专用的储血冰箱、取血箱及血小板恒温振荡保存箱等，确保血液的储存温度、融化条件、血液标识及包装等符合要求。

2. 正常工作所产生的废弃物中可能存在生物污染源，排放的液体废弃物也可能对环境造成污染，对生物安全要有明确的管理规定，制定并实施《生物安全控制程序》。

九、关键仪器设备的管理

仪器设备的符合性是确保血液及其制品符合要求的关键因素，建立输血关键设备档案，内容包括供应商、储存条件、性能参数，规定仪器设备的运行标识、清洁、保养、维护、校准周期和时间，搬运、故障修复后的确认以及使用的管理等。

十、支持性文件

1.《输血标本的采集、运送、交接管理制度》。

2.《输血前评估和输血后效果评价制度》。

3.《输血申请和分级管理制度》。

4.《输血前检查管理制度》。

5.《输血告知及知情同意管理制度》。

6.《临床输血全过程的管理制度》。

7.《临床输血安全与质量管理制度》。

8.《临床输血关键环节及技术管理制度》。

9.《检测方法和流程管理程序》。

10.《检验结果报告控制程序》。

11.《室内质量控制管理程序》。

12.《室间质量评价管理程序》。

13.《安全与卫生管理程序》。

14.《临床输血咨询服务管理程序》。

15.《血液储存质量监测与信息反馈制度》。

16.《紧急抢救配合性用血管理制度》。

17.《取血和发血管理制度》。

18.《RhD 阴性及其他稀有血型的血液输注管理规程》。

19.《围手术期血液保护及自体输血技术操作规程》。

20.《储存式自体输血操作规程》。

21.《稀释式自体输血操作规程》。

22.《回收式自体输血操作规程》。

23.《治疗性输血管理制度》。

24.《投诉处理程序》。

25.《输血不良反应及经输血传播疾病管理程序》。

26.《临床输血咨询服务管理程序》。

27.《生物安全控制程序》。

第九节　监视、测量、分析和持续改进

一、总则

监控与持续改进是质量管理体系实现自我监控、自我完善,实现 PDCA 循环的重要过程,是建立自我完善机制的重要内容。

二、顾客满意

1. 以顾客为关注焦点,建立《临床用血科室满意度调查管理程序》,规定满意度调查的时间、调查内容、频次、方法,给顾客提供信任,满足顾客要求并提高顾客的满意度。

2. 根据顾客满意度的调查,对质量管理体系的业绩进行测量。分析影响顾客满意度的因素,归纳分析并且进行量化,按照规定的方法找出与设定目标的差距,分析存在的问题、提出评价和解决的方法,将满意度调查的结果作为质量管理体系业绩持续改进的依据。

三、内部质量审核

1. 建立并实施《内部质量审核控制程序》,包括审核的准则、审核范围、时间间隔和审核方法等。

2. 明确审核职责及审核组成员的准则、职责、资格,审核员应经过培训并取得一定的资格,确保审核的客观性和公正性。

3. 质量主管编制年度内部审核计划,经科主任批准后实施。每年进行一次内部质量审核活动,质量管理体系建立初期或有增加需要时,可适当增加审核频次。

4. 内部审核后要得出审核结论,从审核中获得证据,对质量管理体系的符合性、有效性做出客观的评价,形成书面报告。

四、过程的监视和测量

监视和测量是 PDCA 循环中的重要环节,范围是质量管理体系的全过程。根据过程的特点和要求选择监控或测量,一般来说,过程的能力可以通过观察、评审、监督、核查等方式进行监视;对于可以量化的过程,可以通过定期的数据采集,测量是否能达到预期策划的目标和实现过程的能力。

（一）监控和测量过程的识别

1. 对管理职责、资源管理、测量、分析改进等过程,可以通过以下措施进行。

（1）对内部审核、管理评审等活动及其过程的审查、批准、评价、考核等进行监督,检查其是否达到预期效果。

（2）日常的监督检查。

（3）第三方的督导检查以及外部机构的评审和能力验证。

2. 对于被量化的质量目标,可以按照一定的方法进行测量和计算,以证实达到质量目标的能力。

（二）监视和测量过程的职责分配

1. 质量主管是过程监控和测量的主要负责人,负责组织策划、实施、协调、验证,负责监视和测量装置的管理和控制。

2. 所有员工负责监控和测量过程的实施,负责纠正预防措施制定和实施。

（三）监视和测量过程的控制要点

1. 不同过程采取不同的监视和测量方法或管理手段,如调查、审批、工作的质量检查、数据分析、评审、有效性评价等。

2. 确保测量结果准确、可靠、可溯源,对测量设备进行相应的控制,按照国家法规相关的要求进行校准和检定,经检定、校准后的测量设备应加上相应的状态标识,表明其所处的状态是合格、不合格、运行、暂停使用、禁用等,并标明有效期限。

3. 做好监视和测量过程的有效记录。

（四）产品的监视和测量

产品的监视和测量是一个过程,最终的目的是达到"充足、安全、及时、有效的血液输注",在整个过程中,需要符合法规的要求、行业的要求、血液制剂的质量要求。

1. 根据技术相关的资格对检验检测人员进行授权,确保检验检测结果的科学、准确。

2. 对血液发放人员进行培训和授权,对血液的入库和出库进行肉眼外观检查,血液及血液制剂应符合 GB 18469—2012《全血及成分血质量要求》、血液储存和运输的相关要求。

（五）不合格项（品）的控制

1. 不合格项分类包括体系性不符合、实施性不符合、效果性不符合。

2. 不合格品是指质量管理体系运行过程中被判定为一个或多个质量特性不符合（未满足）规定要求的各种物品以及为临床提供的血液和血液制剂。

3. 建立《不合格项（品）的识别和控制程序》,确保不合格项或不合格品得到有效的识别与控制,避免差错或误差的发生。

4. 分析、评估,并确定潜在不符合因素,识别不合格项（品）发生的趋势和风险,采取措施防止或减少,甚至杜绝不合格项（品）的发生,消除潜在不合格项（品）,并对已发生的不合格项(品)进行控制。

5. 建立并实施持续改进相关规定,对发现的或潜在的不合格项(品)进行持续改进,最大程度地满足顾客的要求。

五、支持性文件

1.《临床用血科室满意度调查管理程序》。

2.《内部质量审核控制程序》。

3.《不合格项(品)的识别和控制程序》。

（周世乔　邬旭群　赵阳）

第二篇

输血科程序文件编写

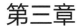

第三章

质量控制程序

第一节 文件质量控制

一、文件控制程序

（一）目的

文件控制程序旨在对与质量体系有关的文件进行质量控制,输血科工作人员应使用有效文件。

（二）适用范围

本程序适用于与质量管理体系相关的文件(包括外来文件)的管理。

（三）管理职责

1. 科主任 主要负责质量手册的批准、程序文件的审核、操作规程的发布和实施。

2. 质量管理小组

（1）负责质量体系文件的管理,包括体系文件的登记、标识、存档、发放、借阅、回收、归档和销毁等。

（2）负责质量体系文件的评审。

（3）负责质量体系文件的培训。

（4）负责与本专业相关的国家法律法规、行业标准、专家共识等外来文件的收集审核和报批。

（四）管理程序

1. 文件的分类

（1）质量手册为第一层次文件:阐述质量方针,明确组织结构、职责和权限。

（2）程序文件为第二层次文件:表述业务范围内的各个要素及其相互作用。

（3）工作手册为第三层次文件:含标准操作规程、管理制度等。

（4）质量记录为第四层次文件:包含各要素环节产生的质量记录表格。

2. 文件的标识

（1）文件编号

1）质量手册,如图 3-1。

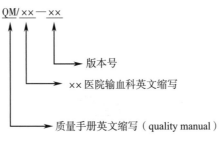

图 3-1　质量手册文件编号示例

2）程序文件，如图 3-2。

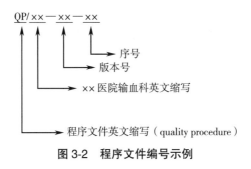

图 3-2　程序文件编号示例

3）标准操作规程，如图 3-3。

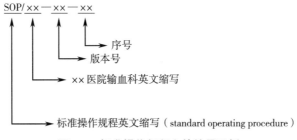

图 3-3　标准操作规程文件编号示例

4）质量记录，如图 3-4。

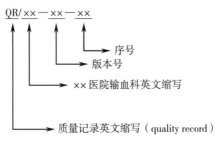

图 3-4　质量记录文件编号示例

（2）文件版本：采用"A/0"表示。"A"表示第1版，"B"表示第2版，"0"表示第0次修订，"1"表示第1次修订，文件经10次更改或文件需大篇幅更改时，应进行换版。

（3）文件的受控状况：文件分为"受控"和"非受控"两大类，凡与质量体系运行紧密相关的文件为受控文件。所有受控文件必须在该文件封面上加盖"受控"印章，并注明发放编号。用于对外交流及其他特殊用途时，不需要对其更改进行控制的文件为"非受控"文件。

3. 文件的排版

（1）页面纸张采用A4纸张，页眉内容应包括：文件标题、文件编号、文件类别、版本号、页码等。

（2）文件末页添加页脚，页脚内容应包括：更改日期、审核日期、批准日期、生效日期、审核人、批准人。

（3）字体与段落

1）字体：文件采用仿宋字体，文件题目采用三号黑体字，正文采用四号字，页眉/页脚采用小四号字，段落首行缩进两个汉字符，行间距为固定值24磅行距。

2）段落：文件内条款的序号采用"1""1.1""1.1.1"……的形式进行编号，一个条款内若干短句并列的内容的序号可采用"a)""b)""c)"……的形式进行编号，序号与文件之间留一个字间距。

（4）文件的装订和成册：以其文件编号为独立单元，便于修改，各层次文件末页为文件控制页。文件放置位置要方便工作中取阅，当多个相关文件汇集成册时，要按文件的编号顺序放置，封面要有册名，每册要有文件目录表。

4. 文件的编写、审核和批准发布

（1）质量手册由质量管理小组组织编写、科主任审批。

（2）程序文件由质量管理小组组织编写、质量负责人审核、科主任批准发布实施。

（3）工作制度和操作规程由各工作小组编写、组长审核、科主任批准发布。

（4）所有文件按照"受控"文件进行管理。

5. 文件的发放、登记与回收

（1）质量管理小组确定文件发放范围并填写文件发放/回收记录（附表11-1）。

1）质量手册、程序文件发放至医院相关管理部门及其他临床科室。

2）与临床相关的记录表单发放给相关临床科室。

3）外来文件按照需要发放给相关科室。

（2）文件领用部门在文件发放/回收记录（附表11-1）上签字，领取受控文件必须加盖"受控"印章并注明发放编号。

6. 文件的更改

（1）文件需要更改时，填写文件更改申请（附表11-2），同时通知相关工作人员，确保相关工作人员均知晓文件更改的内容。

（2）文件更改后需要将更改前的文件收回，确保有效文件的唯一性。

7. 文件的作废和销毁

（1）作废和销毁：失效或作废文件由质量管理小组从工作场所撤出，加盖"作废"印章，防止作废文件被误用。

（2）记录：文件销毁后填写文件销毁记录（附表11-3）。

8. 文件的借阅 经科主任批准后,方可借阅或复制文件。

9. 外来文件的控制

(1)质量管理小组负责收集整理本专业范畴最新版本的国家相关法规、行业标准、专家共识等,报科主任审核后,加盖"受控"印章,列入外来受控文件清单(附表11-4),并采用培训等方式告知科室工作人员。

(2)仪器设备和试剂使用说明书作为外来文件归入第三层次文件进行管理。

10. 文件的培训 在文件正式颁布与实施前应对相关工作人员进行培训。

(五)质量记录

1. 文件发放/回收记录(附表11-1)。

2. 文件更改申请(附表11-2)。

3. 文件销毁记录(附表11-3)。

4. 外来受控文件清单(附表11-4)。

二、质量记录控制程序

(一)目的

本程序对质量管理体系所要求的记录予以控制,为符合质量体系要求并有效运行体系文件提供证据,确保临床输血全过程的溯源性。

(二)适用范围

本程序适用于临床输血全过程中相关记录的设计、填写、修改、收集、整理、装订、归档、销毁等的管理。

(三)管理职责

1. 质量主管负责批准质量记录表单的发布和运行。

2. 实验室助理负责质量记录表单的归档、保存和查阅管理。

3. 技术主管负责业务技术相关表单的设计、填写、发布、培训。

(四)管理程序

1. 质量记录的形式

(1)书面记录:主要包括用纸张手写或打印的记录,如表单、图表、报告等。

(2)电子记录:主要包括以电子、光学、磁或类似手段生成、发送、接收或储存的信息。

(3)其他形式的记录:照片、磁盘、电子备份等。

2. 质量记录的编制和更改

(1)质量管理小组负责编制通用的质量记录表单,经评审后纳入质量记录清单(附表11-5)。

(2)技术主管编制的质量记录表单,报质量管理小组审核批准后纳入质量记录清单(附表11-5)。

(3)质量记录的更改执行《文件控制程序》。

3. 质量记录的标识和编号 标识和编号规则按照《文件控制程序》执行。

4. 质量记录的填写

(1)质量记录填写应及时、真实、清晰、完整,并签署全名。

(2)质量记录形成后不允许随便涂改,如因笔误或其他错误需修改,应采用单杠划去原数据,在右上角注明修改内容、原因和日期,并在修改处签名确认。

(3)质量记录中不用填写的项目,采用单斜杠(/)划去标识,但签名和日期等相关栏目不允许空白。

5. 质量记录的审核和归档

(1)质量主管审核记录表单的真实性、准确性和完整性。

(2)实验助理每月月初将上个月要归档的记录表单整理装订成册,归档保存,并做好相关登记。

6. 质量记录的保存 根据记录的标识和日期分类存放并确定各类记录的保存期限,做好登记。

7. 质量记录的借阅、复制与保密 均需按照《文件控制程序》执行,防止未授权接触和对外泄露。

8. 质量记录的销毁

(1)若质量记录超过了保存期限或经质量管理评审组评估后不再使用,由技术主管提出,填写文件销毁申请(附表11-6),经质量管理小组审核批准后,统一销毁。

(2)若记录超过了保存期,但因某种原因需要保留的,加盖"留用文件"印章留用保存。

9. 质量记录的保存期限

(1)质量记录的保存期限应符合国家相关规定,临床输血检测相关的原始记录至少保存10年。防止篡改、丢失、老化、损坏、非授权接触、非法复制。

(2)分类归档内容及保存期限见表3-1。

表 3-1 分类归档内容及保存期限

归档内容	最低保存期限	保存期类别
血液标本检测相关的实验室记录	15 年	短期
人员管理的相关记录	10 年	短期
设备使用、维护和校准记录	10 年	短期
耗材、试剂相关的质检记录	10 年	短期
血液储存过程中的温度记录	10 年	短期
血液出入库记录	10 年	短期
血液报废处理记录	10 年	短期
环境条件记录	10 年	短期
医疗废弃物处理记录	10 年	短期
输血不良反应的调查和处理记录	10 年	短期
取发血记录	10 年	短期
监控与持续改进质量记录	10 年	短期
计算机信息系统相关记录	备份	永久保存
其他质量记录	10 年	短期

（五）支持性文件

支持性文件为《文件控制程序》。

（六）质量记录

1. 质量记录清单（附表 11-5）。

2. 文件销毁申请（附表 11-6）。

第二节　质量评审控制

一、管理评审控制程序

（一）目的

为促进临床输血工作的开展,加强完善质量管理体系改进的需求,应对质量管理体系进行定期评审,确保质量管理体系运行的适宜性、充分性、完整性、有效性。

（二）适用范围

本程序适用于最高管理者对质量管理体系的评审活动。

（三）管理职责

1. 科主任　主持管理评审工作的开展,批准管理评审计划（附表 11-7）和管理评审报告（附表 11-8）。

2. 质量主管

（1）安排和落实管理评审的各项准备工作,编制管理评审计划（附表 11-7）和管理评审报告（附表 11-8）。

（2）质量管理小组成员协助质量主管进行管理评审的相关工作,负责对管理评审后的纠正、预防措施进行跟踪验证,并将管理评审资料进行归档保存。

3. 技术主管　负责提供管理评审资料,并实施纠正、预防措施。

（四）管理程序

1. 管理评审的计划与内容　由质量管理小组在管理评审前 1 个月提交管理评审计划,由质量主管审核、科主任批准。管理评审计划内容应包括:评审目的、评审时间、评审内容、参加评审人员、评审材料的准备等。

2. 管理评审的频次

（1）每年至少组织 1 次管理评审,一般在内部审核完成后进行。

（2）当质量管理体系发生重大变化,如发生重大的质量事故、重大投诉,资源配置、组织结构、法律法规、标准及其他行业要求发生变化时可增加管理评审的频次。

3. 管理评审的资料输入

（1）内部审核结果。

（2）第三方审核结果。

（3）满意度调查结果。

（4）纠正、预防措施的实施以及有效性。

（5）影响质量管理体系的各种变化,资源配置、组织结构、法律法规等的变化。

（6）质量方针、质量目标的完成情况。

4. 管理评审的实施

（1）管理评审的通知：在管理评审实施前两周，质量管理小组以纸质版会议通知的形式通知科内所有人员。

（2）提交管理评审资料：技术主管在接到通知后1周内向质量管理小组提交评审资料，质量管理小组在评审前3天准备好评审材料，提交给评审管理小组。

（3）参会人员在会议签到表（附表11-9）上签到。

（4）管理评审由科主任主持，质量主管做好记录。

（5）技术主管报告质量管理体系的主要业绩，包括以下内容。

1）临床输血环节、全院监管过程中存在的问题和改进的措施。

2）报告质量目标的完成情况、存在的问题和改进的措施。

3）技术小组还需有血液样本检测情况的对比分析。

（6）管理评审的汇报内容：质量管理小组对清洁、消毒、不合格项、生物安全、满意度调查、临床输血质量投诉、内部质量审核等存在的问题和改进措施的执行情况进行汇报。

（7）管理评审的总结分析：科主任对管理评审进行总结分析，明确管理重要环节中的问题导向，并提出质量改进的措施。

5. 管理评审报告

（1）形成管理评审报告：评审结束后，质量主管根据评审过程中的具体情况，总结并形成管理评审报告，经科主任审核后通报全科。

（2）管理评审报告内容：主要包括质量管理体系过程的改进、质量方针、质量目标、质量评价以及其他需求的意见。

6. 管理评审的后续流程

（1）若管理评审过程中涉及体系文件更改，按照《文件控制程序》进行相关内容的修改。

（2）评审资料的保存：质量管理小组负责评审材料的保存，包括管理评审计划、管理评审报告、会议签到表、管理评审会议记录（附表11-10）及各技术小组提供的管理评审材料，保存期至少10年。

（五）支持性文件

1.《内部质量审核控制程序》。

2.《文件控制程序》。

3.《纠正预防措施控制程序》。

（六）质量记录

1. 管理评审计划（附表11-7）。

2. 管理评审报告（附表11-8）。

3. 会议签到表（附表11-9）。

4. 管理评审会议记录（附表11-10）。

二、内部质量审核控制程序

（一）目的

建立内部质量审核控制程序的目的是验证临床输血服务过程是否符合输血相关法律法规和质量管理体系的要求，确保质量管理体系得到有效的实施、完善和持续改进。

（二）适用范围

本程序适用于输血科质量管理体系所覆盖的区域和过程的内部质量审核。

（三）管理职责

1. 科室主任

（1）批准年度内部质量审核计划（附表11-11）、内部质量审核实施计划（附表11-12）及《内部质量审核报告》。

（2）负责任命内部审核员。

2. 质量主管

（1）负责编制和组织实施年度内部质量审核计划（附表11-11）。

（2）负责编制内部质量审核实施计划（附表11-12）。

（3）负责编制内部质量审核报告。

3. 内部审核员

（1）负责编制内部质量审核检查表（附表11-13）。

（2）负责实施文件评审和内部审核。

（3）负责实施持续改进。

（四）管理程序

1. 每年年初，由质量主管编制年度内部质量审核计划，明确该年度的内部审核目的、审核依据、审核范围、频次和方法，报科主任批准。

2. 内部质量审核至少每年进行1次，其范围需覆盖临床供血服务的全过程。如组织机构、资源配置，国家的法律、法规、标准等发生较大变化，或临床科室出现严重的质量投诉或连续发生对某一事项的投诉时，应根据实际情况增加评审次数。

3. 内部审核的准备工作

（1）科主任任命经过培训且考核合格的内部审核员。

（2）质量主管编制内部质量审核实施计划，报科主任批准，内容包括审核的目的、范围、依据、方法（文件评审和现场评审）、审核时间。

（3）审核的前1周，审核员编制内部质量审核检查表，报质量主管批准并通知技术小组。

4. 内部审核实施

（1）首次会议：质量主管主持会议，科主任、各小组成员参加会议。质量主管介绍内部审核的目的、范围、依据、审核方法、日程安排及其他有关事项。

（2）内审员根据内部质量审核检查表实施现场和文件评审，审核结束后，对审核结果进行汇总分析，确定不合格项。

（3）末次会议：质量主管主持，科主任、各小组成员和内审员参加，内审员进行审核概述，说明不合格项的数量和分布，并宣读审核结论。

（4）质量管理小组根据《不合格项（品）的识别和控制程序》制定相关整改措施，持续改进。

（5）质量主管根据审核情况编制内部质量审核报告，将其作为管理评审的输入材料，提交管理评审部门，按照《管理评审控制程序》执行，且经科主任批准后存档保存。

（五）支持性文件

1.《不合格项（品）的识别和控制程序》。

2.《管理评审控制程序》。

（六）质量记录

1. 年度内部质量审核计划（附表 11-11）。

2. 内部质量审核实施计划（附表 11-12）。

3. 内部质量审核检查表（附表 11-13）。

第三节　安全过程控制

一、生物安全控制程序

（一）目的

输血（医学）科实验室为生物安全二级实验室。为了保障员工安全，防止职业暴露，制定本程序。

（二）适用范围

本程序适用于实验室所有具有生物危害的操作及物品处置。

（三）管理职责

1. 科主任为实验室生物安全的第一责任人，全面负责实验室生物安全事项。

2. 感控员制定实验室生物安全管理规定，监督执行。

3. 科室成员严格遵守操作规程进行实验操作及相关物品处置。

（四）管理程序

1. 实验室生物安全等级标识

（1）输血（医学）科实验室为生物安全二级实验室，实验室入口需张贴生物安全提示图标并设立门禁。其中标本接收室、免疫学实验室、洗涤室为污染区；发血室和实验室之间的通道为半污染区；发血室及储血室为洁净区。

（2）未经许可，实验室员工以外人员不得进入输血科实验室区域。

（3）未经许可，实验室的标本及试剂、耗材不得离开实验室。

2. 实验室操作防护标准　根据《实验室安全和员工健康管理制度》，进入实验室时需遵循以下防护标准。

（1）实验室人员在操作标本时应做好防护措施，穿白大褂、戴手套、戴口罩 / 面罩、工作帽，必要时穿隔离衣。

（2）实验室人员检测标本时不可披头发，应束起头发，不可佩戴戒指。

（3）从污染区进入半污染区或洁净区应更换工作服。

3. 实验室生物危害物品处置　对于具有生物危害的实验室物品，其处置应遵循《实验室医疗废物管理规定和处置制度》。

（1）实验室的所有标本均视为具有潜在生物危害的物品，必须谨慎操作，过期后按照各单位（医院）的《医疗废物管理制度》处理。

（2）从临床科室返回的血袋必须放入黄色垃圾袋中，防止渗漏，保存期满后放入黄色垃坡袋,按照各单位(医院)的《医疗废物管理制度》处理。

（3）试管及玻片必须放入锐器盒。

（4）保存期满后的样本均视为具有潜在生物危害的物品,应正确移交并装入黄色垃圾袋,按照各单位(医院)的《医疗废物管理制度》处理。

4. 进行高致病性高传染性标本检测时,使用实验室最高防护配套装备及设施。危险性过高、无法处理的标本应密封好消毒后及时外送有条件的单位处理。

5. 职业暴露管理参照各单位(医院)下发的《职业暴露防护管理制度》执行。

6. 实验室污染处置参照各单位(医院)下发的《科室物表清洁质量监测要求》执行。

（五）支持性文件

1.《实验室医疗废物管理规定和处置制度》。

2.《实验室安全和员工健康管理制度》。

二、设施和环境条件控制程序

（一）目的

制定本程序的目的是加强对输血科设施与环境条件要求的控制,满足实验室日常工作检测标准和实验室技术规范的管理要求,确保检测结果的准确、有效性。

（二）适用范围

本程序适用于输血科日常工作环境条件和设施的质量控制。

（三）管理职责

1. 科主任　主要负责所有实验设施、环境条件资源的配置,以及新的实验设施、环境条件的策划。

2. 主管人员　由科主任指定相关管理人员负责对设施及环境条件进行监控检测并及时记录。

3. 工作人员　工作人员负责对设施及环境条件进行日常维护和管理。

（四）管理程序

1. 设施和环境条件

（1）重要性:设施和环境条件因素对检测结果的准确性和有效性具有重要影响。

（2）具体要求:输血科配置保证检测结果质量所需的设施和环境条件,以及配置影响检测结果质量的环境条件所需的监控设施和设备,并进行监控。

（3）相关设施及监控措施

1）工作场所:办公场所、标本接收室、实验室、发血室、储血室、洗涤室、库房、值班室等。

2）运行设施:包括水、电、空调和暖气供应、空气消毒等。

3）支持性服务设施:气动轨道物流传送系统。

4）防护设施:输血科检测工作区域的安全防护及应急救护设施。

5）监控设施:所有工作及试验区域的温湿度监测设施。

2. 设施及环境条件程序的制定

（1）制定依据:依据《医学临床实验室建设标准规范》,结合医院自身设施和环境条件,制定对输血科设施及环境条件控制的要求。

（2）负责人：输血科日常办公环境及设施配置要求由科主任指定相关管理人员负责制定，由科室负责人审核批准执行。

（3）执行者：输血科日常工作人员提出影响科室日常办公及实验室检测质量的环境条件以及所需设施的建议，报管理人员汇总，交科主任审核。

（4）监管过程：设施环境管理人员识别影响检测结果质量的环境条件以及日常办公所需的设备设施，总结并记录影响实验室检测结果质量的环境条件技术要求，报科室负责人审批，并组织实施。

3. 设施及环境条件的监控与维持

（1）对于环境条件有具体要求的检测室，应在检测监控环境条件具体情况的原始记录上做标注和说明。

（2）实验室每日定时进行环境温湿度记录，并记录监控结果。

（3）设施和环境管理人员在履行监督职责时，针对发现的检测过程中不符合环境条件或设施要求的项目，应立即提出相应整改措施，并报上级主管领导。

（4）设施和环境管理人员建立《安全与卫生管理程序》，确保化学危险品、实验标本、电离辐射、高温、高电压、撞击，以及水、电、气等危及安全的因素和环境条件得以有效控制，并制定相应的应急处理措施。

（5）设施和环境管理人员建立《环境保护程序》，具备相应的设施设备，确保检测产生的医疗废弃物的处理符合医疗、环境和健康的要求，并有相应的应急处理措施。

4. 实验室内部管理要求

（1）输血科人员不得在实验室内进行与医疗工作无关的活动，不得存放与检测无关的物品。

（2）无关人员未经批准不得进入实验区域，对影响工作质量和涉及安全的区域和设施应有效控制并正确标识。

（3）无关人员进入实验室须经科室负责人同意，并由输血科相关人员陪同，且须遵守医院相关规定及有关管理制度要求。

5. 实验室温湿度失控处理　应在实验室、储血室、库房按照要求放置温湿度计，每天进行温湿度记录；在储存血液及血液制品、试剂的冰箱按照要求放置经校准的温度计，并记录温度，不符合储存的温湿度要求时，须立即查明原因，必要时将冰箱内物品转移到符合要求的冰箱内，并通知医院维修班进行处理，同时做好相关记录。

（五）支持性文件

《安全与卫生管理程序》。

三、安全与卫生管理程序

（一）目的

制定本程序的目的是规范输血（医学）科实验室安全与卫生的管理工作，有效控制及避免人员、血液、环境和设备受到污染，确保工作场所的安全与卫生。

（二）适用范围

本程序适用于输血（医学）科实验工作环境的安全与卫生管理。

（三）管理职责

1. 主任负责批准危险化学品申购。

2. 质量负责人负责安全与卫生的监督管理。

3. 安全与卫生负责人的职责如下。

（1）建立安全与卫生管理组织,负责安全与卫生管理工作。

（2）组织制订安全与卫生的各项工作计划、流程、方法和要求,并贯彻实施。

（3）负责安全与卫生培训,以及资源配置的评估与管理。

（4）负责审核危险化学品的申购。

（5）负责制定用电、化学、放射、危险品使用和消防演练方案并组织相关部门实施演练。

（四）管理程序

1. 工作场所安全管理

（1）严禁在工作区域进行吸烟、饮食等与工作不相关的事宜。

（2）未经授权人员禁止进入血液检测、储存、发放等工作区域。

（3）实验室工作人员不得佩戴对安全和卫生有影响的饰物（如手镯、戒指等）。

（4）严禁在存放血液、试剂和标本的冰箱内存放食品。

（5）所有人员进入作业区必须更换工作服和工作鞋,操作时戴口罩、帽子、手套,工作服应干净、整洁并定期换洗,被危险物品污染时,应立即更换。

（6）实验室工作人员应穿舒适、防滑并能保护整个脚面的工作鞋,必要时穿一次性隔离衣。

（7）留长发的工作人员,在操作时应将长发束起,防止头发接触到污染物或人体脱屑落入操作区,不得佩戴有可能被卷入机器或落入传染性物质的头饰物。

2. 消防安全管理

（1）工作区域必须设置紧急疏散通道和防火门,不得在疏散通道内堆放物品,以保持畅通。

（2）应根据消防部门的规定配备灭火设施,并定期检查、更换和维修。

（3）易燃液体的供给量应控制在有效并安全进行实验的最小量,严禁在冰箱内存放易燃液体。

（4）消防管理部门定期对全员进行消防知识及消防器材使用方法的培训,并定期进行消防等有关突发事件的演练。

（5）每月对灭火器、消防水带、烟感器、防盗探头、监控仪器等消防设施、设备进行检查、更换和维修。

3. 用电安全管理

（1）后勤保障部设专人定期检修、维护供电系统,防止漏电、断电和触电等隐患。

（2）电器设备的维护和维修只能由取得正式资格的维修人员进行。

（3）不得在接电的状态下进行仪器或设备的维修。

（4）不需要持续开机运行的电器设备在工作人员离开时要切断电源,应对配备的不间断电源（uninterrupted power supply,UPS）定期检查、维护。

（5）使用各种仪器设备时应严格遵守相应操作规程,各种仪器、设备的实际电压、电流应按说明书的要求做到不过载,室内电源不得随意改动。定期进行用电安全突发事件的演练。

4. 生物安全防护管理

（1）建立实验室工作人员健康档案：对从事Ⅱ级生物安全实验室检测等业务的工作人员，应每年进行1次经血液传播病原体感染情况的检测，并在征得本人同意后，对乙型肝炎病毒表面抗体阴性者，免费进行乙型肝炎病毒疫苗接种。

（2）损伤性医疗废弃物处理：加样吸头、破碎的试管等应存放在锐器盒内。

（3）设施配备：实验室建筑设施应符合 GB 19489—2008《实验室 生物安全通用要求》和 WS 233—2017《病原微生物实验室生物安全通用准则》中的规定，按Ⅱ级生物安全实验室管理，配备针对职业暴露后应急处理的生物安全防护、急救设施及相关生物安全标识。

（4）人员防护：实验室人员在接触有生物传染性物质时，应保持室内通风或使用生物安全柜，针对接触传染性物质佩戴相应防护用品；实验室内穿戴的专用工作服在离开实验室时必须更换，工作人员不得穿着工作服进入会议室、食堂等公共场所，严禁工作人员佩戴工作用一次性手套触摸公共设施。

（5）血液安全防护：血液和临床样本应在专用保存箱内运输，以防止破损和泄漏。发生血液或标本泄漏后，应立即按《输血科清洁消毒制度》的规定进行消毒处理；被血液或试剂污染的设备在工作场所内或外送进行维修前，应先进行清洁和消毒并执行《生物安全控制程序》。

5. 卫生管理

（1）工艺卫生

1）工作区划分为清洁区、半污染和污染区，按不同的分区要求进行清洁消毒管理。

2）各实验室按照《输血科消毒清洁制度》的要求，定期对整个工作场所的地面、墙面和操作台面进行清洁消毒，定期对储血设备（储血冰箱、试剂冰箱、检测仪器、离心机等）进行清洁消毒，符合 GB 15982—2012《医院消毒卫生标准》要求。

3）各室设置专门的医疗废弃物存放区域，用于存放医疗废弃物的容器、运送医疗废弃物的工具应定期清洁和消毒，执行《生物安全控制程序》。

（2）个人卫生

1）工作人员应经常修剪指甲，保持干净、整洁。

2）工作人员在离开工作场所前应洗手，操作过程中如接触血液、标本或其他污染物应立即洗手，严禁戴操作手套接触清洁区域内的物品。

3）严禁在工作场所存放个人物品，如钱包、外衣、饮水杯、食品和药品等。

（五）支持性文件

1. GB 19489—2008《实验室 生物安全通用要求》。

2. WS 233—2017《病原微生物实验室生物安全通用准则》。

3.《危险化学品安全管理条例》。

4.《设施和环境条件控制程序》。

5.《生物安全控制程序》。

四、不合格项（品）的识别和控制程序

（一）目的

制定本程序的目的是规范临床输血过程中不合格项的识别和不合格品的管理，确保及时发现,标识、隔离、评价和处置,防止非预期使用。

（二）适用范围

本程序适用于临床输血过程环节中发现的不合格项（品）的控制和管理。

（三）管理职责

1. 科主任　负责审批不合格品的特殊用途。

2. 质量管理小组

（1）负责对不合格品进行评价和处置。

（2）负责对不合格项（品）进行统计分析,并提出质量改进的意见。

3. 当班工作人员　发现并识别不合格品(项),报告质量管理小组。

4. 耗材管理人员　负责登记不合格耗材,并提供作为供方评审的依据。

（四）管理程序

1. 不合格血液的识别、判定、标识、隔离、评价和处置

（1）血液入库前须进行外观、标签等的检查,并在静置 24 小时后进行血液质量的判定。

（2）发现有明显的溶血、严重脂血、凝块、色泽异常、疑似细菌污染、标签污损、信息不完整等情况时,需及时报告质量主管,并标识后隔离存放。

（3）质量主管需在 24 小时内对不合格的血液进行判断,并进行相关的处置。

（4）若有特殊原因,如血液抽检、输血不良反应的调查、科研等特殊用途,标识隔离后报告主任审批。

2. 不合格耗材的识别、判定、标识、隔离、评价和处置

（1）试剂耗材入库前,耗材管理员应进行验收登记,对于不合格的耗材,管理员应填写不合格项（品）登记表(附表 11-14),作拒收处理。

（2）对于质量检查中发现的不合格耗材,耗材管理员应标识隔离,并作退换货处理。

（3）在使用中发现的不合格项（品),由发现人填写不合格项（品）登记表,并标识隔离,移交耗材管理员进行处置。

3. 质量管理小组每季度对不合格项（品）进行统计分析,严重情况应报告主任,组织召开质量分析会议。

4. 不合格品的发现、判定、标识、隔离、处置等过程应记录清楚,质量记录保存期 10 年。

（五）支持性文件

1.《血液储存质量监测与信息反馈制度》。

2.《输血科库房管理制度》。

（六）质量记录

不合格项（品）登记表(附表 11-14)。

五、纠正预防措施控制程序

（一）目的

为及时发现临床输血全过程中的不合格问题,针对不合格问题进行分析并采取纠正的预防措施,预警和消除不合格因素并持续改进,避免不合格问题再次发生,制定本程序。

（二）适用范围

本程序适用于医疗机构临床输血全过程环节质量管理中各项问题的发现、报告、评审和

处理。

（三）管理职责

1. 科室主任

（1）审批临床输血管理过程中出现相关问题后采取的纠正预防措施。

（2）审批业务范畴内的分析报告并持续改进纠正预防措施的实施效果。

2. 质量主管

（1）对产生的问题项目进行协调指导。

（2）定期针对产生的问题项目情况进行收集、分析、报告。

3. 质量管理小组成员　及时上报问题项目。

4. 工作人员　在常规工作中发现各种问题项目，及时收集整理并上报。

（四）管理程序

1. 问题项目的发现方式

（1）科室日常工作的检查，包括各种报告和记录的检查。

（2）与临床科室间的工作对接、每个过程环节的质量控制。

（3）与临床科室的交流沟通、座谈会议、科务会议等内部质量检查和外部监督检查。

（4）质量分析会议、第三方机构的审核和检查。

（5）临床科室或患者的投诉、直接或间接的信息反馈。

（6）实验室项目的检测方法、操作流程，室内质控、室间质评结果。

（7）仪器设备的使用、维护和校准记录。

（8）对有变化的输血流程进行确认时。

（9）其他因不符合标准和规范所出现的问题。

2. 不合格项目的分类　按照严重程度分为观察项、一般不合格项、严重不合格项。

（1）观察项：已经发现问题，但是尚不能构成不合格且如果继续发展下去就有可能发展为不合格项目。

（2）一般不合格项：属于个别的，或是偶然的环节质量失控；对质量过程造成的影响不明显或无严重后果。

（3）严重不合格项：与相关操作和规程文件严重不相符；体系文件与相关的法律法规要求不相符合；给临床输血整个环节的质量管理带来不利影响或造成严重失误；一般不合格项目在同一个科室重复出现或在多个科室同时出现且科室未按照规定进行报告。

3. 不合格项的处理程序

（1）科室工作人员产生的观察项，由工作人员自行纠正并记录整改条目。

（2）一般不合格项发现后，应在24小时内填写不合格项（品）登记表，经质量主管签名确认，上报科室主任。

（3）严重不合格项必须在2小时内填写不合格项（品）登记表，经科室主任签名确认；若遇特殊紧急情况，可口头或电话汇报主任，先处理，后补填不合格项（品）登记表。

（4）工作人员对难以识别或具有特殊性的严重不合格项目，可以以电话、口头汇报或其他通信方式报告科室主任后，再填写不合格项（品）登记表。

（5）通过临床反馈、质量分析会议、质量投诉、质量检查、第三方督查等多个方面发现的不合格情况，须按照相关的要求和时限完成报告并积极改进。

4. 不合格项的评审 接到不合格项（品）登记表后，科室主任或授权质量主管进行调查了解，采取纠正预防措施，保证不合格项及相关过程得到控制、消除和改进。

5. 不合格项的评审依据

（1）临床输血相关的法律、法规、标准和规章制度。

（2）临床输血过程中的各项记录、质量检查和分析报告。

（3）仪器使用、维护保养说明书。

（4）第三方检查或督查机构的确认意见等。

6. 纠正预防措施的报告发放和不合格原因分析

（1）一般不合格项和严重的不合格项必须填写不合格项（品）登记表，确定责任人或责任部门。

（2）对不合格的原因进行分析，制定纠正和预防措施并组织相关人员对不合格项进行纠正，及时根据纠正结果修订管理要素，同时填写质量改进报告单（附表11-15）。

（3）科室主任审批纠正预防措施，在纠正预防措施实施后，需要进行跟踪验证，审核该措施执行的有效性。

（4）质量管理小组将针对纠正预防措施定期进行收集分析整理，编写持续改进报告，经科室主任审批后作为内审、管理评审输入材料并提交临床输血管理委员会。

（五）支持性文件

1.《内部质量审核控制程序》。

2.《管理评审控制程序》。

（六）质量记录

质量改进报告单（附表11-15）。

第四章

质量管理程序

第一节　人　员　管　理

一、人力资源管理程序

（一）目的

制定本程序的目的在于通过人力资源的有效配置和管理,确保管理和技术人员数量及人员工作能力满足医院临床输血监管过程中的管理工作和相关实验技术操作要求。

（二）适用范围

本程序适用于输血科人力资源的配置、培训、管理等相关环节。

（三）管理职责

1. 科室主任

（1）负责保证人力资源的有效配置。

（2）为科室内员工提供培训提升的机会。

2. 科室秘书

（1）负责提交人力资源配置计划。

（2）负责协助科主任对科内员工进行绩效、年终考核。

（3）负责建立和保存科内员工的个人档案、技术档案、健康档案,制定各项管理制度。

（4）负责本科室员工职称评审工作的安排和上报。

（5）负责制定岗位任职能力要求。

3. 科教秘书

（1）负责年度培训计划的制订。

（2）负责研究生带教的安排以及相关管理制度的制定。

（四）管理程序

1. 人员规划　办公室根据工作需要,提出科室人员需求配置计划,填写人员需求申请表(附表11-16),报主任批准后,按照医院相应的流程上报人力资源管理部门。

2. 岗位人员资质要求

（1）医学检验、临床输血、临床医学以及相关专业本科及以上学历。

（2）具有相关专业初级及以上职称。

（3）具有相关专业执业资格。

（4）具有与岗位相适应的教育（培训）经历。

（5）经检查为传染病患者和经血传播疾病病原体携带者的员工，不得从事检验检测、储发血相关工作。

3. 人员的配备

（1）人员数量配备：参照医院医护技比例执行。

（2）人员职称层级的配备：高级、中级、初级职称人员按医院要求的比例进行配备，必要时应有适当的储备。

4. 岗位的聘用

（1）科室秘书：自愿报名、公开竞聘上岗、考核续聘。

（2）科教秘书：自愿报名、公开竞聘上岗、考核续聘。

（3）组长设置：各个专业组长、副组长由科室主任任命，经考核后可续聘。

5. 人员考核

（1）根据医院和科室的相关制度、规定，由科室秘书协助科主任对本科人员进行年终考核，考核内容包括德、能、勤、绩、廉等，并上报考核相关资料。

（2）根据人员考核结果决定人员的续聘或解聘。

6. 人员继续教育与业务培训

（1）继续教育：科室工作人员需要保证持续有效的教育和培训，参加继续教育的学分不得低于省、市卫生主管部门的相关要求。

（2）业务培训：科室工作人员必须接受质量管理体系文件和实践技能的相关培训，且考核合格。

（3）人员培训：由科教秘书执行。

1）每年年初制订本年度的培训计划（附表11-17），培训计划包括科室人员外出进行的短期培训、进修以及科室内部培训等。

2）申报相应的继续教育项目并组织实施。

3）制订带教工作安排（研究生及进修生、实习生）计划。

7. 岗位任职能力要求

（1）科室主任：科室主任（学科带头人）的能力要求由院人事部制定。

（2）副主任：具有硕士研究生及以上学历、副高级及以上技术职称，从事临床输血工作5年以上，有一定的管理能力及较好的沟通协调能力，熟悉临床输血技术项目和质量管理流程，工作责任心强，能较好地执行上级的决定及完成各项工作任务。

（3）质量主管：具有大学本科及以上学历、副高级及以上职称，具有相关的执业资格，从事临床输血工作10年以上，通过临床输血相关的培训，熟悉临床输血环节质量管理流程，具备相当的专业知识和实践经验，工作责任心强。具有博士学位者，应从事质量管理工作3年以上。

（4）技术主管：具有大学本科及以上学历、中级及以上职称，具有相关的执业资格，从事临床输血工作10年以上，通过临床输血相关的培训，熟悉临床输血技术项目，具备相当的专业知识和实践经验，工作责任心强。

（5）科室秘书：具有大学本科及以上学历、初级及以上职称，具有相关的执业资格，工作满5年以上,熟悉临床输血流程,文笔较好,为人正直公正,具有奉献精神,工作责任心强。

（6）科教秘书:具有硕士研究生及以上学历、中级及以上职称,从事临床输血工作1年以上,有一定的科研能力,有较好的沟通协调能力,工作责任心强。

（7）感染控制管理员:具有本科及以上学历、初级及以上职称,从事临床输血工作1年以上,经过感染控制和生物安全的相关培训,工作严谨,责任心强。

（8）设备管理员:具有大学本科及以上学历、初级及以上职称,从事临床输血工作1年以上,工作态度严谨,工作耐心细致,责任心强。

（9）耗材管理员:具有大学本科及以上学历、初级及以上职称,从事临床输血工作3年以上,工作态度严谨,工作耐心细致,责任心强。

（10）计算机信息管理员:具有大学本科及以上学历,中级及以上职称,临床输血工作1年以上,有一定的计算机信息系统相关知识,有较好的沟通协调能力,工作态度端正,耐心细致,责任心强。

（11）资料管理员:具有大学专科及以上学历,工作1年以上,经过临床输血的相关培训,工作耐心细致,责任心强。

（五）支持性文件

1.《质量记录控制程序》。

2.《临床用血和无偿献血知识培训管理制度》。

（六）质量记录

1. 人员需求申请表（附表11-16）。

2. 年度培训计划（附表11-17）。

第二节 输血过程管理

一、室内质量控制管理程序

（一）目的

制定室内质量控制管理程序的目的是检测和控制本实验室常规工作的精密度,并检测其准确度的改变,以提高本实验室常规工作中批间和日间标本检测的一致性,确保输血相容性检测结果达到预期的质量标准。

（二）适用范围

本程序适用于科室现已开展的检测项目（血型、不规则抗体筛查、直接抗球蛋白试验、交叉配血、抗体效价、血小板抗体、血栓弹力图等）的质控。

（三）管理职责

1. 各检测岗位人员负责所检测项目的室内质量控制过程。

2. 实验室负责人、质量控制小组负责监督执行。

（1）质量主管制订室内质控年度计划,制定质控规则,监督室内质控执行情况。

（2）质量主管每月审核质控品实验数据。

（3）耗材管理员按需求订购质控品。

(四) 管理程序

1. 质控品来源 商品化质控品、第三方实验室提供。

2. 质控品的订购

(1) 室内质控计划:质量主管依据实验室发展情况,在每年年底制订次年度的室内质控计划。

(2) 质控品的申请:耗材管理员根据质量主管的质控计划,根据实际用量提前订购质控品,试剂盒已含质控品的不再另外订购。

(3) 质控品的接收:订购的质控品应按照相应的保存条件送至输血科方可接收,脱离冷链等不符合运输条件的送样,耗材管理员可拒绝接收质控品。

3. 质控品常规使用前的确认 生产商或供应商提供的试剂盒对照品应在有效期内使用,并于每次实验操作前进行检查,发现标本有明显的颜色变化、溶血等情况应放弃使用并更换新的质控品。

4. 实施室内质控的频次

(1) 交叉配血、ABO、Rh 血型、不规则抗体筛查室内质控应每天进行。

(2) 血小板抗体检测的室内质控随每批次实验的进行而开展。

(3) 血栓弹力图的质控可根据仪器状态决定,至少每月做 1 次。

5. 室内质控的具体实施

(1) 每日值班人员实施血型、交叉配血、不规则抗体筛查的室内质控,质控通过后方可进行后续试验;记录结果,并与参照结果比对,包括阴阳性及凝集强度。若发现失控,立即查找原因,按失控流程处理。

(2) 实验过程中试剂更换批号后,需要再做一遍质控,质控通过后方可进行后续试验。

(3) 试验设备经过修理或大型维护后,须确认其性能是否恢复正常并进行试验前质控,质控通过后方可进行后续试验。

6. 检测试剂入库前的质量控制

(1) 试剂入库前应由耗材管理员检验外观包装,确认其是否合理运输;同时对同一批号试剂需做一次试剂入库前质控,质控通过后方可进行正式入库。

(2) 含多个批号试剂同批次入库时,每个不同批号均需要做一次质控,质控通过后方可进行正式入库。

(3) 试剂入库前质控不通过,不得入库。应及时查找原因,若影响紧急使用应上报质量主管,必要时上报科室主任。

7. 日常失控处理 质控实施人员发现失控结果时,须上报质量主管,同时尽快寻找和分析出现失控结果的原因,开展有效的整改活动,直至质控通过,并将详细的整改报告以书面形式记录并保存。

8. 月度质控审核 质量主管在每月月底审核该月室内质控情况,并关注质控趋势,必要时采取提前干预措施。

(五) 支持性文件

1.《输血科室内质量控制管理制度》。

2.《临床输血技术规范》。

3.《室内质量控制操作规程》。

（六）质量记录

输血科室内质控失控处理记录表（附表11-18）。

二、室间质量评价管理程序

（一）目的

室间质量评价是多家实验室分析同一标本,并由外部独立机构收集和反馈实验室上报的结果,以此评价实验室操作是否合格、结果是否正确的过程。通过实验室间的比对,可判定实验室的校准、检测能力以及监控其持续改进的能力。

（二）适用范围

本程序适用于科室参加的省级及以上或其他的室间质评活动。

（三）管理职责

1. 实验室检测人员　负责所检测项目的实验室操作（即室间质评）和改进措施的实施。

2. 质量监督员　由科室指定的专业技术人员担任,负责上报检测结果;负责根据省临床检验中心下发的考评结果,分析本实验室与其他实验室之间的差距,并制订、实施改进计划和措施;负责按年度计划申报质控品,报科室主任审批。

3. 科主任　负责审核改进计划、改进措施;负责监督改进计划、改进措施的实施和改进成效的评价。

（四）管理程序

1. 室间质评计划　质量主管依据实验室发展情况,根据省级及以上室间质评机构的相关要求,申报室间质评计划并及时申请相关经费。

（1）申请质控品:质量主管根据不同室间质评申请的要求,在规定时间内通过指定途径（网站或邮件）申请质控品。

（2）室间质评反馈方式:室间质评质控品收取留质量主管或主任信息,反馈信息接收留质量主管或主任邮箱。

2. 室间质评的检测

（1）接收室间质评样本时,应核查外包装是否完好、标签是否清楚、样本量是否足够、是否与清单上列出的一致、有无渗漏等,确认合格后,按说明书的要求进行保存和运输,并及时送达输血科保存。

（2）收取质控品后,质量主管报告科室主任,质控品检测人员按质控品检测要求进行操作并记录实验数据。

（3）进行室间质评样本检测时,检测人员应以与常规检测方法相同的方法对室间质评样本进行检测和判定,以确保操作的一致性。

（4）质量主管应及时对室间质评样本检测结果进行汇总,经科主任审核后,及时在规定时间内上传汇总结果,同时保存室间质评样本的原始检测记录,以备质控中心反馈结果时能进行核对和分析。

3. 室间质评结果的反馈及结果纠正

（1）接收反馈信息:质量主管负责接收反馈信息,并将结果报告科主任,在月质量分析会上分析结果,根据参评结果分类打印归档存放。

（2）室间质评的结果纠正:如室间质量评价出现离群值,应向科室主任报告,同时要求实验室尽快寻找和分析出现不满意结果的原因,开展有效的整改活动,并将详细的整改报告以书面形式保存。有效的整改活动包括对质量体系相关要素的控制、技术能力的分析以及进行相关的试验和有效地利用反馈信息等。

（3）室间质评结果汇总:将所有整改文件上报科室主任并汇总保存留档。

（五）支持性文件

《输血科室间质量评价管理制度》。

（六）质量记录

1. 室间质评信息反馈记录(附表 11-19)。

2. 室间质评离群值纠正活动记录(附表 11-20)。

三、检测方法和流程管理程序

（一）目的

制定本程序的目的是对输血科血液检测方法和流程中可能影响检测结果的因素实施有效控制和管理,确保检测结果的准确性和可靠性。

（二）适用范围

本程序适用于对供血者、受血者或其他住院、门诊患者血液标本的检测及可能对血液检测产生影响的其他因素的管理和控制过程。

（三）管理职责

1. 科主任　负责审核确定检测项目、方法和检测仪器设备;组织制定与检验相关的各项操作规程;合理安排人员开展血液检测等相关工作。

2. 技术主管　负责实施确认拟选用的检测项目、方法和检测仪器设备;对血液检验进行质量监督管理。

3. 技术工作人员　负责输血科血液样本检测、仪器保养维护、检测试剂管理、质控品使用前的确认等血液检测的相关工作。

（四）管理程序

1. 血液检测项目、方法符合《全国临床检验操作规程》(第 4 版)、《医疗机构临床用血管理办法》、《临床输血技术规范》等的要求,并制定相应的标准操作规程。

2. 一般的检验项目方法选择根据所申请检验项目执行。血型鉴定检测使用微柱凝胶法或立即离心试管法,具体执行血型鉴定检测的操作规程;抗体筛查使用微柱凝胶法或者凝聚胺快速法,具体执行抗体筛查检测的操作规程;抗体效价使用微柱凝胶法,具体执行抗体效价检测的操作规程;直接抗球蛋白实验使用微柱凝胶法,具体执行直接抗球蛋白检测的操作规程;血小板抗体检测使用固相凝集法,具体执行血小板抗体检测的操作规程;血栓弹力图使用凝固法,具体执行血栓弹力图检测的操作规程。

3. 交叉配血项目常规使用盐水法、凝聚胺法、抗球蛋白微柱凝胶法,具体执行交叉配血的操作规程。

4. 所使用的试剂必须由医院集中采购并同意供应,生产厂家必须三证齐全,并符合国家相关的法律、法规要求;所使用的正定型抗血清和反定型人红细胞必须符合 GMP 管理要求,必须有批检验报告。新引进试剂必须经过确认,试剂使用前必须抽检合格,并按规定条件保存(参照试剂厂家的说明书),在试剂的有效期内使用。

5. 检测所使用的样本必须符合相关规定,具体执行《输血标本的采集、运送、交接制度》。

6. 检测项目必须按照相关规定开展室内质控和室间质评,具体执行室内质量控制、室间质量评价的操作规程。

7. 检测所使用的定值或定量参考物 / 标准物质,必须具备可溯源性。

(五) 支持性文件

1.《全国临床检验操作规程》(第 4 版)。

2.《医疗机构临床用血管理办法》。

3.《临床输血技术规范》。

4.《室内质量控制管理程序》。

5.《室间质量评价管理程序》。

四、检测报告签发管理程序

(一) 目的

制定本程序的目的是对输血科血液检测后结果报告全过程进行有效控制,保障血液检测结果的有效性和及时性。

(二) 适用范围

本程序适用于输血科检测结果审核签发的全过程。

(三) 管理职责

1. 输血科主任　负责对血液检测后结果报告全过程进行全面的管理和监控。

2. 输血科人员

(1) 检测人员:经授权,负责检测结果的汇总、录入以及检测初核。

(2) 审核人员:经授权,负责对形成的报告内容进行核对、审查以及复核。

(3) 签发人员:经授权,负责对形成的报告进行签发。

(四) 管理程序

1. 检测人员完成检测后,根据室内质控以及检测过程关键控制点的控制情况,对检测项目的原始结果数据进行分析、汇总。一般检测项目要求 24 小时内完成,紧急用血交叉配血检测应在 30 分钟内完成,常规用血交叉配血检测应在当天完成。

2. 检测人员在分析过程中若发现质量问题,及时查找原因并进行更正。

3. 检测人员在分析过程中未发现质量问题,将结果录入 HIS 系统,并进行初审,将检测数据与分析结果提交审核人员。

4. 审核人员对样本进行复核,并根据操作人员汇总的检测数据,对检验过程的有效性、完整性、正确性进行审核判定。

5. 审核人员在审核过程中若发现质量问题,应与检测人员及时沟通并查找原因,及时更正。

6. 审核人员在审核过程中未发现质量问题,将初检结果进行审核发布,并提交签发人员进行签发。

7. 签发人员在签发过程中若发现质量问题,与审核人员及检测人员及时沟通并查找原因及时更正。

8. 签发人员在签发过程中未发现质量问题,对报告进行确认并签发。

（五）支持性文件

《检测报告审核签发管理制度》。

五、紧急用血管理程序

（一）目的

制定本程序的目的在于建立临床特殊急重症患者输血的应急快捷通道,确保临床特殊急重症患者得到及时的输血救治,提高抢救成功率。

（二）适用范围

本程序适用于产科急症、急诊外伤大出血、特殊血型及交叉配血不相合等患者临床用血申请、发放的整个过程。

（三）管理职责

1. 输血科值班人员执行本程序。

2. 相关用血科室严格掌握紧急和火急用血使用范围。

3. 医院行政管理部门负责协调、监督。

（四）管理程序

1. ABO 同型（非同型）患者紧急用血管理

（1）临床科室（主要是产科、急诊科等）收到产科急症、急诊外伤大出血等需要急诊输血救治的患者时,可立即向输血科提交输血申请单和配血标本,并在申请单上选择紧急或火急用血,同时告知输血科紧急程度。

（2）值班人员收到该输血申请单时要给予优先处理,同时送血人员扫描确认样本送达时间。

（3）值班人员在收到紧急输血申请单后,要确保在 30 分钟内将血发出,血型鉴定与交叉配血均可采用快速手工方法进行。

（4）火急输血患者可以在没有血型结果的情况下立即提交输血申请单,但必须同时抽血送检血型和交叉配血。对于火急同型输血申请,输血科应在 10 分钟内发放第一袋血液;对于火急非同型输血申请,输血科应立即发放 O 型悬浮红细胞。

2. RhD 阴性患者紧急输血管理

（1）RhD 阴性患者:输注非红细胞制品时,按 ABO 同型输注。

（2）RhD 阴性血型未检测到抗 -D 抗体的患者:在紧急输血时,征得患者或其亲属 / 监护人的签名同意,在《输血治疗知情同意书》注明,报医务科审批,男性患者及无生育能力的女性患者可一次性足量给予 RhD 阳性血血液。

（3）RhD 阴性血型且含有抗 -D 抗体的患者:需输注 RhD 阴性血。RhD 阴性未检测到抗 -D 抗体的有生育能力的女性患者,首选 RhD 阴性血液输注,在特别紧急情况下(不立即输血可能导致患者死亡)且无 RhD 阴性血时,本着抢救生命第一的原则,在征得患者或其亲属 / 监护人同意并签字后可立即给予输注 RhD 阳性血液。特殊情况的用血需在医务科备案留存审批。

3. 交叉配血不相合患者紧急输血

（1）抗体筛检阴性,交叉配血不相容:先选择 ABO/RhD 同型供者做交叉配血,尽可能提供主次相合的血液输注,同时急送血液中心帮助配血、血型复核与抗体筛选试验。

(2)抗体筛检阳性,交叉配血不相容:立即通知临床医生,说明情况,同时通知医务科(或总值班)。选择 ABO/RhD 同型供者进行筛选,同时急送血液中心帮助配血、抗体筛选与鉴定,尽可能提供相应抗原阴性的血液输注。

4. 其他情况的紧急用血 由于其他特殊情况(如患者无法及时交费或部分手续无法及时履行时)需要紧急用血时,应立即上报医务部或总值班人员备案,经批准确认(可以电话确认)后可立即发血,必要时启动绿色通道,以抢救生命为第一位,值班人员应在交接班记录表上做好相关记录。

(五)支持性文件

1.《医疗机构临床用血管理办法》。

2.《临床输血技术规范》。

3.《临床用血应急保障预案》。

4.《RhD 阴性及其他稀有血型的血液输注管理制度》。

六、输血信息系统管理程序

(一)目的

为确保输血科网络信息系统文件和数据的安全与正常运行,特制定本管理程序。

(二)适用范围

本程序适用于输血科所有操作网络信息系统的工作人员。

(三)管理职责

1. 科室主任 负责所有网络信息系统申购、升级、维护等的审批。

2. 网络信息系统文件和数据管理员

(1)完成科室网络信息系统申购、升级、维护等的审批工作。

(2)负责科室网络信息系统升级、维护等的内外部联系及跟进工作。

(3)负责科室网络信息系统升级后的培训及故障报修等工作。

3. 网络信息系统文件和数据使用人员

(1)确保网络信息系统文件和数据的正确安全使用。

(2)做好网络信息系统文件和数据资料的保密工作。

(3)网络信息系统文件和数据使用过程中如遇故障,需及时联系信息科上报故障情况,同时上报主任/管理员,做好相关故障报修处理和维修处理登记。

(四)管理程序

1. 网络信息系统申购验收管理

(1)网络信息系统的申请:科室因办公等原因需要采购计算机或相关系统软件时,应由相关人员提出书面申请,说明申购原因,由网络信息系统管理员收集整理申购资料,提交申购资料及方案给科室主任,经科室主任签字确认后提交给信息科审批采购。

(2)网络信息设备的验收:网络信息设备到货后,科室接收人员应开箱检验,如发现损坏、与原有性能不符或到货数量有出入等情况,应联系信息部门进行处理。

(3)网络信息设备的登记:网络信息设备验收后,科室接收人员应做好相关记录,包括光盘、说明书及保修卡、许可证协议、操作手册等。

（4）网络信息设备的软件安装：网络信息系统相关软件安装或更新后，科室对接人员应当面与信息科工作人员或系统工程师验收，确保信息系统的正常使用及日常工作的顺利进行。

2. 网络信息系统的使用维护管理

（1）信息系统软件操作系统申请：科室工作人员因业务办公等原因，需要安装新的操作系统软件时，应向信息科提出申请并说明申请原因，信息科审批后由信息科专业人员到科室进行操作系统软件安装。

（2）信息系统软件操作系统培训：科室工作人员在使用网络信息系统软件前应先接受培训并做好相关培训记录，培训合格后应严格按使用规定和流程进行操作。

（3）信息系统软件操作系统故障处理：当信息系统发生故障时，应向信息科反映，由信息科派专业人员检查，必要时请供应商上门维修。科室工作人员应对每台设备的维修情况、零件更换等进行登记，记录在电脑设备登记卡上。

3. 网络信息系统的报废管理 对于已损坏无法继续使用的信息设备或技术性能无法满足使用部门要求的设备，科室工作人员提出报废申请，交信息科进行鉴定。经信息科鉴定同意报废后的计算机设备应由设备负责人到财务科备案，以注销固定资产。

4. 计算机日常管理

（1）科室工作人员应做好信息设备的清洁卫生，严禁戴手套操作办公室信息设备，必须戴手套操作实验室的信息设备。

（2）科室工作人员使用信息网络系统时必须登录个人的账号，不得使用他人账号操作相应信息系统；在不使用相应网络信息系统时，应及时退出该网络信息系统，确保网络信息系统账号的专人专用。

（3）科室工作人员下班后，应及时关闭不使用的计算机电源。

5. 网络信息系统的安全管理

（1）任何计算机使用者不得擅自拷贝系统软件和应用软件，不得外借给其他单位人员。

（2）未经许可，不得在科室的计算机等设备上使用任何私人的光盘、移动 U 盘。

（3）经许可后，外来光盘、移动 U 盘或在科室外使用过的光盘、移动 U 盘，使用者应对其进行杀毒操作后，方能在科室的计算机设备上使用。

（4）对于科室的重要数据，科室相关人员应做好备份并不得外泄。

（五）支持性文件

《临床用血信息系统管理制度》。

七、输血不良反应及经输血传播疾病管理程序

（一）目的

为规范对输血不良反应及经输血传播疾病的管理，保障患者用血安全和有效，特制定本程序。

（二）适用范围

本程序适用于临床科室医护人员、输血科及业务主管部门对输血不良反应的识别及处理，以及经输血传播疾病的管理。

（三）管理职责

1. 医院质量管理科 负责调查与输血有关的严重不良反应,凡属重大医疗过失行为或医疗事故应及时向分管院长报告,并提交临床用血管理委员会讨论。

2. 医院感染科 负责经输血传播疾病的登记、调查和报告,涉及法律纠纷的,提交相关部门。

3. 临床科室医护人员

（1）密切观察受血者的输血过程,及时发现输血不良反应。

（2）负责受血者发生输血不良反应的诊断、处理、记录及上报。

4. 输血科

（1）负责出现输血不良反应后的相关检测,协助诊断。

（2）协助输血不良反应的处理。

（3）负责输血不良反应的统计及上报。

5. 检验科

（1）负责输血不良反应标本的相关实验室检测,协助诊断及检测。

（2）负责患者输血前后输血传染病标志物的检测。

（四）管理程序

1. 输血不良反应的定义 输血不良反应指输血过程中或输血后发生的与输血相关的不良反应,包括输血副作用、经输血传播疾病、血液输注无效等。按照输血反应发生的时间,可将其分为急性反应和迟发性反应,发生于输血24小时内的称为急性反应,发生于输血24小时之后的称为迟发性反应;按照输血反应有无免疫因素参与,又可将其分为免疫性反应和非免疫性反应。

为能及时发现输血不良反应,避免延误治疗,保障受血者安全,负责输血的医护人员应对输血过程进行严密观察。经治医师应详细了解受血者的妊娠史、输血史及输血不良反应的临床表现,以便迅速做出初步诊断,必要时请输血科（血库）专业技术人员协助诊断。处理输血不良反应首先应查明原因,明确诊断。一旦出现严重输血不良反应立即停止输血,保持静脉通道,并完整地保存未输完的血液和输血器材待查。

2. 输血不良反应的分类及识别

（1）过敏反应(anaphylaxis):输血时或输血结束后4小时内出现以下2个或2个以上症状:结膜水肿、嘴唇/舌头/悬雍垂水肿、皮肤红斑和眶周水肿、面部潮红、低血压、局部血管神经性水肿、斑丘疹、皮肤瘙痒、呼吸困难/支气管痉挛、荨麻疹。其临床表现的严重程度可从荨麻疹到致命的全身过敏反应,但大多数症状轻微。

荨麻疹常可引起瘙痒,也可出现烧灼痛和钝痛。荨麻疹发生于全身各处,可出现大面积合并的风团,荨麻疹风团一般持续数小时至数天后消退。病情严重者可并发血管性水肿,血管性水肿是一种深部组织肿胀,多发于眼周和唇周,可累及咽喉、舌或肺而导致呼吸窘迫,但更常见的是不影响呼吸功能的咽喉肿胀感、呼吸困难等症状。

严重过敏性输血不良反应通常定义为:存在荨麻疹和血管性水肿的皮肤黏膜征象并同时累及其他器官系统（心血管、呼吸与胃肠道系统）,严重过敏反应表现为低血压、意识丧失、呼吸困难、气喘、哮鸣音、腹痛和呕吐。

（2）发热性非溶血性输血反应（febrile non-hemolytic transfusion reactions，FNHTR）：输血时或输血后 4 小时内患者出现以下任意一种情况。

1）发热：患者体温达到或超过 38℃，或较输血前升高 1℃或以上。

2）畏寒、寒战。

发热性非溶血性输血反应的识别需要采用排除法。其相关的临床症状也可以出现在其他几种类型的输血不良反应中，最严重的是溶血性输血不良反应、脓毒血症和输血相关性急性肺损伤。其他输血不良反应的症状体征和相关实验室检查均有助于鉴别非溶血性发热反应。

（3）溶血反应

1）急性溶血性输血反应（acute hemolytic transfusion reactions，AHTR）：同时满足第①条、第②条以及第③条中的任一条。①输血时或输血后 24 小时内患者出现以下任何一种症状：腰背疼、寒战、DIC、鼻出血、发热、血尿、低血压、少尿 / 无尿、输血部位疼痛或渗出、肾功能衰竭。②患者出现以下两种或两种以上症状：纤维蛋白原降低、结合珠蛋白降低、胆红素升高、乳酸脱氢酶升高、血红蛋白症、血红蛋白尿、血浆变色（溶血）、血涂片可见球形红细胞。③免疫介导：抗 IgG 或抗 C3 直接抗球蛋白试验（direct antiglobulin test，DAT）阳性、放散试验阳性；非免疫介导：血清学检测阴性，但确定存在可以导致溶血的物理性原因（例如：热、渗透、机械、化学等）。

2）迟发性溶血性输血反应（delayed hemolytic transfusion reactions，DHTR）：同时满足第①条、第②条中任意一条，以及第③条中任意一条。①输血后 24 小时至 28 天内直接抗球蛋白试验阳性或放散试验阳性。②输注的红细胞同种抗体放散试验阳性；或受血者血浆中有新检测到的红细胞同种抗体。③输血后患者血红蛋白升高没有达到预期值或迅速降低到输血前的水平；或其他原因不能对球形红细胞形态进行解释。

（4）输血相关急性肺损伤（transfusion-related acute lung injury，TRALI）：以下 5 条同时满足。

1）患者输血前无急性肺损伤。

2）患者输血时或输血后 6 小时内出现新发急性肺损伤。

3）患者出现低氧血症：氧合指数（PaO_2/FiO_2）≤300mmHg；或自然呼吸的情况下经皮动脉血氧饱和度（SpO_2）≤90%；或低氧血症的其他临床表现。

4）X 线检查显示双侧肺浸润。

5）无左心房高血压（即无循环超负荷）。

（5）输血相关循环超负荷（transfusion-associated circulatory overload，TACO）：输血后 6 小时内出现以下 3 个或 3 个以上症状的新发或恶化：急性呼吸窘迫（呼吸困难、端坐呼吸、咳嗽）；脑利尿钠肽升高（BNP↑）；中心静脉压升高（CVP↑）；左心衰竭；液体超负荷；肺水肿的影像学证据。

（6）输血相关呼吸困难：输血后 24 小时内发生的急性呼吸困难，同时排除过敏反应、TACO、TRALI 等导致呼吸困难的其他原因。

（7）输血相关低血压反应：排除其他原因引起的低血压，患者输血时或输血后 1 小时内出现血压降低。血压降低标准：成年人（≥18 岁）收缩压降低≥30mmHg 且收缩压≤80mmHg；婴儿、儿童、青少年（1~18 岁）收缩压降低幅度超过标准血压值的 25%（例如：

收缩压从 120mmHg 降低到 90mmHg 以下);新生儿和小婴儿(<1 岁或体重 <12kg)任一血压测量值降低幅度超过标准血压值的 25%(如平均动脉压)。

(8) 输血相关移植物抗宿主病(transfusion associated graft versus host disease,T-GVHD):同时满足以下 2 条。

1) 输血后 2 天至 6 周出现以下临床症状:特征性皮疹,红斑、丘疹等暴发性地从躯干蔓延到四肢,严重时可出现全身广泛的红皮病和血疱;腹泻、发热、肝大、肝功能异常(ALT、AST、碱性磷酸酶、胆红素升高)、骨髓再生障碍性贫血、全血细胞减少。

2) 皮肤和肝脏活检有特征性的组织学表现。

(9) 输血后紫癜(post-transfusion purpura,PTP):标准定义即同时满足以下 2 条。①血小板计数较输血前降低 80% 以上;②可检测到血小板 HPA 抗体或其他血小板特异性抗体。

不严重 PTP 即同时满足以下 2 条:①血小板计数较输血前降低,幅度为 20%~80%;②可检测到血小板 HPA 抗体或其他血小板特异性抗体。

(10) 输血相关感染:标准定义为受血者病原体检测阳性。疑似输血相关感染即为不明原因的临床症状与感染同时发生,但受血者病原体检测阴性。

(11) 血液输注无效:包括红细胞输注无效和血小板输注无效,识别标准参照《血液输注无效管理制度》。

(12) 其他输血不良反应:患者发生了未在标准中规定的不良反应,如输血相关急性肠损伤(transfusion-related acute enteric injury,TRAGI)、输血相关免疫调节(transfusion-related immunomodulation,TRIM)、铁超负荷、高钾血症、血栓形成等,或患者出现输血相关的不良症状,但不能确定是何种输血不良反应。

3. 输血不良反应的处理

(1) 输血过程应先慢后快,再根据病情和年龄决定输注速度,并严密观察受血者有无输血不良反应,如出现异常情况应及时处理。

1) 减慢或停止输血,用静脉注射生理盐水维持静脉通道。

2) 立即通知值班医生和输血科值班人员,及时检查、治疗和抢救,并查找原因,做好记录。

(2) 怀疑过敏性输血反应

1) 轻度过敏反应:应减慢输血速度,口服或肌内注射抗组胺药物,严密观察,若症状缓解继续输血;反之,应立即停止输血,保持静脉通道并查找原因。

2) 重度过敏反应:立即停止输血,输注生理盐水保持静脉通道,进行抗过敏处理;有过敏性休克者,应积极进行抗休克治疗。同时将 3~5ml 血样送至输血科,输血科值班人员进行血型、抗体筛查、DAT、相容性检测等常规实验室检测;必要时候进行患者 IgA 缺陷检查,输注洗涤红细胞或 IgA 阴性血液。

(3) 怀疑非溶血性发热反应:立即停止输血,保持静脉通道,对症处理,注意保暖、解热、镇静,在停止输血后观察患者有无进一步临床表现,若无,且体温升高低于 1.5℃,排除溶血性输血反应和细菌污染导致的反应,可以减慢输血速度,继续输血。

(4) 怀疑溶血性输血反应:立即停止输血,用生理盐水维护静脉通道,及时报告上级医师,同时报告输血科。在积极治疗抢救的同时,临床医护人员及输血科均应报告科室主任,并做以下核对检查。

1）核对用血申请单、血袋标签、交叉配血试验记录。

2）核对受血者及供血者 ABO 血型、RhD 血型。用保存于冰箱中的受血者与供血者血样、新采集的受血者血样、血袋中血样,重测 ABO 血型、RhD 血型、不规则抗体筛选及交叉配血试验(包括盐水和非盐水相合试验)。

3）立即抽取受血者血液加肝素抗凝剂,分离血浆,观察血浆颜色,测定血浆游离血红蛋白含量。

4）立即抽取受血者血液,检测血清胆红素含量、血浆游离血红蛋白含量,进行血浆结合珠蛋白测定、直接抗球蛋白试验并检测相关抗体效价,如发现特殊抗体,应做进一步鉴定。

5）尽早检测血常规、尿常规及尿血红蛋白。

6）必要时,溶血反应发生后 5~7 小时测血清胆红素含量。

输血科接到临床严重溶血性输血反应的报告后,做好以上核对的同时需要及时汇报给科室主任,尽快确定原因,结果通报临床科室,书面报告医务部。

疑为细菌污染输血不良反应时,在以上程序的基础上,增加以下流程:①治疗原则同感染性休克。②观察血袋中剩余血液的形状,有无混浊、膜状物、絮状物、气泡、溶血、凝块、红细胞颜色变暗或紫红色。③通知采供血机构,协助进行取血袋中剩余血涂片镜检,查找污染细菌;对取血袋中的剩余血和患者血液进行需氧菌和厌氧菌的培养。④按照《控制输血严重危害方案》进行处理。

（5）输血感染性疾病的控制

1）按照《临床输血技术规范》要求,患者输血前应做好经输血传播疾病项目(HBsAg、抗 HCV、抗 HIV、梅毒螺旋体抗体等)的检测,并保存相关原始资料。对输血前经输血传播疾病检测项目(HBsAg、抗 HCV、抗 HIV、梅毒螺旋体抗体等)为阳性结果者,经治医师应及时告知患者和亲属或监护人,检测结果和谈话内容、时间、患者或其亲属的签名等应记录在病历中。

2）经输血传播疾病的登记、调查和报告:当出现或怀疑输血感染病例时,执行《输血后感染输血传染病管理措施和上报制度》。

（6）血液输注无效的管理:怀疑血液输注无效,执行《血液输注无效管理制度》。

（7）若怀疑其他输血反应,如急性肺损伤、移植物抗宿主病、循环超负荷、输血后紫癜等,进行相关对症处理。

（8）输血完毕,发生输血不良反应的,医护人员在不良事件上报系统上报,输血科按照轻重缓急进行处理,并登记输血不良反应调查表(附表 11-21),存档保存。输血科负责对输血不良反应进行总结与评价,每季度将分析统计报告上报医务部,必要时上报输血管理委员会。

（9）对可能引起医疗纠纷的,提交医疗纠纷办公室处理。

（五）支持性文件

1.《临床输血安全与质量管理制度》。

2.《意外事件处理及报告制度》。

3.《控制输血严重危害方案》。

4.《输血后感染输血传染病管理措施和上报制度》。

5.《血液输注无效管理制度》。

6.《输血不良反应报告管理制度》。

（六）质量记录

1. 输血不良反应调查表（附表11-21）。

2. 输血不良反应反馈登记表（附表11-22）。

八、临床用血科室满意度调查管理程序

（一）目的

制定本程序的目的是检验质量管理体系的符合性和有效性，并为体系持续改进提供依据。

（二）适用范围

本程序适用于对临床用血科室满意程度的调查。

（三）管理职责

科室质量管理小组的管理职责如下。

1. 负责受理和组织处理临床科室的质量投诉，进行监督实施，并保存相关记录。

2. 负责组织对医院科室的满意程度进行测量，包括反馈信息的分析、处理和传递，确定各科室的需求和潜在需求。

（四）管理程序

1. 临床用血科室反馈信息的收集、分析与处理

（1）负责收集临床用血科室满意或不满意的信息反馈，管理人员将反馈信息进行数据统计。

（2）每年定期（至少两次）由输血科向各临床科室发出输血科满意度测评表（附表11-23），要求填写血液制品质量、使用数量、患者反应情况及临床科室的意见建议等。科室质量管理小组负责对信息进行原因分析，汇总整理形成调查报告，并视情况发出纠正预防措施报告单（附表11-24），责成有关科室采取纠正或预防措施，并跟踪验证实施效果，以持续改进。

2. 临床用血科室满意程度调查

（1）输血科质量管理小组每年至少2次以纸质版或网络等形式向临床科室发送输血科满意度测评表，调查医院临床科室对血液制品和输血科临床服务的满意程度，加强与临床的沟通，收集相关意见和建议。

（2）科室质量管理小组对医院临床科室满意程度调查数据进行统计整理，撰写分析报告，确定科室的需求及期望。

（3）当满意程度调查的定量数据接近或低于控制下限时，应寻找主要原因，确定主要责任部门，并发出纠正预防措施报告单，并进行持续改进。

（五）支持性文件

《纠正预防措施控制程序》。

（六）质量记录

1. 输血科满意度测评表（附表11-23）。

2. 纠正预防措施报告单（附表11-24）。

第三节　仪　器　管　理

一、仪器设备管理程序

(一)目的

制定本程序的目的在于对输血科所有医疗仪器设备进行有效控制,确保设备符合预期使用要求。

(二)适用范围

本程序适用于输血科所有仪器设备的采购、验收、确认、使用以及仪器设备的维护、校准、维修和报废。

(三)管理职责

1. 科主任参与仪器设备的购置论证,负责仪器设备购置与报废审核。

2. 设备管理员负责仪器设备的验收、确认、归档,对与医疗相关的仪器设备提出校准申请,对故障仪器提出维修或报废申请。

3. 科室工作人员负责仪器设备的日常维护保养、日常使用并完整、准确记录。

4. 运行保障部门负责与科室设备仪器的确认、对接、售后服务等。

(四)管理程序

1. 仪器设备购置管理

(1)仪器设备需求评估:输血科根据现有仪器设备使用情况及业务发展的需要,进行仪器设备需求的评估。

1)法规需求:服从医院对仪器设备的采购、维护保养、报废等的相关规定。

2)应急需求:设备管理员应建立设备应急预案,对确实需要配置的备用设备进行评估和申请购置,以便应急时启用,确保输血科工作顺利完成。

3)业务需求:设备管理员根据输血科业务发展需求和输血科中长期发展规划需求提出仪器设备购置计划。

(2)仪器设备需求计划

1)年度购置计划:由设备管理员提出申请,经科主任对仪器设备需求进行评估后,制订年度仪器设备购置计划,报运行保障部门、医务部及分管院长批准后,经医院采购论证,论证结果由运行保障部门存档,并按照需求的缓急组织采购(采购符合相应的程序)。

2)临时购置计划:由于政策变化或工作需要等原因需紧急购置仪器设备(非大型仪器设备),设备管理员提出申请,经科主任对仪器设备需求进行评估后,报运行保障部门、医务部及分管院长批准后,经医院进行采购以满足业务的需求。

2. 仪器设备的采购　按照医院及科室的需求,设备管理员根据需求进行采购论证,内容包括设施仪器设备的性能优势、主要的技术参数、市场占有率、售后服务等,提交运行保障部门。

3. 仪器设备验收、登记

(1)医院购进仪器设备后,由供货单位安装、调试、试运行,医务部、运行保障部门和输血科负责对各项技术性能共同验收确认,并填写设备确认报告(附表11-25)。

（2）输血科对仪器设备验收登记，并对所用的各类仪器设备建立固定资产目录清单。

4. 仪器设备的确认

（1）设备管理员进行仪器设备确认，确认内容包括确认目的、人员职责、时间、相关方法、可接受标准等。

（2）设备管理员根据确认计划进行确认并完整、准确记录。

（3）确认报告应包括确认计划、确认的数据、结论，参加确认人员均需在确认报告上签名并归档保存，确认报告经科主任审批后，仪器设备方可投入使用。

（4）新购进的仪器设备、维修后的仪器设备、维护后的大型仪器设备、搬迁后的仪器设备或长时间没有使用的仪器设备，在投入使用前必须确认是否符合预期使用要求。

5. 仪器设备技术档案的管理

（1）仪器设备管理员建立和保存仪器设备固定资产清单、仪器设备技术档案。

（2）仪器设备技术档案应包括仪器设备名称、规格/型号、数量、产地、制造商、到货日期和投入使用日期、性能验收记录（包括已执行的维护、设备损坏、故障、改动、修理、更换日期、校准记录、日常维护保养等）、售后联系人及联系方式、接收状态、存放位置、固定资产编号等相关信息。

6. 操作人员的培训

（1）仪器设备使用前输血科必须建立仪器设备使用和维护操作规程。

（2）操作人员需经培训并考核合格后方能操作，新进仪器设备使用前培训由运行保障部门组织供方进行培训和考核，并填写新进仪器设备培训记录。仪器设备使用过程中，输血科可组织本科仪器设备使用资深人员对新进人员、转岗人员进行培训和考核。

7. 仪器设备的使用、保养与维护

（1）仪器设备使用者、维护者必须通过相关的培训和考核。

（2）仪器设备操作人员应严格按操作规程进行操作，确保仪器设备正常使用。

（3）常规维护由日常操作者完成，每次使用后日常操作者应对仪器设备外部进行清洁。

（4）特殊维护由设备管理员通知运行保障部门，由运行保障部门联系供货商派专业人员完成，主要检查校准仪器设备的各项性能，并进行内部清洁保养。

（5）常规检查由科主任指定人员定期完成，发现故障及时检（报）修。

（6）日常工作使用过程中发生故障，应立即停止使用，切断电源，标上"暂停使用"或"故障"的状态标识，并通知设备管理员、科主任和运行保障部门对仪器设备进行处理。

（7）每次维护完成后，应填写仪器设备使用维护记录。

（8）如仪器设备出现错误运行、结果不可信、运行故障等情况时，必须停止使用，并予以标识，且对仪器设备的性能及其实验系统的影响进行评估。

（9）由设备管理员制定仪器设备维护周期并定期维护，报科主任审批后执行。

（10）大型、精密、贵重仪器设备的维护周期可分为：每天、每周、每月和每年，由科主任安排专人按照仪器维护保养相关流程执行保养操作。

8. 仪器设备的校准

（1）设备管理员负责对科内需要检定、校准和校验的仪器设备制订年度仪器设备校准计划并报运行保障部门，填写计量仪器设备清单，列明需要校准的仪器设备，内容包括名称、规格/型号、出厂编号、提交校准日期。

（2）仪器设备校准的范围

1）当储血仪器设备对血液质量、其他实验仪器设备对实验操作等有影响时,必须对相应仪器设备进行校准。

2）经过维修、搬迁后的计量仪器设备必须检定或校准,证实符合规定的性能要求后方可投入使用。

3）当对计量仪器设备的精密度和准确性产生怀疑时,需要进行检定或校准。

4）计量仪器设备每年至少进行 1 次校准,必要时随时提出校准申请。

（3）校准要求

1）设备管理员根据医院设备校准要求,制订仪器设备校准计划,报科主任审批后执行。

2）仪器设备校准程序和操作规程应归档管理。

3）仪器设备校准记录和校准合格证书应归档保存（可由运行保障部门管理备份 1 份文件）。

（4）校准方式

1）强制检定:由国家检定机构校准,国家检定机构无校准能力校准的大型关键仪器设备由仪器设备供应商或仪器设备供应商联系有资质的第三方校准机构进行校准。

2）非强制检定:由仪器设备供应商提供。

9. 仪器设备维修

（1）仪器设备发生故障时,由设备管理员扫描仪器设备保修二维码进行报修操作或报运行保障部门相关人员,并停用故障的仪器设备、张贴明显的"故障"标识以防误用,必要时移出使用场所。

（2）大型、精密、贵重仪器设备发生故障时,设备管理员通知运行保障部门,由运行保障部门联系供应商派专业人员维修,严禁自行拆装。

（3）大型关键仪器设备维修后应由设备管理员或输血科工作人员进行确认,确认合格后才能投入使用。

10. 仪器设备的状态标识、安全标识

（1）大型和关键仪器设备须有唯一性标识,标识内容至少包括仪器名称、规格 / 型号、生产厂家、开始使用日期、维护 / 校准周期、使用科室、责任人,并建立相应档案。

（2）计量仪器设备经校准合格后,张贴计量合格标识。

（3）未通过校准、已损坏或故障停用的仪器设备,张贴红色停用标识。

（4）仪器设备的运行状态标识分为"运行""故障""停用";监测装置校验标识分为"校验 / 检定合格（含有效期）""校验 / 检定不合格"。输血（医学）科根据设备的实际状况,对设备进行明确的状态标识。

（5）输血科大型关键仪器设备发生故障时应报科室设备管理员,由设备管理员确认后,上报科主任后处理。

11. 仪器设备的报废

（1）无法维修或无继续使用的仪器设备,由设备管理员报科主任及运行保障部门进行确认,并填写仪器设备报废申请单,由分管院长审批后按固定资产管理相关规定处理。

（2）报废仪器设备由输血科负责标识,并尽快撤出使用现场。

12. 特种仪器设备管理

（1）特种仪器设备必须有生产许可证,经具备专业资质的机构检测或检验合格,获得安全使用证或安全标志后方可使用。

（2）特种仪器设备要按照国家有关部门制定的规定,定期进行安全检测。

（五）支持性文件

《仪器设备的确认、维护和校准管理程序》。

二、仪器设备的确认、维护和校准管理程序

（一）目的

为使仪器设备使用及管理在控并具有可溯源性,确保仪器设备运行的有效性、安全性、准确性,特制定本程序。

（二）适用范围

本程序适用于与输血医疗业务相关的大型、精密、贵重仪器设备。

（三）管理职责

1. 输血科设备管理员 负责科室对仪器设备接收确认和校准的申请,根据输血科医疗业务工作需要对仪器设备制订年度保养计划,并提交科主任审批。

2. 输血科工作人员 负责仪器设备的日常维护和保养,包括日维护、周维护和月维护。

3. 器材设备科人员 负责单位对仪器设备的确认、年度保修以及校准等相关事项的对接。

（四）管理程序

1. 设备确认管理 由设备管理员负责新购仪器设备的接收确认,各使用组室负责现有设备的确认。根据科内新购及现有设备使用情况,进行仪器设备的确认。

（1）设备管理员和各使用组室根据确认计划进行确认并记录。

（2）仪器设备确认内容包括存放地点、使用目的、使用流程、性能验证、（启用、维护、校准）时间、可接受标准范围等相关信息。

（3）设备管理员及组室负责人制定确认报告,内容应包括确认计划、确认的数据、结论等,参加确认人员均须在确认报告上签名并归档保存。确认报告经科主任审批后,仪器设备方可投入使用。

（4）新购进的仪器设备、维修后的仪器设备、搬迁后的仪器设备或长时间没有使用的仪器设备,在投入使用前必须确认是否符合预期使用要求,确认内容参照确认报告。

2. 设备的维护管理

（1）日常维护:由日常操作者完成,每次使用后操作者对仪器设备外部进行清洁,对常规操作界面进行日常维护保养,每次维护后应进行记录。

（2）特殊维护:长时间未使用或维修后的仪器设备需执行特殊维护,由设备管理员通知器材设备科,器材设备科联系供货商派专业人员完成,主要检查校准仪器设备的各项性能,并进行内部清洁保养与外部清洁工作,提供仪器设备特殊维护保养等细节及注意事项,并反馈仪器设备特殊维护后记录表单,由设备管理员归档保存。设备管理员制定仪器设备维护周期,报科主任审批后,各组按照维护周期进行定期维护并记录。

3. 设备的校准管理

（1）仪器设备校准计划的制订:设备管理员负责对科内需要检定、校准和校验的仪器设

备制订年度仪器设备校准计划。列明需要校准的仪器设备,内容包括名称、规格/型号、出厂编号、提交校准日期等相关信息。

(2)仪器设备校准的范围

1)当储血仪器设备对血液质量、其他实验仪器设备对实验操作等有影响时,必须对相应仪器设备进行校准。

2)仪器设备经过维修或搬迁后必须检定或校准,证实符合规定的性能要求后方可正常使用。

3)当对计量仪器设备的精密度和准确性产生怀疑时,需要检定或校准。

4)计量仪器设备每年至少进行 1 次校准,必要时根据仪器运行状态随时提出校准申请。

(3)仪器设备校准的要求

1)设备管理员根据医院设备校准要求,制订仪器设备校准计划,报科主任审批后执行。

2)仪器设备校准程序和操作规程应归档管理。

3)仪器设备校准记录和校准合格证书应归档保存。

(4)仪器设备校准的方式

1)强制检定:由有资质的机构进行检定。

2)非强制检定:由有资质的第三方机构或仪器设备供应商提供。

(五)支持性文件

《仪器设备管理程序》。

(六)质量记录

设备确认报告(附表 11-25)。

第五章

其他相关程序

第一节　输血科医院感染暴发报告及处置流程

(一) 目的

为科学、规范、及时、有效地做好医院感染暴发报告的管理,提高医院感染暴发应急处理能力,提高医疗质量,确保医疗安全,根据《医院感染管理办法》《医院感染暴发控制指南》,特制定本程序。

(二) 适用范围

本程序是医院各科室必须遵守和严格执行的基本要求,具有底线性、强制性,适用于医院各科室。

医院感染暴发指在医疗机构或其科室的成员或患者中,短时间内发生 3 例及以上同种同源感染病例的现象。

疑似医院感染暴发指在医疗机构或其科室的患者中,短时间内出现 3 例及以上临床表现相似、怀疑有共同感染源的感染病例;或 3 例及以上怀疑有共同感染源或感染途径的感染病例现象。

(三) 处理流程

临床科室发现 3 例及以上医院感染病例时,应及时报告感染管理科,感染管理科应立即到病房核查;确认暴发时立即报告院领导和上级有关部门,隔离患者,加强消毒的同时查找感染源及引起感染的因素,制定控制措施,分析调查资料,撰写调查报告,总结经验,制定防范措施。

(四) 医院感染报告

1. 口头报告　临床科室发现 3 例及以上医院感染病例时,立即报告感染管理科。感染管理科调查发现医院感染 5 例及以上疑似病例或 3 例及以上确诊病例时,应及时报告主管院长,并通报相关部门及卫生健康行政部门,同时向疾病预防控制机构报告。

2. 书面报告　经核查确诊后,感染管理科及时向有关部门和医院感染管理小组递交书面报告。报告内容包括报告时间,报告人,报告科室,医院感染暴发时间,医院感染暴发病例数量及死亡人数、主要临床表现,医院感染暴发的可能原因,医院感染病例处理情况及控制措施,事件的发展趋势,下一步工作计划等。

（五）应急处置

1. 隔离诊治患者　将院内感染患者及疑似患者分室诊治,与其他普通患者进行隔离。开展病原学检查、环境卫生学检测、流行病学调查等工作。

2. 环境处理　医院感染控制人员现场指导,做好消毒隔离、个人防护及医疗垃圾处理工作。

（六）控制措施

1. 根据初步调查结果,采取应急措施,及时控制医院感染。临床科室必须及时查找原因,协助调查和执行控制措施。

2. 医院感染管理小组及时进行流行病学调查处理。

3. 主管院长接到报告后,应及时组织相关部门协助医院感染管理小组开展流行病学调查与控制工作,并从人力、物力和财力方面予以支持。

4. 积极做好诊治控制工作。

5. 根据感染暴发或流行的调查和控制情况,实时调整相应控制措施,必要时可采用关闭病房等措施。

第二节　沟　通　程　序

一、临床输血咨询服务管理程序

（一）目的

为保证输血科能为临床科室医护人员或患者及其家属提供合理、适当的临床咨询,确保咨询解释的一致性和合理性,制定本程序。

（二）适用范围

本程序适用于输血科为临床科室医护人员或患者及其家属提供临床输血咨询的情况。

（三）管理职责

1. 输血科当班人员负责解答一般的咨询内容。

2. 主任或主任授权人员负责解答、处理临床医务人员、患者及家属提出的较疑难的临床输血相关问题。

（四）管理程序

1. 主任或主任授权的人员负责临床输血咨询服务。

2. 负责咨询服务的人员必须具备 1 年以上临床输血工作经验。

3. 咨询服务范畴应包括以下几方面。

（1）临床用血申请、审批、血液发放、储存。

（2）各种血液成分的主要功效、保存条件、输注适应证等。

（3）无偿献血可以享受的优惠用血政策。

（4）自体血液采集、互助献血操作流程。

（5）各种血液成分的收费标准、依据。

（6）临床疑难危重患者的输血治疗、术前会诊。

（7）血型鉴定、交叉配血等标本的采集、抗凝条件、保存时间等。

（8）输血反应的反馈、诊断及常规处理原则及随访。

（9）其他与输血相关的问题。

4. 咨询服务人员对于简单问题可以直接给予解答,对于复杂、无法直接解答的问题,应做好登记,上报科主任,并及时进行随访。

（五）支持性文件

1.《血站质量管理规范》。

2.《医疗机构临床用血管理办法》。

3.《临床输血技术规范》。

二、投诉处理程序

（一）目的

为规范输血科服务质量投诉、与输血相关的输血不良反应报告的处理,持续改进服务质量,制定本程序。

（二）适用范围

本程序适用于服务质量投诉、与输血不良反应相关投诉的受理、调查、分析、处置、反馈和报告。

（三）管理职责

1. 院长负责向上级卫生健康行政部门报告重大血液质量投诉。

2. 分管院长负责严重及重大血液质量投诉调查处理结果的审核及向院长报告。

3. 科室主任负责向上级主管部门报告因血液质量出现重大问题而引发的投诉情况。

4. 质量主管负责血液质量投诉和相关输血不良反应报告的受理,并负责反馈调查结果。

5. 质量管理小组负责组织相关科室进行服务质量投诉或缺陷发现,以及相关输血不良反应报告的调查、分析、评价,并对相关科室采取的纠正措施和预防措施进行跟踪验证。

6. 相关科室协助输血科质量管理人员进行调查,并对存在的质量问题进行原因分析,以及采取纠正预防措施。

（四）医疗投诉处理程序

1. 接待受理

（1）输血科设立专人接收患者及家属投诉,建立有关登记及档案。

（2）投诉接待人员应耐心听取患者投诉,详细解释,认真记录。

（3）接到患方投诉后,接待人员可以根据案情复杂程度决定是否需要提取病历。提取有关病历应履行有关借阅登记手续。

（4）接待人员应当立即与科室管理人员通报投诉情况。科室管理人员应当在3日内将调查情况反馈回医务处。

（5）当患方提出复印病历、封存病历资料时,由医务处人员协助病案室做好复印工作,并负责封存病历。病历复印前应请病案室工作人员对病历质量进行审阅、把关。

（6）对于患者死亡后48小时内投诉的情况,主管医师及医务处工作人员均应向家属提出尸检要求,介绍尸检利弊、有关注意事项及有关规定。主管医师应当在病历中详细记录谈话情况及家属意见,并尽量让家属对是否尸检明确表态、签字证明。

2. 调查核实

（1）医务处在接到投诉信息后，应将信息反馈给临床科室，被投诉科室应立即进行调查核实，将事实经过及科室初步处理意见反馈给医务处，必要时要有书面意见。

（2）对于情况复杂、涉及多科的案例，应由医务处组织多科合议，必要时应组织院内、院外会诊、讨论，以确认医疗争议性质，议定解决措施。

（3）合议、讨论时医务处工作人员应详细记录，会后将记录及时入档备查。被投诉的临床科室管理人员、当事人及相关科主任必须参加会诊、讨论。特殊情况下，科主任无法到场的，应指定具有副高及以上职称的医师代理，并预先告知医务处。

3. 解决途径

（1）协商

1）向患方充分交代医疗争议的各种解决途径后，在患方放弃医疗鉴定及司法诉讼解决途径的前提下，方可与患方协商解决争议。

2）与患方正式协商前，应召开碰头会，讨论谈话内容及意向。当事科主任和当事人必须参加碰头会，特殊情况下不能到会时，应当会后与医务处联系，听取碰头会意见并表明自己意见。

3）正式谈话时，当事科主任及预先选定的相关科室人员必须参加，当事人是否到场由科室和医务处决定。医务处工作人员负责对谈话内容的进程进行整体把握，同时详细记录谈话内容，会后存档。

4）医患双方达成一致意见后，如涉及经济补偿或费用减免，应向主管院长汇报。

5）院方批准的协议意向，由医务处负责，在院方聘请的律师主持下，与患者或家属签订书面协议。正式协议签订后，医务处持协议原件及审批报告到财务科办理有关财务手续，并留存档。

6）如医患双方经过多次正式谈话，仍不能达成协议的，可以引导患方进行医疗鉴定或司法诉讼。

（2）鉴定及诉讼

1）院方决定通过司法诉讼或医疗鉴定解决的，医务处工作人员应及时向患方转达院方意见。医务处负责向有关部门提请鉴定或诉讼。

2）进入司法程序后，医务处应当自鉴定通知或起诉书送达之日起 3 个工作日内通知当事科室，并负责组织和安排参加鉴定会听证或应诉的准备工作。

3）在鉴定或诉讼的准备过程中，要求提供资料、证明或进行证据收集工作时，任何科室或个人不得拒绝或延误；当事科室或当事人应主动进行资料、证据的收集、查证，服从医务处的安排，主动配合组织工作；医务处负责向医疗鉴定机构或法院报送材料及联络工作。

4）接到卫生健康行政部门鉴定通知后，由医务处负责参加鉴定会的抽签过程，必要时科室派人参加。

5）参加鉴定会和法院庭审前，医务处应组织预备讨论，研究、安排、确定参加鉴定会或出庭人员。预备讨论时，当事科室主任及当事人本人必须到场参加；接到通知的相关科室或个人亦应参加，无特殊理由，不得拒绝；有律师代理者，律师可一同参加。

6）正式鉴定会或法院庭审时，当事科室主任及当事者本人必须参加。当事科室主任遇有特殊情况不能参加鉴定、庭审时，必须指派副高及以上职称人员参加。

（五）支持性文件

1.《纠正预防措施控制程序》。

2.《质量记录控制程序》。

（六）质量记录

临床投诉处理登记表（附表 11-26）。

（尹文 王文婷）

第三篇

临床用血管理制度

第六章

医院临床用血管理制度

第一节　临床用血管理委员会工作制度

一、总则

第一条　为了加强医院临床用血管理,推进临床科学合理用血,保护血液资源,保障临床用血的安全和医疗质量,切实履行临床用血管理委员会职责,特编制本制度。

第二条　本制度依据《医疗机构临床用血管理办法》的相关要求制定。

第三条　本制度适用于医院临床用血管理委员会及委员工作的相关管理。

第四条　本制度中临床用血管理委员会是指由院长或分管医疗的副院长担任主任委员,由医务科、输血科、麻醉科、开展输血治疗的主要临床科室、护理部、院感办、手术室等部门的负责人组成,负责医院临床用血管理工作,由医院行政批准成立的工作组织。

第五条　管理职责

1. 认真贯彻临床用血管理相关法律、法规和行业标准,编制本机构临床用血管理的规章制度并监督实施。

2. 评估确定临床用血的重点科室、关键环节和流程。

3. 定期监测、分析和评估临床用血情况,开展临床用血质量评价工作,提高临床合理用血水平。

4. 指导并推动开展自体输血等血液保护及输血新技术,对医护人员进行血液保护,输血新技术,临床用血管理法律、法规的教育培训。

5. 每年组织召开输血专题会议至少两次,会议由多部门参加。

6. 分析临床用血不良事件,提出处理和改进措施。

7. 承担医疗机构交办的有关临床用血的其他任务。

8. 医院医务科和输血科为临床用血管理部门。

二、管理制度

第六条　临床用血管理委员会原则上每年召开会议不少于 2 次,特殊情况随时召开会议,召开前由临床用血管理委员会秘书下发通知,管理委员会委员不能随意缺席,不能参加会议的委员须向主任委员请假,办公室工作人员做好相应请假记录,临床用血管理委员会参会人数原则上需超过 2/3。

第七条 定期审核、修订医院的临床用血管理制度,确保医院临床用血的管理符合相关法律、法规的要求。

第八条 确定并审核医院的临床用血计划,并定期对计划实施情况进行考核,做出调整或维持原计划等的决定。

第九条 每半年临床用血管理部门将临床科室合理用血情况提交管理委员会审核,委员应进行合理用血情况的分析、点评、总结,并提出指导意见。

第十条 临床用血管理部门需编制医护人员无偿献血、临床合理用血、血液保护、临床用血新技术开展等相关年度培训计划并提交临床用血管理委员会审核批准。

第十一条 监督医院临床用血法律、法规的执行。

第十二条 协助临床用血管理部门对医院发生的输血不良反应事件或事故进行调查处理,发现重大问题应及时向卫生健康行政主管部门报告。

第十三条 承担医院临床用血相关重大事项的决策。

三、附则

第十四条 本制度由临床输血管理部门起草修订,解释权归临床输血管理部门所有。

第十五条 本制度经临床用血管理委员会审批,自发布之日起施行。

第二节 临床用血全过程管理制度

一、总则

第一条 为了加强医院临床输血的全过程管理,确保临床用血安全,编制本制度。

第二条 本制度依据《医疗机构临床用血管理办法》《临床输血技术规范》以及医院临床用血相关的管理制度制定。

第三条 适用于医院临床输血的全过程管理。

第四条 相关职责

1. 临床医师做好输血前的评估,临床输血的申请,输血过程的监控,输血后效果的评价,输血反应的处理、抢救、记录和回报。

2. 护理人员进行血液标本的采集、取血、输血和输血过程的监控,协助配合医师进行输血反应的处理、抢救、记录和输血后事宜处理。

3. 输血科做好临床输血申请的审核、交叉配血以及相关的检验检测、储发血工作。

4. 临床用血管理委员会协助进行临床输血事件或事故的调查处理和上报。

二、输血前评估及告知

第五条 输血前评估。输血治疗前,经治医师根据患者的临床表现、失血情况、既往史、实验室检查结果等进行综合评估是否需要输血,以确保临床用血的科学合理。

第六条 输血治疗知情同意。在输血治疗前,医师应当向患者或亲属说明输血目的、输血方式、血液制剂及输血量、风险和可替代方法,并签订输血治疗知情同意书(附表11-27),

归入病历保存。因抢救生命垂危的患者或无自主意识的患者需要紧急输血,且不能取得患者或近亲属输血治疗知情同意的,报医务处及分管院长批准后可以立即实施输血治疗,结束后 24 小时内将紧急输血的理由、不能取得患者输血治疗知情同意的具体情况和批准意见等汇入病历。

三、输血申请

第七条　输血申请

1. 确定输血后,临床医师应逐项填写临床输血申请单,并认真审核,审核完成后,连同患者血液标本送至输血科,紧急抢救输血除外。

2. 各种原因导致失血性休克或严重贫血、不立即输血将危及患者生命时,可启动紧急抢救输血,执行《紧急抢救配合性用血管理制度》和《临床用血应急保障预案》。

3. 输血科接到临床输血申请单后,需要再次审核。审核内容包括:与标本相关联的条形码,患者姓名、性别、年龄、科室、床号、临床诊断、输血性质、输血目的、输血史、孕产史、输血反应史、预订输血成分、预订输血量,患者血型、输血相关感染性疾病筛查结果、血常规、凝血功能,申请医师签名,上级医师审核签名,申请时间,标本采集和审核签名,标本采集时间。

4. 临床输血申请单的审核率达到 100%。

四、血液标本采集、交接

第八条　血液标本的采集

1. 经主治医师逐项填写临床输血申请单,请上级医师审核并签名后交当班护士,护士接到输血申请后,两名医护人员认真核对医师填写好的临床输血申请单,按照输血申请单上患者的信息打印条码或标本号。

2. 两名医护人员持临床输血申请单、条形码及试管至患者床前,共同当面核对姓名、性别、年龄、住院号 /ID 号、床号、科室 / 门急诊号、血型和诊断,确认无误后将条形码规范贴在试管上采集血液标本。血液标本采集后,采血和负责核对的护士在临床输血申请单上双核双签,并填写标本采集时间,采集时间精确到分钟。使用电子设备核对患者信息时,需要人工再次核对。

3. 护士采集血标本时,不得从输液管道留取血液。

4. 一次只能采集一个患者的血液标本。

5. 用于血型初次鉴定和输血相容性检测的血液标本应当在不同的时间采集(紧急输血时除外)。

第九条　输血标本的交接

1. 医护人员或经过培训的授权人员,将输血标本和临床输血申请单送交输血科,与输血科工作人员双方当面进行输血标本质量和信息的查验,签名确认。

2. 血液标本不符合标本质量要求(患者自身因素导致的除外),如量不足、溶血、严重脂血或未按照要求选择标本管,标本标识信息不准确、不全面,标本信息与输血申请单不符等,输血科应拒收,拒收的标本保存在输血科,并要求临床科室重新采集,输血申请单退回临床申请科室,"妥协" 标本(如新生儿标本量不足、自身免疫性溶血性贫血患者标本溶血等)除外。

五、输血相容性检测

第十条　输血相容性检测要求

1. 输血前应当进行输血相容性检测,输血相容性检测包括:献血者血液血型复检,患者ABO血型正、反定型,Rh血型,抗体筛查试验和交叉配血试验。

2. 红细胞血型抗体鉴定和交叉配血常规使用微柱凝胶法。

3. 即刻输血(火急)且患者血型未确认时,可以立即发放O型红细胞和AB型血浆,配发血报告单右上角标明"相容性检测未完成";限时输血(紧急)时,输血科需要完成相应的输血相容性检测。

4. 临床输血实验室需加强质量管理,常规开展室内质控并参加省级及以上输血相容性检测室间质量评价。

第十一条　交叉配血前应当逐项核对临床输血申请单、受血者和献血者血液标本,复查受血者ABO和Rh血型、献血者ABO和Rh血型(稀有血型除外),确认无误后方可进行交叉配血。

第十二条　交叉配血

1. 输注洗涤红细胞和冰冻解冻去甘油红细胞时,应当交叉配血主侧相合;输注其他类红细胞、全血、手工分离浓缩血小板和单采粒细胞时,应当交叉配血检测主侧和次侧均相合;当患者直接抗球蛋白试验阳性时,应当排除献血者不规则抗体阳性,并保证主侧交叉配血相合。

2. 输注血小板时,患者应进行血小板抗体筛查,抗体阳性时申请配合性血小板输注。

3. 相容性输血相关规定见《紧急抢救配合性用血管理制度》。

4. 受血者配血标本必须是输血前3天内的,输血24小时后再次配血,临床需重新采集患者标本进行交叉配血。

5. 输血科根据输血申请单的输血成分进行相应的检测并准备血液。

六、血液入库和储存管理要求

第十三条　血液入库前应当进行核对验收。核对验收内容包括:运输条件、物理外观、血袋封闭性及其包装是否合格,标签内容是否清楚齐全,包括采供血机构名称、献血编码、血型、血液成分、种类、容量、采血日期及制备日期、失效期等。

第十四条　做好血液入库、核对和发放的记录,将血液按不同血型分别储存于专用储血设备的不同区域,并做明显标识。血液保存执行卫生行业标准WS 399—2023《血液储存标准》的相关规定。

第十五条　解冻的血浆应尽快输注,暂时不用时可储存在2~6℃冰箱内,但不得超过24小时,不得反复冻融。

第十六条　冷沉淀凝血因子应当解冻后尽快输注,不得反复冻融。

第十七条　储血室属于清洁消毒区,储血室和储血设备应当定期进行清洁消毒,执行感染控制的相关要求。

第十八条　严格控制血液报废,血液报废率不得高于用血量的1%,严格审核。

七、取发血管理

第十九条 取血时,取血人员携带取血箱和临床科室取血凭证与输血科工作人员双方共同核对以下内容。

1. 核对患者身份,包括姓名、性别、年龄、住院号/ID号、床号。

2. 核对患者及献血者ABO血型、RhD血型及患者抗体筛查和交叉配血结果。

3. 核对血液相关信息、采供血机构名称(编号)、献血者条形码编号、血液品种、容量、血型、血液的有效期、外观等。

4. 核对配发血报告单与血液信息是否一致。

5. 核对无误后,双方在配发血报告单上签字,血液方可发出,配发血报告单一式两份,一份由输血科保存,一份入患者病历。

第二十条 凡血袋有下列情形之一,一律不得发出。

1. 标签破损、字迹不清。

2. 血袋有破损、漏血。

3. 血液中有明显凝块。

4. 血浆呈乳糜状或暗灰色。

5. 血浆中有明显气泡、絮状物或粗大颗粒。

6. 未摇动时血浆层与红细胞层界面不清或交界面上出现溶血。

7. 红细胞呈紫红色。

8. 血液过期或其他须查证的情况。

第二十一条 为了确保患者的血液输注疗效,输血科应限制单次发血量,具体见限制单次发血量的有关规定。

第二十二条 血液发出后原则上不得退回。因特殊情况不能输注时,可送回输血科暂存,返回暂存的血液应遵循下述全部条件。

1. 血液发出30分钟以内。

2. 血袋完整,血袋标签完好,血液外观无异常。

3. 经输血科鉴定血液无质量问题才可再次取回输注,如血液质量出现问题,按照报废流程处理。

第二十三条 限制单次发血量。根据《临床输血技术规范》第三十一条"取回的血应尽快输用,不得自行贮血"之规定,输血科每次发血建议遵循每个患者单次发放红细胞只发放1袋、每个患者单次发放血小板只发放1个治疗量、每个患者单次发放血浆不超过600ml(血浆置换治疗除外)、每个患者单次发放冷沉淀不超过12U、每个患者单次只发放1个血液品种的原则。紧急抢救和大量用血时除外。

八、输血管理

第二十四条 血液及血液成分制剂的输注原则:不可替代原则、最小剂量原则、个体化输注原则、安全输注原则、合理输注原则、有效输注原则。

1. 红细胞的输注原则 优先选择与患者ABO及Rh同型且交叉配血相合的血液及血液制剂输注,特殊情况可以选择相容的血液成分输注。

2. 血浆的输注原则　按照交叉配血次侧相容性原则,献血者不规则抗体阴性的血浆可以直接进行 ABO 相容性输注,优先选择 ABO 同型血浆。

3. 血小板输注原则　按照 ABO 同型输注,无同型血小板时,可以考虑异型血小板输注,输注前应进行相对应抗体效价的检测(如抗 A、抗 B);血小板输注无效时,可选择配型相合血小板输注。

4. 冷沉淀输注原则　按照交叉配血次侧相容性原则,献血者不规则抗体阴性的冷沉淀可以直接进行 ABO 相容性输注,优先选择 ABO 同型冷沉淀。

5. 其他　供血者的血浆和冷沉淀输注前应进行不规则抗体筛查。

第二十五条　应按照 WS/T 433—2023《静脉治疗护理技术操作标准》的时间要求进行血液及血液制剂输注操作。

1. 从输血科取回的血液应立即使用,不得再进行保存。

2. 红细胞放置室温不可超过 30 分钟,一般情况下,输注 2U 红细胞最长不超过 4 小时。

3. 血浆放置室温不可超过 30 分钟。

4. 血小板类制剂要立即使用。

5. 血液成分的输注顺序一般为冷沉淀、血小板、血浆、红细胞等。

6. 血液及血液成分制剂输注速度

(1)红细胞:输血速度应当根据患者病情、年龄和血液成分决定。一般输血开始后 15 分钟内滴速应控制在 1~2ml/min,若无不良反应,输注速度可控制在 2~5ml/min。年老体弱、婴幼儿或心肺功能不全者滴速可控制在 1ml/(kg·h)。需快速补充血液时可加快滴速,必要时可加压输注。

(2)血浆:血浆一般情况下应在 30 分钟至 2 小时内输完。

(3)血小板类:血小板类制剂及冷沉淀以患者能承受的最快速度输注。

第二十六条　除生理盐水外,不得添加任何药物。若发生输血不畅,可向血液制剂中加入适量的生理盐水。

第二十七条　为防止或纠正患者出现低体温(如大量快速输血),或患者体内存在具有临床意义的冷抗体,或婴幼儿换血时,应对血液加温。血液加温必须使用专用设备。

第二十八条　输血

1. 输血前,应当由两名医护人员核对配发血报告单及血袋标签的各项内容,检查血袋有无破损渗漏、血液外观质量是否正常、血液是否在有效期内,确认无误方可输血。

2. 输血时,由两名医护人员携带病历至患者床旁,共同核对患者姓名、性别、年龄、ID 号、科室、床号、血型等,确认与配发血报告单相符,再次核对血液后,用符合标准的输血器进行输血。使用电子设备,如掌上电脑(personal digital assistant,PDA)核对患者信息时,需要再次进行人工核对。

3. 输血过程必须严格执行无菌技术,按照 WS/T 433—2023《静脉治疗护理操作标准》的要求进行输血操作。输血前将血袋内成分轻轻摇匀,避免剧烈振动,输血速度应当根据患者病情、年龄和血液成分决定。

4. 执行输血的护士应当在每袋血液输注过程中监测和记录患者脉搏、血压、呼吸和体温等,严密观察患者有无新出现的症状和体征,及时发现输血不良反应。监测和记录时间至少包括:输血前 60 分钟内、输血开始 15 分钟、输血结束后 60 分钟内。

5. 病区内严禁自行储存血液,因特殊情况患者暂不能输注时,应尽快与输血科沟通同意后送回输血科暂时保存,要求血袋完整未打开,暂时寄存时间不得超过 24 小时。

第二十九条　输血反应的识别和处理

输血全过程都必须严密观察有无输血反应,如出现异常情况应及时处理。

1. 减慢或停止输血,静脉注射生理盐水维持静脉通道。

2. 立即通知值班医师和输血科(血库)值班人员。

3. 及时检查、治疗和抢救,并查找原因,做好记录,24 小时内在不良事件系统上报。

4. 如果是轻度的输血相关不良反应,经处理后好转,可酌情继续输注剩余血液。

5. 疑为溶血性或细菌污染性等严重输血反应时,应立即停止输血,用生理盐水维持静脉通道,及时报告上级医师,积极配合抢救,同时执行《控制输血严重危害(SHOT)方案》。

第三十条　输血完毕,护理人员测量并记录脉搏、血压、体温,在护理记录单上做好记录。

第三十一条　对有输血反应的,护理人员或授权人员将血袋返还输血科保存,输血科做好相关的记录。

第三十二条　输血治疗后 24~48 小时,临床医师应当综合评价患者的输血治疗情况并记入病历,未达到预期输血效果或无效输血时,应分析原因并确定下一步的治疗措施,具体执行《输血前评估和输血后效果评价制度》。

第三十三条　输血科每月将临床输血管理和临床合理用血检查情况报医务科、质控科,并向全院公布相关指标。

第三十四条　临床用血管理委员会应定期召开会议,并对输血管理不良事件进行总结分析,促进临床用血管理的持续改进。

九、附则

第三十五条　本制度由临床输血管理部门负责起草和修订,解释权归临床输血管理部门所有。

第三十六条　本制度经临床用血管理委员会审批,自发布之日起施行。

第三节　临床输血关键环节及技术管理制度

一、总则

第一条　明确临床输血关键环节流程,以及相关人员在各管理关键环节的职责及操作规范和管理要求,确保患者输血过程的安全。

第二条　本制度根据《医疗机构临床用血管理办法》《临床输血技术规范》《临床用血全过程管理制度》编制。

第三条　适用于临床科室输血全过程的管理要求。

第四条　管理职责

1. 临床医师负责输血前评估和输血后的疗效评价,履行输血前告知义务,申请输血,处理和报告输血不良反应,记录输血治疗过程。

2. 护士负责采集患者血标本,负责交送临床输血申请单和配血标本、取血、输血前核查、输血操作、输血过程观察与护理、输血报告单放病历保存、记录输血护理过程和将已输完血袋送回输血科登记。

3. 输血科工作人员负责临床输血申请的审核、输血相关项目的检测、储发血和协助处理输血不良反应。

二、管理制度

第五条　临床医师输血关键环节

1. 对可能输血的患者做输血前检查:血型、经输血传播疾病、输血相关指征,执行《输血前检查制度》。

2. 根据检查结果对患者的输血需求进行评估,执行《输血前评估和输血后效果评价制度》。

3. 决定输血后,履行输血前告知义务,与患方签订输血治疗知情同意书,执行《输血告知及知情同意管理制度》。

4. 填写临床输血申请单,执行《临床输血申请及分级管理制度》。

5. 根据输血申请,在接到输血科取血通知后,开具取血凭证。

6. 患者出现输血不良反应和经输血传播疾病感染时,及时处理、调查、上报,执行《控制输血严重危害(SHOT)方案》。

7. 在病历中记录输血治疗过程,评价输血治疗效果,执行《输血治疗病程记录及输血文案管理制度》及《输血前评估和输血后效果评价制度》。

8. 执行《临床用血全过程管理制度》。

第六条　护士输血工作的关键环节

1. 采集患者配血标本,执行《输血护理技术规范》相关要求和《输血标本的采集、运送、交接制度》。

2. 将输血申请单与血标本移交专门人员送至输血科,若输血申请单或血标本不合格,需及时告知临床医师。

3. 持取血凭证至输血科取血,执行《取血和发血管理制度》。

4. 输血前双人核对,执行《临床用血全过程管理制度》《输血前查对制度》。

5. 输血操作

(1)输血前、输血过程、输血后护理与观察,执行《输血护理技术规范》。

(2)患者出现输血不良反应时,执行《控制输血严重危害(SHOT)方案》。

(3)输血过程中出现其他异常问题时,及时报告值班医师,协助医师处理。

(4)执行《临床用血全过程管理制度》。

第七条　输血科输血工作的关键环节

1. 审核输血申请单,接收输血申请及输血标本,执行《临床输血申请及分级管理制度》《输血前检查制度》《输血标本的采集、运送、交接制度》。

2. 血型检测和交叉配血以及其他的实验检测项目,执行相关的标准操作规程。

3. 对有下列情况的患者标本做抗体筛查试验:交叉配血不合时,对有输血史、妊娠史或短期内需要接收多次输血者,执行《意外抗体相关检测操作规程》。

4. 血型鉴定、交叉配血原则上由双人审核,报告发放准确无误。

5. 取发血执行《取血和发血管理制度》。

6. 执行《临床用血全过程管理制度》。

三、附则

第八条 本制度由临床输血管理部门负责起草和修订,解释权归临床输血管理部门所有。

第九条 本制度经临床用血管理委员会审批,自发布之日起施行。

第四节 临床输血安全与质量管理制度

一、总则

第一条 确保医院临床输血行为符合《医疗机构临床用血管理办法》《临床输血技术规范》的相关要求,保证输血安全与医疗质量。

第二条 本制度根据《医疗机构临床用血管理办法》和《临床输血技术规范》的要求编制。

第三条 适用于医院医疗职能部门、输血管理部门、临床用血科室对于临床用血全过程的管理。

第四条 管理职责

1. 医院法定代表人为临床用血管理的第一责任人。

2. 医务科是临床输血管理的职能部门,负责组织全院临床用血知识、无偿献血知识、输血相关的法律法规和相关制度的培训,大量输血的核准,临床用血权限的认定,组织临床合理用血检查以及公示。

3. 输血科是临床输血的直接管理部门,负责临床输血申请的审核、临床输血流程管理、临床合理用血的核查。

4. 质控科负责临床输血流程以及临床用血合理性督查及检查结果的上报。

5. 临床用血科室认真执行临床用血相关的管理制度。

6. 临床用血管理委员会负责全院临床输血管理制度的核准、合理用血情况的监测、临床输血不良事件或事故的处理。

二、管理制度

第五条 医务科每年组织医务人员和新来人员参加医院举办的临床用血知识、无偿献血、输血相关法律法规及规章制度培训,医务人员熟知《中华人民共和国献血法》《医疗机构临床用血管理办法》《临床输血技术规范》等法律法规,临床医务人员及后勤保障部门对输血管理相关制度知晓率达到100%。

第六条 各临床用血科室认真执行相关管理制度。

1. 各临床用血科室认真执行相关管理制度,执行输血前相关检测规定,输血前向患者及其近亲属告知输血的目的和风险,并签署输血治疗知情同意书。

2. 严格掌握输血适应证,执行《输血前评估和输血后效果评价制度》,做到安全、有效、科学用血。原则上要求成分输血率、输血前评估检测指标、用血适应证合格率为 100% 且达到相关规范要求。

3. 严格执行《临床输血申请及分级管理制度》,输血申请单审核率、大量用血报批审核率应达到 100%。

4. 积极开展血液保护相关技术及输血新技术。

5. 严格执行《输血告知及知情同意管理制度》,临床输血告知及知情同意签署率 100%。

6. 严格执行《输血治疗病程记录及输血文案管理制度》,输血治疗病程记录完整详细。

7. 严格执行《临床用血全过程管理制度》《输血标本的采集、运送、交接制度》《输血前检查制度》《输血护理技术规范》,确保患者输血安全。

8. 严格执行《控制输血严重危害方案》,根据工作流程观察、诊断、处理、调查输血不良反应,控制或减少输血不良反应对患者造成的危害。

第七条 医务科、输血科、临床用血科室按照管理制度和流程,检查落实情况,持续改进。

1. 各临床用血科室每月对医师合理用血情况进行评价,并将评价结果用于个人业绩、考核与用血权限的认定管理,并将评价结果交输血科,及时分析临床输血工作中出现的问题,采取纠正措施。

2. 医务科、输血科组织专家每季度以抽查病历的方式检查临床输血工作质量,抽查病历数应不少于输血患者数的 10%。

3. 医务科按照管理制度和流程要求履行监管职责,进行评价,将评价结果用于个人、科室业绩考核。

4. 医务科按照管理制度和流程要求履行监管职责,将评价结果用于个人用血权限的认定管理。

第八条 输血科统计以下输血相关资料报医务科、临床用血管理委员会。

1. 每月对全院医师合理用血情况进行评价。

2. 输血科对审核认定不合格的输血申请科室及医师进行登记,会同医务科、质控科定期对输血申请进行总结分析和案例分析。

3. 对每月各科室用血量、用血计划的实施情况和计划的符合性进行评价。

4. 每月各科室成分输血率。

5. 每月各科室自体输血率(手术科室)。

6. 每月对输血不良反应评价结果的反馈率。

7. 每季度输血科工作质量自查总结报告。

8. 针对血液的来源、数量、质量进行血液保障安全性评估的年度报告。

第九条 医院临床用血管理委员会定期(至少每半年 1 次)分析评估临床用血情况及临床用血不良事件,对临床用血质量进行评价,对存在的问题提出处理和改进措施。

三、附则

第十条 本制度由临床输血管理部门负责起草和修订,解释权归临床输血管理部门所有。

第十一条　本制度经临床用血管理委员会审批,自发布之日起施行。

第五节　临床合理用血的评价考核和公示制度

一、总则

第一条　为了切实贯彻落实《医疗机构临床用血管理办法》,加强医院合理用血的管理,促进科学、合理、安全用血,将医院临床用血情况纳入临床科室和临床医师个人考核指标体系,特编制本制度。

第二条　本制度根据《医疗机构临床用血管理办法》《临床输血技术规范》编制。

第三条　本制度适用于医院临床科室合理用血的考评。

第四条　临床合理用血评价的内容

1. 评价是否根据《临床输血技术规范》的要求进行合理的输血;是否进行输血前的评估和输血后效果评价;有无输血不良反应的发生和处理记录。

2. 评价输血病历书写的规范性、记录完整性,输血相关文书、记录保存的完整性。

3. 评价输血申请单填写的规范性。

4. 评价输血治疗同意书签署的规范性和完整性。

5. 评价输血前检验检测结果与输血指征的符合性。

6. 评价输血申请是否进行分级审批。

第五条　管理职责

1. 输血科协同医务科对临床科室合理用血情况进行检查。

2. 医务科对临床科室合理用血情况进行考评。

二、管理制度

第六条　由医务科、输血科组织或指定人员对临床科室合理用血情况进行专项检查。

第七条　用血科室每月对科室的医师用血情况进行自查评价 1 次,评价结果与医师个人业绩考核及用血权限认定挂钩。医师年度评价有 3 次"差"以上的,需要限制其用血权限,并经过培训考核合格后,才能重新授予,如次年年度评价仍为"差",由医务科调离原岗位。

第八条　输血科每月不定期抽查各科室输血病历,并将检查情况报医务科公示。

第九条　医务科每半年组织 1 次全面检查,用血量排名前 10 的科室每科抽查 3~5 份病历,重点用血科室不少于 10 份病历,评价结果与科室质量考核、个人业绩及医师用血权限挂钩。

三、附则

第十条　本制度由临床输血管理部门负责起草和修订,解释权归临床输血管理部门所有。

第十一条　本制度经临床用血管理委员会审批,自发布之日起施行。

第六节　输血前评估和输血后效果评价制度

一、总则

第一条　为了进一步贯彻落实《医疗机构临床用血管理办法》《临床输血技术规范》,加强医院临床用血管理,科学合理使用血液,保障临床用血的质量和安全,编制本制度。

第二条　本制度根据《医疗机构临床用血管理办法》《临床输血技术规范》编制。

第三条　本制度适用于医院临床用血科室进行患者输血前评估和输血后效果的评价。

第四条　管理职责

1. 临床医师进行患者输血合理性的评估和输血后效果的评价。

2. 医务科和输血科对临床科室的合理用血情况进行监管。

二、管理制度

第五条　临床医师在决定对患者进行输血治疗前,必须根据患者的病情和实验室检测指标进行输血前的评估,输血治疗后要做出输血疗效的评价,评估和评价结果要记入病历。

第六条　临床医师要严格掌握输血适应证。医院的输血指征管理标准执行国家标准,如果省或市提出了新的标准和指征,医院将更新和执行。

第七条　输血前评估的主要内容包括患者临床诊断;引起失血或贫血的原因;是否已经进行了病因治疗;病因治疗与输血治疗有效性的比较;相对于病因治疗,输血治疗的必要性;根据实验室的检测指标,患者是否具有输血指征;如确需输血治疗,输用何种血液品种,数量是多少;急性失血引起的血容量减低的扩容治疗,是否遵循了先晶体后胶体的原则,扩容的疗效如何,是否确需输血;是否已经考虑了患者的年龄因素(老人、小孩)及心功能情况及其他输血应注意的问题;是否已编制发生输血不良反应的治疗及相应的抢救措施。

第八条　输血后评价的主要内容包括输血治疗后应根据输血治疗的目的,对患者进行血常规或凝血功能等相应的检查检测;观察患者病情是否有好转、临床症状是否得到改善等,做出输血治疗是否有效的评价。如果输血无效,要有无效输血的原因分析以及拟采取的措施,执行《血液输注无效管理制度》。

三、附则

第九条　本制度由临床输血管理部门负责起草和修订,解释权归临床输血管理部门所有。

第十条　本制度经临床用血管理委员会审批,自发布之日起施行。

第七节　输血告知及知情同意管理制度

一、总则

第一条　为了确保在患者需要接受输血医疗救治时,被告知临床输血的需要和风险,以便患者在知情的情况下进行自主选择,确保患者自主知情、自主同意、自主选择的自主原则得到尊重,特编制本制度。

第二条　本制度依据《医疗机构临床用血管理办法》《临床输血技术规范》编制。

第三条　本制度适用于医院各临床科室的医师对需要输血的患者进行输血前的告知。

第四条　常规输血是指血型相同、交叉配血相合的输血,特殊输血是指常规输血以外的其他输血。

第五条　医师负责对患者临床输血进行评估,并对患者、患者家属或委托代理人实行告知义务,要求签署同意书,并妥善保管。

二、管理制度

第六条　经治医师根据患者的血液检测相关指标及临床症状,评估患者输血与否,决定输血治疗前,经治医师须向患者、近亲属或委托代理人充分说明使用血液成分的必要性、使用的风险和利弊及可选择的其他办法,并记录在病历中。

第七条　患者、患者家属或委托代理人有权决定接受或拒绝输血。

第八条　患者、患者家属或委托代理人同意进行血液输注,血液输注前,医患双方共同签署输血治疗知情同意书,并归入病历保存。

第九条　输血治疗知情同意书中必须明确其他输血方式(异体血、自体血)的选择权。

第十条　患方拒绝输血时必须在输血治疗知情同意书中说明原因并签字,归入病历。经治医师必须将相关情况记入病程记录,必要时报医务处备案。

第十一条　因抢救生命垂危的患者等特殊情况需要紧急输血,不能取得患者或其近亲属意见的,经医务科(上班时间)或院总值班(下班时间)批准后实施。

三、附则

第十二条　本制度由临床输血管理部门负责起草和修订,解释权归临床输血管理部门所有。

第十三条　本制度经临床用血管理委员会审批,自发布之日起施行。

四、附件

输血治疗知情同意书(附表11-27)。

第八节 输血前检查制度

一、总则

第一条 为了规范输血前检查要求,确保临床输血患者输血前均能进行输血前项目的检测,特编制本制度。

第二条 本制度依据《医疗机构临床用血管理办法》《临床输血技术规范》编制。

第三条 本制度适用于医院所有需要进行血液或血液制品输注的患者。

二、管理制度

第四条 所有在医院准备进行血液或血液制品输注的患者,均需要进行血型鉴定,在明确 ABO 血型正反定型和 RhD 血型鉴定结果后申请输血(三级以上医院进行 RhEeCc 抗原鉴定),输血申请前必须进行输血前相关的检查;输血前检测项目如下。

1. 血常规 Hb、HCT、PLT。

2. 凝血功能 APTT、PT、TT、FIB、血栓弹力图(如适用)。

3. 传染病项目 ALT、乙肝五项、anti-HCV、anti-HIV、梅毒抗体。

第五条 临床经治医师申请输血前,须进行以上项目检查,将检查结果清晰填写在输血申请单上提交输血科;申请红细胞输血前须进行输血相容性检测(交叉配血医嘱检测项目:复核献血员与患者 ABO 血型正反定型、Rh 血型鉴定、交叉配血检测、抗体筛查)。

第六条 输血科认真审核输血申请单,不接收未进行输血前检查的临床输血申请或未填写输血前检查的输血申请单(急诊和特殊情况抢救输血除外)。

第七条 急诊患者或紧急抢救患者临床输血,来不及进行输血前的检测时,须采集血液样本,执行《紧急抢救配合性用血管理制度》。

第八条 患者或家属拒绝输血前检查,必须在输血治疗知情同意书中详细说明原因并签字同意承担相应风险或后果,归入病历永久保存。临床医师必须将相关情况记入病程记录。报医务科审核备案。

三、附则

第九条 本制度由临床输血管理部门起草修订,解释权归临床输血管理部门所有。

第十条 本制度经临床用血管理委员会审批,自发布之日起施行。

第九节　输血标本的采集、运送、交接制度

一、总则

第一条　为了加强输血标本的管理,明确各类检查项目标本的采集、运送、接收、拒收、保存和销毁处理要求,规范标本管理工作流程,特编制本制度。

第二条　本制度依据《医疗机构临床用血管理办法》《临床输血技术规范》编制。

第三条　本制度适用于医院输血标本的管理,包括标本的采集、运送、交接、审核、保存及销毁等。

第四条　管理职责

1. 临床护理人员负责标本采集、运送。

2. 输血科工作人员负责标本接收、审核、检测、保存和销毁。

二、管理制度

第五条　标本采集管理

1. 标本采集包括患者准备、患者识别、患者隐私保护和绿色通道管理。

2. 临床输血标本包括医院从门急诊、住院患者和体检人员等处采集的标本。

3. 输血科工作人员对标本采集的质控主要体现在对临床采血人员是否严格按照检验项目采用相应的采血管以及采集的标本量和质量进行评估。

4. 标本采集要根据检测项目的要求选择采集管,血型标本和交叉配血的标本应分次采集(新生儿和急诊特例)。

5. 临床输血标本的采集详见《输血护理技术规范》。

第六条　标本运送管理

1. 交叉配血标本必须用专用标本袋采集,和临床输血申请单一起,由医护人员或经过培训有资质的人员送检,并做好交接记录,严格遵循一人份一个标本袋送检的原则。

2. 其他检验项目标本可人工送达输血科,亦可通过物流小车送检,但必须使用标本袋包装或放置在试管架上。

3. 所有输血送检标本必须严格按照输血要求使用相应采血管,采血管上须粘贴患者条码信息,条码须粘贴规范,信息内容必须清晰无误。

第七条　标本交接管理

1. 输血科工作人员须严格按照"三查七对"原则,仔细核对交叉配血标本条码信息与临床输血申请单上的信息是否相符:包括核对患者姓名、床号、ID号、检验项目等,准确无误做好登记。运送人员和接收人员签字后录入信息系统。

2. 对于用物流小车或人工送检的输血科非交叉配血标本,输血科工作人员须严格核对标本条码信息是否准确无误、是否属于输血科检查项目、是否使用相应采血管等,确认无误后签收录入信息系统。

第八条　标本审核管理

1. 所有送达输血科的标本,凡出现以下任何情况之一者,输血科工作人员将拒绝接收。

（1）临床输血申请单信息填写不完整、不规范，输血指征不相符等。

（2）无法读取标本信息（条形码不清晰或粘贴不规范等原因）。

（3）标本管上无条形码信息或条形码信息错误。

（4）标本量太少或出现严重溶血、脂血、凝固等。

（5）未严格按照输血科要求使用相应采血管。

2. 送检标本拒收后处理

（1）联系相关科室护士或医师。

（2）退回输血申请单要求更正，并暂存标本，要求更正核对并重新采集标本后送检。

（3）输血科工作人员做好相关拒收、回退处理登记。

3. 妥协标本不拒收，但需要在报告单中注明。如采集困难，标本量不足（如抢救、新生儿等血标本采集量不足）；患者自身原因标本溶血，如自身免疫性溶血性贫血患者。

第九条　标本保存管理

1. 输血科工作人员应对接收后的标本及时处理，处理完的标本应妥善保存，要求在2~6℃冰箱中保存，血型标本保存 1 周，交叉配血标本保存 21 天（法规要求保存 7 天）。

2. 输血科工作人员对于不能及时处理的标本应及时或分离后按保存条件进行保存。

第十条　标本销毁管理

输血科废弃标本处理应严格按照医疗废物管理的相关制度执行。

三、附则

第十一条　本制度由临床输血管理部门起草修订，解释权归临床输血管理部门所有。

第十二条　本制度经临床用血管理委员会审批，自发布之日起施行。

第十节　临床输血申请及分级管理制度

一、总则

第一条　为规范临床输血申请，加强对临床输血规范性和合理性的管理，制定本制度。

第二条　本制度根据《医疗机构临床用血管理办法》《临床输血技术规范》的相关规定编制。

第三条　本制度适用于医院所有临床输血申请的管理。

第四条　管理职责

1. 临床科室中级及以上职称医师负责填写临床输血申请单，进行临床用血申请。

2. 申请医师的上级医师负责审核申请量在 800ml 及以下的输血申请。

3. 临床科主任负责核准签发申请量超过 800ml 至小于 1 600ml 的输血申请。

4. 医务科负责批准申请量达到或超过 1 600ml 的输血申请。

5. 输血科负责审核验收临床输血申请单，对审核认定不合格的输血申请进行登记并退回申请科室，会同医务科定期对输血申请进行总结分析。

二、管理制度

第五条　临床用血需由具有中级及以上专业技术职务的医师提出申请,认真填写临床输血申请单。

第六条　常规输血申请填写要求

1. 申请医师须逐项、规范填写临床输血申请单,要求项目填写完整、准确,字迹清晰易辨。

2. 同一患者一天申请备血量为800ml及以下的,由具有中级及以上专业技术职务任职资格的医师提出申请,经上级医师核准签发后,方可备血。

3. 同一患者一天申请备血量超过800ml至小于1 600ml的,由具有中级及以上专业技术职务任职资格的医师提出申请,经上级医师审核、科室主任核准签发后,方可备血。

4. 同一患者一天申请备血量达到或超过1 600ml的,由具有中级及以上专业技术职务任职资格的医师提出申请,经科室主任核准签发后,报医务科审批,方可备血。

5. 稀有血型血液、洗涤红细胞、冰冻红细胞、辐照血液制剂等输注需进行预约。

6. 临床诊断按国家规定的临床病种命名方法规范填写,不可使用英文缩写。

7. 以上第1至5款不适用于急诊抢救用血,急诊抢救用血审批手续由患者所在科室在48小时内补报。

第七条　输血申请的递交

1. 临床输血申请单连同受血者血标本,由医护人员或经过培训的人员于预定输血日期前送交至输血科,双方逐项核对记录并登记。

2. 择期手术备血在预定手术日前1~2天递交,在预定手术日取血。

3. 常规治疗用血可在当天提交。

4. 急诊用血和急诊手术备血可随时递交输血申请。

5. 紧急输血可随时递交输血申请,并在输血申请单上注明"紧急用血",按紧急输血申请的要求取血;紧急抢救用血执行《紧急抢救配合性用血管理制度》。

6. 专人专用血液(RhD阴性血液、洗涤红细胞、辐照血液制剂、冰冻红细胞等),需至少提前1天递交用血申请,临床科室在接到输血科取血通知后取血。若输血科通知临床在预定用血日未约到血,则该日的用血预约申请作废,需继续预约者,需重新提交输血预约申请。

第八条　输血科审核接收

1. 输血科审核临床输血申请单内容。

(1)临床输血申请单信息与标本信息是否完全一致。

(2)基本项目填写的完整性。

(3)临床输血指征填写的完整性和符合性。

(4)临床输血是否已经患方同意并签订输血治疗知情同意书。

(5)特殊情况的输血是否履行了报批手续。

(6)是否有经治医师签名盖章和审核医师签名盖章。

2. 输血申请的取消　当临床医师要取消输血申请时,应向输血科递交有临床医师签名的书面通知(临床用血申请取消通知单格式可按照需求自行设置),输血科将该通知与相应的输血申请粘贴在一起;或临床医师到输血科在原输血申请单上签名取消。

第九条　临床追加用血的申请

手术患者术中出现紧急、意外情况,原有的输血申请单备血量不能满足临床需求时,手术室可电话通知输血科紧急追加备血,但应向输血科说明情况以及通知人的姓名及身份,并在 12 小时内补交相应的由麻醉医师填写完整的输血申请单;输血科接到电话通知时,应在原输血申请单上记录情况及通知人信息,并立即按要求备血,发血后及时将临床补交的输血申请单与原输血申请单粘贴在一起保存。

第十条　输血申请单的保存

输血科应妥善保存输血申请单,输血申请记录至少保存 10 年。

三、附则

第十一条　本制度由临床输血管理部门负责起草和修订,解释权归临床输血管理部门所有。

第十二条　本制度经临床用血管理委员会审批,自发布之日起施行。

第十一节　输血前查对制度

一、总则

第一条　为规范输血前关键环节的查对,确保临床输血安全,特编制本制度。

第二条　本制度依据《医疗机构临床用血管理办法》《临床输血技术规范》编制。

第三条　本制度适用于医院临床输血前的查对。

第四条　管理职责

1. 护理人员负责标本采集、交接以及输血前的查对。

2. 输血科负责输血标本、实验室检查、取发血液的查对。

二、管理制度

第五条　输血标本采集及送检查对

1. 采集输血标本前必须在床旁当面查对,确保临床输血申请单、标本管标签上的患者信息与患者本人腕带上的信息相符,查对内容包括:患者姓名、性别、年龄、ID 号、门诊号、床号及诊断,确认上述信息无误后方可采血。

2. 采血完毕,采血人员必须再次查对,确保标本管标签信息与患者腕带信息相符。

3. 输血标本必须与临床输血申请单一起送至输血科,输血科接收标本时必须仔细查对标本管标签与申请单的相关信息,确认无误后方可接收。

第六条　实验室查对

1. 所有试验操作前必须查对标本信息与申请单信息一致,检查标本外观正常后方可开始试验操作。

2. 试验操作结束后,必须再次查对,确保标本信息与申请单信息一致。

3. 出具检验报告前,必须查对检验编号与申请单、标本管上的编号,确保一致。

第七条　取、发血查对

1. 血液发出前发血人必须查对以下内容。

（1）查对取血证、输血申请单及交叉配血原始记录、配发血报告单上的患者基本信息，保证准确无误。

（2）确认用于输血的血液，其标签标记的血型与受血者的血型无误（异常紧急发血和紧急抢救相容性输血除外）。

（3）确认配发血报告单上的血袋信息与血袋标签相关信息一致。

（4）确认需要交叉配血的血液成分，交叉配血结果相合或必须相容。

2. 取血人必须查对领取的血液与配发血报告单是否相符、交叉配血结果是否相合（异常紧急发血除外），确认受血者是否正确。

3. 取、发血双方共同检查全血或成分血是否发生溶血，是否有细菌污染迹象，以及其他肉眼可见的任何异常现象，确认血液在有效期内。

4. 输血前查对

（1）输血前由两名医护人员查对配发血报告单和血袋标签各项内容正确无误，检查确认血袋无破损渗漏、血液颜色正常后方可输血。

（2）输血时，由两名医护人员带病历与配发血报告单共同到患者床旁查对患者姓名、性别、年龄、住院号、门急诊、床号、血型等，确认与输血报告单相符，再次查对血液后，用符合标准的输血器进行输血。

三、附则

第八条　本制度由临床输血管理部门起草修订，解释权归临床输血管理部门所有。

第九条　本制度经临床用血管理委员会审批，自发布之日起施行。

第十二节　输血治疗病程记录及输血文案管理制度

一、总则

第一条　为了确保临床输血的整个过程记录完整，并按照要求保存，保持输血过程的可追溯性，特编制本制度。

第二条　本制度依据《医疗机构临床用血管理办法》《临床输血技术规范》编制。

第三条　本制度适用于医院临床输血文书的记录和保存。

第四条　管理职责

1. 临床医师负责输血前、中、后的相关记录并保存。

2. 输血科负责血液出入库相关文书的记录和保存。

二、管理制度

第五条　输血治疗病程记录规范

1. 要求输血后 24 小时内完成输血治疗病程记录并保证记录完整详细，至少包括以下内容。

（1）不同输血方式的选择与记录。

（2）输血原因（输血前评估），输注成分、血型和数量。

（3）输血开始和结束时间，输注过程情况观察，有无输血不良反应等。

（4）有输血不良反应时应记录输血不良反应的调查及处理结果。

（5）输血治疗后有输注效果评价的描述。

（6）对输血治疗无效的患者须有原因分析。

2. 特殊情况下的患者输血应在输血治疗病程记录中特别加以说明，如紧急输血，不能取得患者或其近亲属意见，经医务科批准后实施的输血；紧急抢救相容性输血等。

3. 手术输血患者手术记录、麻醉记录、护理记录、术后记录中的出血量、输血量要记录完整且保持一致，输血量与发血量保持一致。

第六条　输血治疗知情同意书记录规范

1. 输血治疗知情同意书中各项内容应如实填写完整。

2. 输血治疗知情同意书签署前已检测输血前检查项目，并且接收到检测结果者，应将结果以"阳性"或"阴性"结果形式填写于同意书中的相应项目栏。

3. 输血治疗知情同意书签署时，已抽取输血前检测标本，但未出结果者，应在相应项目栏内填写"标本已抽，结果未回"。

4. 输血治疗知情同意书应附在病历中，不得丢失。

第七条　各临床科室病历质量检查小组应对出科病历中输血相关内容进行以下检查，合格后方可出科。

1. 病历中附有输血治疗知情同意书。

2. 输血治疗知情同意书中各项内容填写完整、正确。

3. 病历中附有输血前感染 8 项检测报告单。

4. 病历中附有血型报告单。

5. 病历中附有完整的配发血报告单。

6. 输血前有血常规或凝血功能检测报告。

7. 输血后病历中有完整的输血相关记录及输血不良反应记录。

8. 麻醉记录、手术护理记录、术后病程记录中应有失血量、输血量记录，记录的量应保持一致。

第八条　输血文案保存管理制度

1. 临床用血医学文书必须客观真实、完整保存，可追溯临床输血全过程。

2. 以下输血相关文书应归入病历永久保存。

（1）输血治疗知情同意书。

（2）血型检验报告。

（3）抗体筛查检验报告（必要时）。

（4）输血前评估相关检验报告。

（5）交叉配血报告。

（6）输血病程记录。

（7）临床输血护理、观察记录。

（8）输血后效果评价相关检验报告。

第九条　以下相关文书由输血科妥善保存。

1. 血液出入库、核对、领发登记的相关资料保存 10 年。

2. 输血申请单及交叉配血原始记录单保存 10 年。

3. 输血相容性检测质量管理记录（仪器和试剂及耗材使用情况、校准、室内质控、室间质评、检验结果、报告发放等内容）保存 10 年。

第十条　保存到期后的输血相关资料，按照国家相关规定经审核后进行销毁，做好审核销毁记录。

三、附则

第十一条　本制度由临床输血管理部门起草修订，解释权归临床输血管理部门所有。

第十二条　本制度经临床用血管理委员会审批，自发布之日起施行。

第十三节　控制输血严重危害方案

一、总则

第一条　建立《控制输血严重危害（SHOT）方案》，有效预防与处理输血不良反应的发生，防止输血传染病的进一步传播和追溯疾病源，减少和预防血液输注无效，切实保障患者的用血安全和有效。

二、编制依据

第二条　《中华人民共和国献血法》《医疗机构临床用血管理办法》《临床输血技术规范》、WS/T 624—2018《输血反应分类》。

三、组织与职责

第三条　医院临床用血管理委员会是医院输血管理的领导机构，为控制输血严重危害的事件发生，成立输血严重危害的调查处理小组。

第四条　调查处理的职责

1. 医务科科长负责输血严重危害（serious hazards of transfusion，SHOT）相关处理和调查工作的统一领导、决策和现场指挥。

2. 医务科负责整个输血安全事件的协调处理。

3. 输血科协助医务科对严重输血不良反应、输血导致的输血传染病进行调查，协助处理临床输血无效的情况。

4. 检验科负责对严重输血危害实验室进行相关检测，并做好相关的质控。

5. 院内感染控制办公室负责传染病疫情的上报。

6. 医院临床用血管理委员会对严重的输血安全事件进行分析，提出处理意见和改进措施。

四、医务人员的培训

第五条　医务人员需经过输血不良反应的识别、处置、上报相关知识和流程的培训,输血后感染(疑似感染)输血传染病处理流程的培训,血液无效输注处理流程的培训,确保医务人员能知晓输血严重危害并能正确及时处理。

五、输血不良反应的识别和处理

第六条　输血不良反应是指在输血过程中或输血后患者发生了不能用原来疾病解释的新的症状和体征。原因可能是不良事件,也可能是患者与所输注血液的相互作用。

第七条　输血不良反应分为急性/速发性和慢性/迟发性。急性/速发性输血不良反应指发生在输血过程中、输血后即刻至输血后 24 小时内的输血不良反应;慢性/迟发性输血不良反应指发生在输血结束后 24 小时至 28 天的输血不良反应。

第八条　常见输血不良反应类型(详见第二篇第四章第二节)。

第九条　输血不良反应的处理措施

1. 一旦出现输血不良反应,应立即停止输血,保持静脉通道,并完整地保存未输完的血液和输血器材待查。

2. 立即向患者的主管医师和输血科报告。

3. 临床医师与输血科积极查找输血不良反应的发生原因。

4. 在查找原因的同时,临床医师依据临床表现迅速做出初步诊断。

5. 根据患者的输血不良反应症状及发生原因采取积极的治疗和抢救措施。

6. 发生严重输血不良反应时,应及时报告医务科,由医务科协调各临床科室对受血者进行联合诊治。

第十条　速发型输血不良反应的处理措施

1. 立即停止输血(不包括风疹和循环超负荷),用静脉注射生理盐水维持静脉通道。

2. 立即报告上级医师和输血科。

3. 在调查原因的同时,临床医师按以下原则积极治疗和抢救患者。

(1)非溶血性发热反应

1)与溶血性输血反应、细菌污染性输血反应相鉴别。

2)注意保暖、解热、镇静。密切观察,每 15~30 分钟测体温、血压 1 次。

3)有严重非溶血性发热反应的患者可输注少白细胞血液制品(如洗涤红细胞)。

(2)急性溶血性反应:最常见和最严重的原因是 ABO 血型不合,主要是人为的因素。急性溶血性输血反应的病死率很高,引起死亡的主要原因是休克、DIC 和急性肾衰竭。所以在治疗上,积极预防和治疗休克、DIC 和急性肾衰竭是成功抢救溶血性输血反应患者的关键。

1)停止输血,维持静脉通道,静脉注射生理盐水。

2)严密观察生命体征,尽早尽快补充血容量:输注低分子右旋糖酐、晶体液(平衡盐液、5% 葡萄糖盐水、生理盐水)。

3)纠正低血压,防止急性肾衰竭、DIC 的发生。

4）尽早应用利尿药物。保护肾功能极其重要,尿少或无尿患者可以给予静脉注射呋塞米。发生肾衰竭时,则应限制入量,维持电解质平衡,必要时进行透析。

（3）细菌污染性输血反应

1）立即停止输血,维持静脉通道,静脉注射生理盐水。

2）尽早联合使用大剂量、强效、广谱抗生素。

3）加强支持疗法。

4）如有休克,积极抗休克治疗。

5）积极预防和处理各种并发症（DIC 与急性肾衰竭）。

（4）输血相关急性肺损伤（TRALI）

1）停止输血,给氧或机械通气。

2）通知上级医师。

3）排除其他输血不良反应。

4）应用抗组胺药物。

（5）过敏反应

1）减慢或停止输血,用静脉注射生理盐水,维持静脉通道。

2）通知上级医师。

3）如为一般过敏反应,应用抗组胺剂如盐酸异丙嗪 25mg 肌内注射,如 30 分钟后症状及体征未恶化可重新开始输血,如抗组胺剂不能改善症状或患者出现严重的持续风疹伴支气管痉挛,则应停止输血,同时应用肾上腺素 0.5~1mg,肌内注射,以及沙丁胺醇气雾剂、氢化可的松等救治。

（6）循环超负荷

1）停止输血,保留静脉通道。

2）通知上级医师。

3）吸氧,利尿,应用血管扩张剂。

4）保持双下肢下垂,结扎止血带,减少静脉回流。

第十一条　输血不良反应的调查处理流程

1. 输血科接临床科室报告,指派专人按以下流程调查和协助处理输血不良反应。

（1）核对临床输血申请单、血袋标签和发血记录单,确认输给患者的血是与患者进行过交叉配血的血。

（2）查看床旁和实验室所有记录,检查是否可能将患者或血源弄错。

（3）肉眼观察受血者发生输血不良反应后的血清或血浆是否溶血。如果可能,将该标本应和受血者输血前的标本进行比较。

（4）复查以下血型血清学试验:受血者输血前、后血标本血型复查;血袋标本、血袋残余血血型复查;受血者输血前、后红细胞 DAT。以盐水介质法、凝聚胺法、微柱凝集法复查受血者输血前、后红细胞不规则抗体;以盐水介质法、凝聚胺法筛查试验、微柱凝胶法复查血袋标本、血袋残余红细胞不规则抗体;以微柱凝胶法重做受血者输血前、后血标本与血袋标本的交叉配血试验。

（5）输血科主任负责解释实验室检查结果,并永久记录到受血者的临床病历中。

（6）当输血不良反应调查结果显示存在血液成分管理不当等系统问题时,输血科主任应积极参与解决。

2. 检验科指派专人负责输血不良反应相关实验室检查,并及时将结果电告受血者主管医师,检验报告尽快送回临床科室归入病历保存。

第十二条 输血不良反应调查、处理结果记录及报告

受血者主管医师或值班医师应在病程记录中详细记录输血不良反应的症状、调查、处理情况。相关医师应及时逐项填写输血不良反应报告单或通过不良事件报告系统（输血类事件）报告输血科,输血科及时反馈至报告科室。

六、输血后感染输血传染病的处理流程

第十三条 常见输血传染病

输血传染性疾病主要包括输血后肝炎（乙型肝炎、丙型肝炎）、获得性免疫缺陷综合征和梅毒等。

第十四条 输血传染病的处理流程

1. 当出现或怀疑输血感染病例时,经治医师及时报告科室负责人,科室负责人尽快将情况报告医务科,并尽可能封存保留患者接受的血液或血袋。

2. 医务科将情况汇报分管院长,快速组织输血科、用血科室、检验科、感染管理科进行调查,通知采供血机构协同调查。

3. 如血液或血袋实物存在,需要医务科（或用血科室主任）、患者本人（或其代理人）、采供血机构人员三方共同在场,对血液实物进行现场封存,三方在封条上签字,封存的血液实物保存在输血科。需要解封时,三方在场当面解封。

4. 临床用血管理委员会根据调查结果,提出处理意见,如为医疗纠纷或有法律诉讼的提交医院医患关系办公室进行处理。

5. 输血科协助整个输血事件的调查处理,并保存相关资料备查。

七、血液无效输注的识别和处理措施

第十五条 红细胞无效输注的识别和处理措施

1. 红细胞无效输注的定义及识别 红细胞无效输注是指每次输注红细胞后,在无输血反应、无继续失血、无输液稀释等情况下,输注后 24 小时内复查,血红蛋白升高达不到预期值。理论上,输注 2 个单位红细胞悬液可提升 Hb 10g/L。

2. 红细胞无效输注的原因

（1）免疫因素:稀有血型漏检,如 ABO、Rh 亚型漏检;不规则抗体和 / 或交叉配血漏检;产生自身抗体。

（2）非免疫因素:感染、发热、非溶血性输血反应如过敏、肝脾大。

（3）某些未知因素。

3. 红细胞无效输注的预防

（1）严格掌握输血指征

1）根据《临床输血技术规范》的相关附件《手术及创伤输血指南》,Hb>100g/L,可以不

输血;Hb<70g/L,应考虑输血;Hb 70~100g/L,根据贫血程度、心肺代偿功能、有无代谢增高以及年龄等因素决定。

2）根据《临床输血技术规范》的相关附件《内科输血指南》,Hb<60g/L 或 HCT<0.2,考虑输血。

（2）提高输血前试验检测技术:预防 ABO、Rh 亚型漏检;预防抗体筛查漏检;预防配血漏检。

第十六条 血小板无效输注的识别和处理措施

1. 血小板无效输注的定义及识别 血小板无效输注（platelet transfusion refractoriness, PTR）是指输入患者体内的血小板被迅速破坏,患者外周血血小板计数未能相应地增加,从而未能防止因血小板数量不足或血小板止血功能障碍引起的出血。一般根据血小板校正计数增量（corrected count increment, CCI）进行判断。CCI=［输注后血小板计数 – 输注前血小板计数（10^{11}）］× 体表面积（m^2）/ 输入血小板总数（10^{11}）（输注后血小板计数为输注后 1 小时测定值）。CCI>10 者为输注有效。

由于单纯血小板无效输注并不常见,需要连续两次输注无反应才能确定。血小板无效输注时,患者每次输注后上升量下降及两次输注的间隔缩小。

2. 血小板无效输注的原因

（1）免疫性因素:ABO 血型不合、HLA 血型不合、血小板特异性抗体等。

（2）非免疫性因素:如血小板质量、发热感染、脾大、DIC、药物等。

3. 血小板无效输注的预防

（1）明确血小板输注指征,严格掌握适应证。

（2）有条件者选择 HLA 相合供者,进行血小板交叉配血试验,也可选择去除白细胞的血小板制剂及辐照血小板制剂。

（3）由于间隔一段时间（1 周至数月）后抗体可以消失,一些患者在间隔一段时间后重新输注血小板,可避免血小板输注无效。

4. 血小板无效输注的处理 血小板无效输注患者出现危及生命的出血时,可采用以下方法。

（1）静脉输注免疫球蛋白,可暂时增加输注后血小板计数。

（2）使用纤溶抑制剂,可帮助稳定血凝块。

（3）使用重组Ⅶa 因子,可能对某些患者有益。

八、附则

本制度经医院临床用血管理委员会批准后实施,由医务科负责解释。

九、附件

输血不良反应处理流程图（图 6-1）。

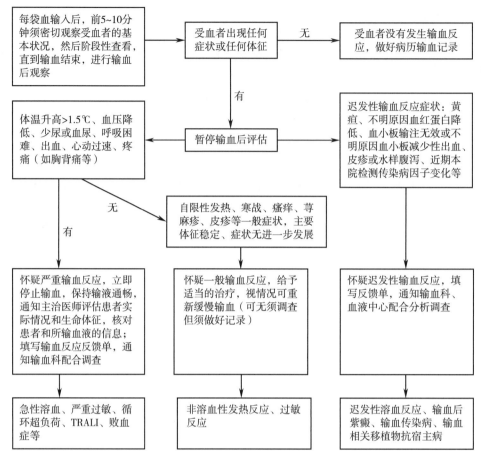

图 6-1　输血不良反应处理流程图

TRALI 为输血相关急性肺损伤。

第十四节　紧急抢救配合性用血管理制度

一、总则

第一条　为保障患者在紧急抢救的情况下,血液能快速安全地输注,把握患者生命抢救的最佳时间,特编制本管理制度。

第二条　本制度依据《医疗机构临床用血管理办法》《临床输血技术规范》《特殊情况紧急抢救输血推荐方案》(2014 年 1 月中国医师协会输血科医师分会及中华医学会临床输血学分会发布)、《创伤紧急救治通用型红细胞输注专家共识》(2017 年 7 月上海市医学会输血专科分会及上海市临床输血质量控制中心发布)编制。

第三条　指导思想和基本原则

严格依照国家有关法律法规,对紧急抢救配合性输血严格管理,确保患者的有效救治和输血安全。

二、紧急抢救配合性输血应用范围与指征

第四条 患者抵达急诊科时已出现失血性休克,估测急性失血量达到血容量的40%,休克指数≥1.5。

第五条 患者突然发生无法迅速控制的急性大量出血(如大血管出血、胸腹盆腔内大血管破裂)、脏器严重损伤(如复合外伤、异位妊娠和脏器破裂出血)等可能出现出血性休克。

第六条 输血科在30分钟内无法确认患者ABO、RhD血型或交叉配血试验不合时。

第七条 ABO疑难血型患者紧急抢救输血。

第八条 采取各种措施,输血科血液储备仍不能满足患者的临床需求。

第九条 不立即输血将危及患者生命的其他因素。

三、紧急抢救配合性输血方案与要求

第十条 紧急抢救配合性输血方案为输注通用型红细胞和AB型血浆。通用型红细胞是指抗-A、抗-B效价低于"64"的"O"型红细胞。

第十一条 输血科常规备存通用型红细胞2~4U,并每周更新轮换,及时补充。

第十二条 临床医师对患者紧急情况进行认真评估,即刻输血(火急输血)时,10分钟以内发出第一袋红细胞;限时输血(紧急输血)时,30分钟以内发出第一袋红细胞。

第十三条 限时输血(紧急输血)由主治及以上职称医师发起,经上级医师同意、科主任批准;即刻输血(火急输血)由主治及以上职称医师发起,经上级医师、科主任同意,医务科(或院总值班)批准,均可事后补办书面材料。

四、紧急抢救配合性输血启动流程

第十四条 符合以上第四至第九条,主治医师取得上级医师同意后,填写临床输血申请单,在临床输血申请单右上角用红笔注明"抢救用血"(限时)或(即刻),报医务科审批或院总值班备案,并向输血科提出紧急抢救用血的需求,将输血申请单和患者血标本快速送达输血科。出现火急情况时,先电话输血科进行申请,随后递交申请单,经医务批准或院总值班备案后,经治医师需告知患者或家属临床输血紧急情况,取得患者或家属的知情同意,签署或补签输血治疗知情同意书,执行《输血告知及知情同意管理制度》。

第十五条 输血科接到标明"火急用血(即刻)"字样紧急用血申请单后,输血科直接发O型红细胞或AB型血浆。

1. 在血型无记录且难以鉴定(样本无法采集、疑难血型等)的情况下,应在10~15分钟内从储血冰箱中取出O型通用型红细胞,血浆选用AB型,用红笔在红细胞血袋上注明"未鉴定血型未交叉配血"字样后发往临床用血科室。

2. 根据样本情况,能快速鉴定血型的患者,应在10~15分钟内初定血型,发未经交叉配血的同型红细胞和血浆,并用红笔在红细胞血袋上注明"未交叉配血"字样。此后,应尽快鉴定患者的ABO血型,根据临床输血需求,发经交叉配血主侧相合的同型悬浮红细胞,发同型血浆、冷沉淀和血小板(如适用),执行本制度第十九条。

3. 输血科接到标明"紧急用血(限时输血)"字样的输血申请单和样本后,应在30分钟内完成正反定型及凝聚胺法主侧配血并发出第一袋血液,根据临床需求发同型血浆、冷沉淀

和血小板。如遇疑难血型等难以鉴定血型的情况,应在 30 分钟内发 O 型通用型红细胞,血浆选用 AB 型,用红笔在血袋上注明"未鉴定血型未交叉配血"字样后发往临床用血科室。

4. 如遇紧急用血患者为 RhD 阴性血型的情况,执行《RhD 阴性及其他稀有血型的血液输注管理制度》。

第十六条　抢救输血过程中由经治科室医护人员负责监控,一旦发现患者出现输血不良反应,应立即停止输血并予以紧急处置,病历中需详细记录,必要时请输血科会诊。

第十七条　输血完毕,经治科室医护人员应继续观察患者 30 分钟,详细填写输血病程记录和护理记录,按照要求补充办理用血审批手续。

第十八条　在患者紧急抢救输血的过程中,输血科应对患者 ABO 血型进行鉴定,确定患者的 ABO 血型。

第十九条　患者的 ABO 血型确定后,若需继续输血治疗,遵循以下原则。

1. 交叉配血试验阴性者,可输注 ABO 同型红细胞。

2. 交叉配血试验阳性者,继续输注 O 型红细胞。

3. 对已经大量输入 O 型红细胞(大量输血)者,不论交叉配血结果如何,均应继续输注 O 型红细胞。若要输注 ABO 同型血,须在停止输注 O 型红细胞 2 周后进行。

五、紧急抢救配合性输血的终止流程

第二十条　出现下列情况之一,应及时终止紧急抢救配合性用血流程。

1. 患者出血情况得到有效控制或患者死亡。

2. 患者出现急性溶血性输血反应等严重反应。

3. 输血科已完成患者血型鉴定、交叉配血,可以提供相同血型且交叉配血相合的红细胞,血型相同的血浆、血小板、冷沉淀等。

六、附则

第二十一条　本制度由临床输血管理部门起草修订,解释权归临床输血管理部门所有。

第二十二条　本制度经临床用血管理委员会审批,自发布之日起施行。

第十五节　RhD 阴性及其他稀有血型的血液输注管理制度

一、总则

第一条　按照法规的要求,为规范 RhD 阴性血型患者的血液输注,确保患者医疗用血的安全有效,编制本制度。

第二条　本制度依据《医疗机构临床用血管理办法》《临床输血技术规范》编制。

第三条　本制度适用于医院 RhD 阴性或其他稀有血型患者的血液输注。

第四条　管理职责

1. 临床医师提出输血申请。

2. 输血科确保血液的供给。

二、管理制度

第五条　择期手术的 RhD 阴性或其他稀有血型患者首选自体输血。

第六条　一般情况下,Rh 阴性患者需要输同型血,临床科室应至少提前 1 天提出申请。

第七条　患者为 RhD 阴性血型且含有抗 -D 抗体,必须输注 RhD 阴性血。

第八条　弱 D 患者要作为 RhD 阴性患者进行处理,输注 RhD 阴性血。

第九条　紧急情况下,患者为 RhD 阴性血型,没有检测到抗 -D 抗体,可以一次性足量输注 ABO 同型、RhD 阳性的血液成分。若患者输 RhD 阳性血后产生抗 -D 抗体,以后输血只能输注 RhD 阴性血。

第十条　患者为 RhD 阴性,有生育需求的妇女(包括未成年女性)或移植后的受血者,体内虽未检测到抗 -D 抗体,但应输 RhD 阴性血液;如一时找不到 RhD 阴性血液,不立即输血会危及患者生命时,应本着抢救生命第一的原则,先输 RhD 阳性血抢救,但是必须告知风险并征得患者或亲属的同意,并在输血治疗知情同意书中记录清楚。

第十一条　RhD 阴性且有生育需求的女患者(包括未成年女性)应输 RhD 阴性血小板。紧急情况下要输注 RhD 阳性血小板,必须在告知风险并征得患者或亲属的同意的前提下进行,并在输血治疗知情同意书中记录清楚。

第十二条　RhD 阴性男性患者或 RhD 阴性无生育要求的女性患者,只要体内无抗 -D 抗体,可输 RhD 阳性血小板。

第十三条　RhD 阴性患者需要输注血浆和冷沉淀时,可按 ABO 同型或相容输注,不考虑 RhD 血型。因为血浆或冷沉淀中虽然存在少量红细胞基质,但并无完整的红细胞。红细胞基质与完整的红细胞相比免疫原性很弱,所以 RhD 阴性患者可以输 RhD 阳性血浆和冷沉淀。

第十四条　其他稀有血型患者亦可采用自体输血、同型输血或配合性输血。

三、附则

第十五条　本制度由临床输血管理部门起草修订,解释权归临床输血管理部门所有。

第十六条　本制度经临床输血管理委员会审批,自发布之日起施行。

第十六节　临床用血应急保障预案

一、总则

第一条　为使医院能有效应对突发公共事件,保障发生突发灾难事件及其他特殊情况时,可应用有限的供血资源,保障医院急、危、重症伤员 / 患者的急救用血,特编制本应急预案。

第二条　本预案依据《中华人民共和国献血法》《医疗机构临床用血管理办法》《临床输血技术规范》,以及省、市编制的临床用血相关法律、法规编制。

第三条　根据突发事件的严重程度、涉及范围,临床用血应急保障按照突发事件的分级(Ⅰ级、Ⅱ级、Ⅲ级和Ⅳ级)和具体情况及时响应。

第四条　本预案适用于因突发公共事件或特殊情况,医院收治群体大量伤员,辖区内采供血机构不能满足急、危、重症患者的急救用血或特殊用血,而其他的医疗措施不能替代的应急处理。

第五条　应急管理实行分级负责制,各工作小组对领导小组负责,领导小组对全院的突发应急输血负责,并对全院相关部门和资源进行调度。

第六条　临床用血管理小组提出预警报告,经应急领导小组同意,由医务科启动应急预案,并按照相关的流程报卫生健康行政部门。

二、应急预案组织管理

第七条　组织机构的设置

本预案设立应急领导小组、临床用血管理小组、后勤保障小组。组长一般由分管医疗的副院长担任,成员包括医务科科长、输血科主任、主要用血科室主任、质控科、护理部主任等。应急领导小组决定预案的启动以及相关的协调和调度;临床用血管理小组负责血液的调配和临床血液的检验、检测、储发血的具体实施。后勤保障小组负责保障大量紧急用血的物资、交通运输工具、取血人员调度以及必要的事件报道等。

三、应急预案的实施

第八条　本预案经应急领导小组同意,由医务科启动。工作原则为统一指挥、依法应对、职责明确,合作协调、保障有效。

第九条　应急预案的启动职责

1. 医务科全面负责突发公共事件及特殊情况的临床急救用血保障的统一指挥工作;负责安排预案内容的日常培训和演练;根据事件病员及临床急救用血的实际情况,决定启动和终止本预案。负责协调处理本预案实施过程中的重大特殊事宜,并做出决策。

2. 根据突发公共事件及特殊情况下紧急输血的需求,临床科室负责救治的主治医师应及时报告科主任,并向医院输血科提出紧急用血申请,并按照《临床输血技术规范》履行相应的申请输血手续。同时做好耐心的解释沟通工作,履行告知义务。临床医师须建立成分输血、自身输血的科学、合理输血观念,用有限的血液资源救治更多的急、危、重症患者/伤员。

3. 各临床学科须服从医院输血科对非急救用血的安排和调配。

4. 输血科按照《医疗机构临床用血管理办法》和《临床输血技术规范》履行工作职责。按规定要求储备保存一定数量的各型血液,负责向采供血机构联系充足血液,根据临床急救用血需求发放血液;根据血源情况合理安排非急救用血,全力保障突发灾难事件伤员及特殊情况下急、危重症患者的紧急用血供应。负责提供特殊状况下合理使用有限血源的建议。对特殊临床用血需求提出专业处理意见。

5. 后勤保障部门负责紧急状况下保障医院输血科及临床科室物资、电力、交通正常供应,负责仪器设备正常运行和故障及时维修,保证网络及通信畅通。满足临床科室和输血科等紧急用血过程中的后勤保障其他事宜。

第十条　应急预案的启动与终止

当发生重大灾害事件导致群体性伤害,大量急、危、重伤病员收入医院,评估紧急用血量在短时间内增加,输血科储备急救用血不能满足临床急救用血需求,而其他医疗措施不能替代输血治疗时,由输血科报告医务科,医务科报告应急领导小组并启动应急预案。

1. 当地采供血机构供血可以满足临床用血抢救用血需要时,终止实施本预案。

2. 如果不能满足,报告卫生健康行政部门,申请调配血液。

第十一条 应急预案实施流程

1. 当突发公共事件及特殊情况发生时,各临床科室负责救治的主治及以上职称医师应及时报告科主任,根据收治伤病员人数、伤情和需要紧急用血的数量,做出评估并立即向输血科提出紧急输血需求申请,并报告医务科。如果有多名医护人员处理多名伤员,此时应指定一名医师负责血液申请并与输血科联络。

2. 经治医师首先为患者建立通畅的静脉通道,最好静脉插管,通过该插管采集供血型鉴定和交叉配血、输血传染病病毒筛查试验用的血标本,患者的血标本和输血申请单上应清楚地标明患者姓名、唯一病案号和紧急程度,执行《紧急抢救配合性用血管理制度》。

若无法识别患者(如患者昏迷),可在病案号的基础上加紧急入院号,避免在确认受血者身份和粘贴血标本标签时出错,以最快的速度将输血申请单和血标本送达输血科。如果在短时间内发出另外一份针对同一名患者的临床输血申请单,应使用与第一份临床输血申请单及血标本相同的标识编号,以便输血科技术人员确认处理的是同一名患者。

3. 急性失血患者如经液体复苏后收缩压能维持在 80mmHg(10.64kPa)左右可暂不输血,因为患者维持在许可的低血压状态可减缓出血,防止在伤口处形成的一个不结实的止血血栓被血流冲走。

4. 低血压急需手术的患者应尽快送手术室。

5. 输血科值班人员在接到临床科室电话后,应马上将情况报告科主任并确认血液库存。在血液库存不足时,报告医务科,医务科根据库存情况启动应急预案。

6. 输血科值班人员在接到临床输血申请单及血标本后,如临床输血申请单右上角标注有"即刻输血",应从通用型红细胞储血专用冰箱取出 O 型红细胞悬液,在血袋上标注患者信息和"未完成交叉配血"字样。此后,应尽快鉴定患者血型并根据临床输血需要,发出经交叉配血主侧相合的同型悬浮红细胞。

如临床输血申请单右上角标注有"限时输血",输血科工作人员应完成正反定型及凝聚胺法主侧配血,30 分钟内发出主侧相合的同型悬浮红细胞。

如出现以下情况之一,执行《紧急抢救配合性用血管理制度》和《RhD 阴性及其他稀有血型的血液输注管理制度》:①采取各种措施后,输血科同型血液储备仍无法满足患者紧急抢救输血的需要;②输血科在 30 分钟内无法确定患者 ABO 或 RhD 血型和 / 或交叉配血试验不合。

7. 血液输注前要与患者或其亲属签订输血治疗知情同意书,说明利弊,取得患者或亲属的知情同意,该同意书必须放入病历保存,无家属、无自主意识患者的紧急输血,经院总值班或主管领导同意后,由抢救现场的最高级别医师代为签字,所有须医务及上级部门签字的文书应在事后 24 小时内补签。

四、应急预案的保障措施

第十二条 输血科血液库存不足,血液供应紧张时,应立即报告医务科,由医务科启动应急预案,立即向当地采供血机构紧急联系血源,如仍不能满足,医务科向卫生健康行政部门报告,向全省协调调配血液。医务科调集工作人员,并通知运行保障部和行政综合部,共同做好紧急急救供血的各项准备。

遇稀有血型,如 RhD 阴性患者急需输血时,若血站没有库存可向血站申请输用同型或相容型冰冻红细胞。血站确实无法解决时,要求血站与其他血站进行联系,寻找合适的血液供应临床,以保证患者的治疗需要。当与其他供血单位联系仍无法解决时,要与临床科室联系,进行患者直系亲属的血型检查,发现与需血患者相同血型的献血人员后,及时与市血站联系进行采血,血液采集和检验要求血站按紧急情况处理,以最快的速度完成各项检查,保证尽快供应临床。

第十三条　紧急用血可以暂时欠费进行,输血科不得以任何理由拒绝发血。

第十四条　发生停电时,首先与电工班进行联系,确定发生的原因和估计停电时间。若为短暂停电,有急需输血患者时,则将设备连接到不间断电源(UPS)进行配血试验,但不能融化血浆;如确实需要输用血浆,可在水浴箱内加热水调节温度达到要求后进行融化(注意监测温度),以保证临床抢救治疗。血液发出无法打印报告单时,可手工填写报告单,以保证临床输血程序正常进行,待来电后再补打报告单。

第十五条　配血离心机为专用离心机,出现故障后应启用备用配血离心机进行配血。

第十六条　当冰冻血浆解冻仪出现故障时应启用备用血浆解冻仪。向备用血浆解冻仪内加入一定量的热水后,加入蒸馏水调节温度在 37℃ 以下,接上备用血浆解冻仪电源,将备用血浆解冻仪调节水温至 37℃ 后进行血浆融化。待设备修好后再使用原解冻仪进行工作。

第十七条　输血信息管理系统故障后,无论是软件问题,还是硬件问题,首先进行重新启动,然后查看是否正常。如仍不正常,有需要紧急输血患者时,则先进行手工填写配发血报告单发血,待信息系统恢复后再补打报告单。

第十八条　停电时执行各医院关于停电应急管理的相关规定。

第十九条　应急预案报告、记录与总结

1. 本预案实施过程中,各相关部门若出现新情况,应及时向部门负责人报告;本部门不能解决时,及时向医务科报告,医务科报告应急领导小组并协调解决。

2. 本预案实施过程中,各相关部门做好各自的工作记录及相关资料统计。

3. 本预案终止实施后,各部门向医务科书面总结工作实施情况,由医务科负责做出评估和总结。

第二十条　本预案所涉及各相关部门负责人及工作人员必须保持电话畅通,根据实际需要加强值班力量。

第二十一条　必要时对医务人员和患者亲属加强无偿献血宣传、解释工作,倡导医务人员和患者亲属参加无偿献血。

第二十二条　临床用血应急预案至少 3 年修订 1 次。

五、附则

第二十三条　本制度由临床输血管理部门起草修订,解释权归临床输血管理部门所有。

第二十四条　本预案经临床用血管理委员会审批,自发布之日起施行。

第十七节 大量输血方案

一、目的

输血在抢救急、危、重患者的过程中起到至关重要的作用,及时、充分的血液输注对大失血患者的抢救起到关键作用。然而,大量输血后凝血功能障碍、酸中毒、低体温等并发症的发生,致使接受大量输血患者的病死率较高,为了提高医院急、危、重症大失血患者抢救的成功率,特编制此方案。

二、适用范围

本方案适用于外科围手术期大量输血、外科创伤大量输血、心脏外科大量输血、产科大量输血。

本方案排除内科疾病导致的出血,包括血液性疾病导致的凝血障碍、肝衰竭及其他内科疾病的出血治疗。

三、大量出血的概念

大量出血指 24 小时内全血容量丢失,或 3 小时内丢失血容量 50%,或以 1.5ml/(kg·min) 的速度失血≥20 分钟。

四、大量输血的定义

成人患者在 24 小时内输注的红细胞悬液≥18U(1U 红细胞悬液为 200ml 全血制备);或 24 小时内输注的红细胞悬液≥0.3U/kg(体重)。

五、儿童大量输血标准

1. 6~12 岁 5U(RBC)以上。
2. 4~5 岁 3U(RBC)以上。
3. 2~3 岁 2U(RBC)以上。
4. 0~1 岁 1U(RBC)以上。

六、大量输血的目标

1. 通过恢复血容量和纠正贫血,维持组织灌注和供氧。
2. 阻止出血(同时积极治疗外伤或产科原发病)。
3. 科学合理输血,降低输血风险,提高抢救成功率。

七、大量输血的并发症

大量输血的并发症包括凝血功能障碍与弥散性血管内凝血、酸碱代谢紊乱、低体温、输血相关急性肺损伤、输血相关循环超负荷、低钙血症、高钾血症等。

八、输血出入量的计算

一般全血 1U=200ml+28ml=228ml≈230ml；悬浮红细胞 1U≈150ml；单采血小板 1 治疗量≈250ml；冷沉淀凝血因子 1 袋≈40ml。

九、大量输血的评估

（一）紧急情况下的有效沟通和评估

1. 医院成立大量输血会诊专家组。

2. 严重创伤和紧急情况下大量输血的患者，医务科应立即组织高年资医师、麻醉科医师、血液病专家及输血科专家对伤情会诊评估，及时实施复苏与手术干预。

3. 临床手术科室或急诊科医师通知输血科工作人员准备足够的血液成分，保证第一时间提供配合性血液成分（见《紧急抢救配合性用血管理制度》）。

4. 临床科室医师尽早通知检验科工作人员做相应的血液检测并实时监测，主管医师根据检测结果，结合临床情况对拟输注的血液及血液制品做相应的调整。

（二）择期手术患者术前大量输血的评估

1. 重大手术、估计术中会大量失血的手术（择期手术），临床科室报请医务科组织麻醉科、血液科、输血科及手术科室专家会诊，编制详尽的手术预案，包括抗凝剂的停、减、缓应用，减少术中出血。

2. 临床医师对患者常规的凝血试验检测结果做出评估，了解患者是否有出血性疾病史，对患者进行全身检查（患者有无血肿、瘀斑、伤口渗血）等。

3. 输血科术前准备充足的血液。

4. 麻醉科做好自体血回收的准备，减少异体血的使用。

（三）临床医师术中对出血的评估

临床医师随时评估术野出血、渗血的情况，预测或确定是否存在凝血功能障碍，评估出血量，临床医师的术中经验评估与判断对指导正确合理、有效的输血很重要。

（四）实验室检查

1. 输血科 ABO 正反定型、RhD 血型鉴定、抗体筛查和交叉配血。

2. 检验科 血常规（红细胞计数、血细胞比容、血小板计数）、凝血四项［血浆凝血酶原时间（PT）、国际标准化比值（INR）、血浆活化部分凝血活酶时间（APTT）、血浆凝血酶时间］、纤维蛋白原（FIB）、纤维蛋白原降解产物（FDP）、血浆 D- 二聚体（D-dimer，DD）；血气及生化的相关项目。

3. 血栓弹力图 能全面准确地反映凝血因子、血小板和纤维蛋白原的数量和功能状态，指导血液的有效输注，现在优先选择国际方案。

（五）输血相关指标的检测频率

1. 成人连续输注红细胞悬液≥18U，或输注红细胞悬液≥0.3U/kg 时，应立即检测血小板计数。

2. 当输血量≥1 倍的患者血容量时，应每隔 1~2 小时检测 1 次患者的血常规、凝血功能及血气相关的项目，准确反映患者体内血凝及内环境状态。

3. 手术过程中，当输液输血量达到患者 1 个血容量时，应检测 1 次患者的血常规、凝血指标,特别要注意血小板计数、纤维蛋白原的变化。

4. 体外循环手术中抗凝干预与中和肝素后均应检测患者的凝血指标。

5. 同时用血栓弹力图来检测患者的凝血情况。

十、治疗

(一) 血容量的恢复

1. 急性失血初期输液　选用晶体液和胶体液同时输注,一般两者比例为 2∶1,晶体液以含有碳酸氢钠的平衡盐液为主,利于纠正酸中毒。

2. 保持体温　低体温加速患者发生器官衰竭和凝血功能障碍的风险。

(二) 输血治疗

1. 可供大量输血的血液制品　红细胞悬液、新鲜冰冻血浆、血小板悬液、冷沉淀及重组活化因子Ⅶ。

2. 输血器的使用　输血器至少 12 小时更换 1 次,连续输注不同供者血液时,前一袋血液(RBC)输完后需要用生理盐水冲洗输血器,然后再接下一袋血继续输注,输血完毕后更换输液器进行输液。

3. 输血策略

(1) 红细胞悬液(RBC)

1) 输注时机:①患者失血量达到自身血容量的 30%~40% 时,考虑输注红细胞悬液;失血量 >40%,立即输注;②血红蛋白(Hb)>100g/L 时不考虑输注;Hb<70g/L 时,考虑输注;Hb 为 70~100g/L 时应根据患者是否继续出血、心肺功能等情况决定是否输注。

2) 输注量:大量输血时,对于心肺功能良好的患者,Hb 维持在 80~100g/L,或 HCT 维持在 28%~30% 即可。

3) 实验室检测:Hb 与 HCT 应每 1~2 小时检测 1 次,但是在紧急情况下,难以反映患者失血的真实情况,临床或手术医师要根据患者的实际临床症状判断。

(2) 新鲜冰冻血浆(FFP)

1) 输注时机:大量输血时,输注红细胞 4U 后,应加输 FFP,RBC∶FFP=1∶1(1U 为 100ml);严重创伤者,当输注的红细胞悬液 >3U 时,应尽早应用 FFP。

2) 用量:15~30ml/kg(体重)输注可以降低病死率,在 24~72 小时内输注的 FFP 不超过红细胞悬液的输注量,即 RBC∶FFP=1∶1(国内)。美国麻醉师学会推荐用量:10~15ml/kg。

3) 实验室检测:1~2 小时检测 1 次,优先推荐使用血栓弹力图。

(3) 血小板(PLT)

1) 输注时机:预防性血小板的输注阈值为 PLT≥50×10⁹/L,但是存在个体差异,应根据临床综合判断(如中枢神经损伤 PLT 应维持在 100×10⁹/L);预计输液或输注红细胞悬液量达到患者 1.5~2 倍的血容量,PLT≤50×10⁹/L 时,需要预防性输注。

治疗性输注血小板:①活动性出血患者,输注阈值为 PLT=75×10⁹/L,当 PLT<75×10⁹/L 时,如继续输注红细胞和血浆,应早期输注血小板,PLT<50×10⁹/L 时必须输注血小板;②大量输血,输注红细胞悬液 >18U 时,应输注血小板以维持 PLT≥75×10⁹/L(未获得实验室数据的情况下)。

2) 用量:早期输注高比例的新鲜冰冻血浆、血小板可以提高患者的生存率,同时降低红细胞悬液的输注量,推荐使用红细胞、血浆、血小板的比例为 1∶1∶1(手工分血小板悬液 1U 为 200ml 全血制备,1 个治疗量机采血小板按照 10U 计算)。

3)实验室检测:每 1~2 小时应检测 1 次血小板计数或功能。

(4)冷沉淀(cryoprecipitate)

1)输注时机:大量输血发生 DIC,FIB<1g/L;创伤、产科或心脏手术患者 FIB<2.0g/L 时,需要输注冷沉淀。

2)用量:冷沉淀 1U 含 FIB 150~250mg 及 FⅧ 80~100U,成人通常每 5~10kg 体重输注 2U(1U 由 200ml 全血制备)。

十一、附则

1. 本方案由临床输血管理部门负责起草和修订,解释权归临床输血管理部门所有。

2. 本方案经临床用血管理委员会审批,自发布之日起施行。

第十八节　输血后感染输血传染病管理措施和上报制度

一、总则

第一条　为了加强对输血传染病的管理,规范输血后感染输血传染病的处置、上报,特编制本制度。

第二条　本制度依据《医疗机构临床用血管理办法》《临床输血技术规范》《临床输血全过程管理制度》编制。

第三条　本制度适用于医院临床输血患者感染输血传染病的管理和上报。

第四条　本制度所指输血传染病包括输血后感染肝炎(乙型肝炎、丙型肝炎)、获得性免疫缺陷综合征、梅毒等。

第五条　管理职责

1. 临床医护人员发现并上报输血后感染输血传染病的病例。

2. 输血科配合医务科进行相关的调查并上报相关的行政管理部门。

3. 医务科和感染控制部门进行相关感染的调查并形成调查报告,报医院临床用血管理委员会;临床用血管理委员会对输血后感染疾病进行调查处理,牵涉法律纠纷的,提交相关部门。

二、管理制度

第六条　医护人员在临床输血的全过程操作中,应严格无菌操作,禁止把任何药物直接加入血液内一起输注。

第七条　临床医师应严格掌握输血适应证,能不输血尽量不输,能少输绝不多输,降低输血传染病的发生风险。

第八条　尽量输用采集后 2~6℃冷藏 3 天以上的血液。

第九条　使用一次性输液器、一次性输血器,积极开展血液保护,大力提倡自身输血和成分输血。

第十条　临床医师评估患者需要输注血液时,要严格执行告知制度。

第十一条　输血科严格遵循血液入库、出库检查程序,严格执行血液保存制度,储血环境符合《临床输血技术规范》要求,确保血液制品在血库保存期间不被污染或变质。

第十二条　输血传染性疾病上报

1. 当出现或怀疑输血感染病例时,经治医师应及时报告科室负责人,积极采取措施医治患者,并书面报告医务科、医院感染控制部门。

2. 临床医师立即填写输血不良反应反馈登记表(附表11-22),通知输血科,输血科积极配合调查,医务科应组织输血科、用血科室、检验科、感染管理科进行调查,并通知采供血机构协同进行相关的调查,调查结果上报院临床用血管理委员会。

3. 临床用血管理委员会根据调查结果,提出处理意见,如为医疗纠纷或有法律诉讼的,提交院医患关系办公室处理。

感染控制部门根据对感染情况的评估,上报疾病预防控制中心。

第十三条　输血传染病的处理

1. 一旦有输血传染病发生,从采供血机构和用血机构追溯传染源头。

2. 三方到场(院方、患方、采供血机构)封存标本、残留血液,标本封存贴上三方签字的封条后放置于输血科保存,并提交指定的第三方机构检测。

3. 追溯受血者输血前传染病指标的检查情况。

4. 核查相关献血者的资料及相同受血者的感染情况。

5. 院感染控制部门及时进行流行病学调查处理,分析查找原因,做好相关资料的登记,采取有效控制措施。

第十四条　输血科对所有输血后感染病例进行详细登记并存档保存。

三、附则

第十五条　本制度由临床输血管理部门负责起草和修订,解释权归临床输血管理部门所有。

第十六条　本制度经临床用血管理委员会审批,自发布之日起施行。

第十九节　血袋管理制度

一、总则

第一条　为加强全院血袋的管理,明确血袋的返回、运送、保存和销毁处理,按照《临床输血技术规范》要求,特编制本制度。

第二条　本制度适用于输血科所有发出血袋的返回、运送、保存和销毁。

第三条　管理职责

1. 护理部负责协调血袋回收的相关人员。

2. 临床护理人员负责血袋的登记移交。

3. 输血科工作人员负责血袋的接收、保存、处理。

二、管理制度

第四条　护理部协调安排后勤相关人员进行血袋回收的移交和运送。

第五条　血袋的移交、返回时间

1. 血袋应视为具有潜在传染性的医疗废弃物,临床科室应设置血袋放置专用盒,输注结束的血袋用黄色垃圾袋打结包装并贴上相应的标签后存放于血袋放置专用盒(防渗漏)。

2. 每天由经授权人员收集血袋并集中送交输血科。

3. 血袋回收交接清楚,临床科室做好血袋的交接记录。

第六条　因特殊原因,无法输注而报废的血液视作输注完毕血袋返回输血科,输血科按照报废血液进行处理。

第七条　患者若出现输血反应,则立即停止输注血液或血液制品,护士用无菌输液贴封闭输血袋口,将输血袋放入贴有患者相关信息标签的密闭黄色医疗垃圾袋上或专用收集盒内,并会同管床医师一起填写输血不良反应反馈登记表(附表11-22)后立即返回输血科,执行《输血不良反应报告管理制度》。

第八条　输血科值班人员接到送达的血袋后应及时登记,并放入血袋专用保存冰箱。

第九条　输血科工作人员将接收的血袋清点数量后移交清洁人员。

第十条　清洁人员将血袋灭菌后移交医院后勤统一处理。

第十一条　输血科每月统计未及时返回血袋的情况,报医务科或质控科。

三、附则

第十二条　本制度由临床输血管理部门起草修订,解释权归临床用血管理部门所有。

第十三条　本制度经临床用血管理委员会审批,自发布之日起施行。

第二十节　输血护理技术规范

一、总则

第一条　为规范血液输注全过程中的护理技术操作,特编制本制度。

第二条　本制度根据《临床输血技术规范》、输血相关法规及护理相关要求编制。

第三条　本制度适用于临床科室血液输注全过程的护理。

第四条　护士负责患者血液输注全过程中的护理与观察。

二、管理制度

第五条　护士在临床输血实践中所需要的专业素质和任职要求如下。

1. 护士的专业素质　护士是临床输血的具体执行者、协调者、观察者、咨询者,不仅要掌握血液及血液成分的性质、特点、使用方法,输血的适应证、禁忌证,输血不良反应的处理等专业知识,还应熟悉输血相关的法律法规,如《中华人民共和国献血法》《医疗机构临床用血管理办法》《临床输血技术规范》等。

2. 任职资格　具有国家规定的护士资格证书和护士执业证书。经过血液标本采集、输血过程的护理、临床输血相关知识的培训和考核。

第六条　临床用血标本的采集

1. 标本采集原则　初次输血的受血者交叉配血标本必须是输血前 3 天之内的。输血后再次输血的患者,24 小时后需要重新采集标本进行交叉配血,预防不规则抗体的漏检。

2. 标本采集的量　交叉配血标本量不少于 5ml。新生儿溶血病检测需要新生儿及其父母的血标本各 3ml。

3. 标本采集部位　不得在输血、输液的同侧肢体采集血液标本,应在对侧肢体采血。特殊情况下确需从输液的静脉中抽取时,必须先用静脉注射生理盐水冲管,然后抽取前面的 5~10ml 血液弃去,更换注射器后再抽取血标本(患者使用肝素治疗或用右旋糖酐、羟乙基淀粉等治疗后采集的血标本要做好标记说明,最好在治疗前采集患者血标本备用)。

4. 标本采集前的核对　护士进行血液标本的采集,必须两人在床边核对患者身份和临床输血申请单后,打印标签或条码,采集血液后,再次核对患者、标签或条码、临床输血申请单。

第七条　血液输注应当根据患者病情、年龄和血液成分决定,按照 WS/T 433—2023《静脉治疗护理技术操作标准》的要求进行输血操作。

(一)输血前准备

物品准备;患者病情的评估;告知患者或家属输血的目的、配合事项、常见输血不良反应的表现。

(二)血液的输注

1. 输血前

(1)核对:2 个专业护士核对医嘱、患者床号、姓名、性别、出生日期、科室、身份证号、住院号 /ID 号、配发血报告单、患者血型检验单、输血记录单。

(2)输血前检查:输血治疗知情同意书是否签署、患者与输注血液血型〔ABO、RhD〕是否有误、血袋外观包装(血液采集日期、有效期、有无渗漏、有无裂痕、有无溶血、凝块等异常情况)是否正常,有无特殊的血液要求,如辐照血液、巨细胞病毒阴性等。

(3)输血前双人核对:2 名专业护士携带病历和输血用品至病房,核对床号、姓名、腕带,核对配发血报告单与血袋标签各项内容是否相符、配发血报告单和输血记录单与腕带的信息是否相符,确保患者身份正确。

(4)输血过程监测:测量生命体征,填写在输血记录单上。

2. 输血中

(1)用快速手消毒液消毒双手,戴手套。

(2)用生理盐水将输血器排气,将液体挤入过滤输血器过滤腔,然后再让液体流入滴注腔约 1/3 满,与已经建立好的静脉通道相连接,关闭调节器。

(3)将血液及其成分轻轻摇匀,去除血袋接口帽,显露血袋接口。

(4)将输血器另一头插入血袋接口。

(5)将血袋挂于输液架上,打开输血器调节器。

(6)两人在输血记录单上签全名,记录输血开始的时间、起始输血速度。

(7)脱手套,用快速手消毒液消毒双手。向患者及家属交代注意事项及常见不良反应的表现。

（8）再次核对患者信息、医嘱、配发血报告单、血袋标签各项内容。

（9）观察15分钟后，询问患者有无不适。再次测量生命体征，将结果记录在输血记录单上。如无异常，根据医嘱、患者需求及一般状况调节输血速度，填写输血记录单，血液输注期间应定期巡查。

3. 输血后

（1）输血完毕用静脉注射生理盐水冲管。

（2）再次测量生命体征，将结果记录在输血记录单上，并且记录输血结束的日期、时间、输血量、有无不良反应等。

（3）将输血袋用专用的医疗废弃物包装袋装好，由专人送输血科保存。

第八条　输血注意事项

1. 输血速度应当根据患者病情、年龄和血液成分决定。应遵循先慢后快的原则，输血开始前15分钟要慢，以1~2ml/min为宜，并严密观察病情变化，若无不良反应，再根据患者病情和年龄调整输注速度。

（1）一般情况下，成人输血速度为2~5ml/min。

（2）年老体弱、婴幼儿心肺功能障碍者，输血速度宜慢至1ml/（kg·h）。

（3）急性大出血患者需快速输注。

（4）血小板、冷沉淀要以患者能承受的最快速度输注。

2. 血液输注的时限

（1）取回的血液应尽快输注，不得自行储存。

（2）一袋血从发血到输血结束不得超过4小时。若室温高，可适当加快滴速，防止时间过长，发生输血安全的风险。

（3）血液内不得加入其他药物，如需稀释只能用静脉注射生理盐水。

3. 输血器材的选用

（1）成人使用常规输血器，儿童可使用儿科输血器。使用前应用生理盐水对输血器材进行预冲洗以便使输血过程流畅。

（2）连续输注不同供者血液时，前一袋血液输完后需要用生理盐水冲洗输血器，然后再接下一袋血继续输注。

（3）同一输血器连续使用12小时应至少更换1次，大量输血根据需求随时更换，因为输血时间长，部分血液成分在过滤器黏附沉淀，影响滴速，也有发生细菌污染的可能。

4. 血液加温　血液不可随意加温，若确需对血液进行加温，只能使用专用加温装置，血液需要加温的情况如下。

（1）大量输血，快速血液输注：成人>50ml/（kg·h），儿童>15ml/（kg·h）。

（2）新生儿或婴儿换血治疗。

（3）冷抗体型自身免疫性溶血性贫血。

第九条　加压输血

如果不具备建立更多通道或已建立的通道输液、输血速度不能满足抢救需要时，可以进行加压输血，但应采用专门的加压输血器或血泵，进行加压输血或紧急抢救相容性血液输注时，护士要全程陪护、严密观察，直至输血结束。

三、附则

第十条 本制度由临床输血管理部门负责起草和修订,解释权归临床输血管理部门所有。

第十一条 本制度经临床用血管理委员会审批,自发布之日起施行。

第二十一节 围手术期血液保护及自体输血技术操作规范

一、总则

第一条 为了进行血液保护,减少患者出血、减少或避免异体血液输注和实施自体输血,编制本制度。

第二条 本制度依据《医疗机构临床用血管理办法》《临床输血技术规范》以及相关的要求编制。

第三条 本制度适用于医院临床手术、麻醉科室医师。

第四条 管理职责

医师负责围手术期血液的保护及自体输血的评估和实施。

二、管理制度

第五条 围手术期输血必须遵守循证医学原则,减少异体输血、减少血液丢失和减少血液机械性破坏。

1. 严格掌握输血指征 务必进行输血前适应证评估:对患者的术前贫血(失血)情况、血容量(Hb/HCT)情况、手术失血危险因素、患者重要脏器功能情况进行必要的评估。

2. 严格把握手术及创伤输血指征

(1)红细胞:用于需要提高血液携氧能力、血容量基本正常或低血容量已被纠正的患者。低血容量患者可配晶体液或胶体液应用。血红蛋白 >100g/L 者,可以不输;血红蛋白 <70g/L 者,应考虑输;血红蛋白在 70~100g/L 者,根据患者的贫血程度、心肺代偿功能、有无代谢率增高以及年龄等因素决定;急性大出血,出血量 >20% 血容量,可以考虑输血,并根据患者的出凝血状况及实验室检查结果,输注新鲜冰冻血浆、血小板和冷沉淀。

(2)血小板:用于血小板数量减少或功能异常伴有出血倾向或表现的患者。血小板计数 $>100 \times 10^9$/L 者,可以不输;血小板计数 $<50 \times 10^9$/L 者,应考虑输;血小板计数在(50~100)$\times 10^9$/L 者,应根据是否有自发性出血或伤口渗血决定;如术中出现不可控渗血,确定血小板功能低下者,输血小板不受上述限制。

(3)新鲜冰冻血浆(FFP):用于凝血因子缺乏的患者。PT 或 APTT> 正常 1.5 倍,创面弥漫性渗血者;患者急性大出血输入大量库存全血或浓缩红细胞后(出血量或输血量相当于患者自身血容量);病史或临床过程表现有先天性或获得性凝血功能障碍者;紧急对抗华法林的抗凝血作用(FFP:5~8ml/kg)。

(4)冷沉淀:术中纤维蛋白原低于 2.0g/L,建议输注。

3. 围手术期血液保护措施

(1)选择小切口,避开大血管入路等手术措施,减少术中出血;手术操作细致,止血彻底;正确使用止血带;直视下进行动脉阻断;动脉内球囊阻断术(如骶骨和骨盆肿瘤手术)。

(2)使用血浆代用品:适当范围内用低分子右旋糖酐、羟乙基淀粉、明胶等血浆代用品补充血容量,以维持正常组织灌注。当失血量 <20% 血容量时,可单独用血浆代用品补充;失血量为 20%~40% 血容量时,血浆代用品与成分血各输一半;失血量 >50% 血容量时,则输血浆代用品 1/3,成分血 2/3。

(3)控制性降压(controlled hypotension):采用药物、麻醉措施使平均动脉压降至 60mmHg,或将血压控制在基础水平以下的 15%~20% 范围内,降低血管内压力,以减少手术创伤出血。

第六条　自体输血

自体输血有 3 种方法:储存式自体输血、急性等容血液稀释(acute normovolemic hemodilution, ANH)及回收式自体输血。

1. 自体输血的相关要求　RhD 阴性等特殊血型患者择期手术,术前动员患者进行自体血储备;要求术前准备时间要充分(2~3 周),以便分次采血储存;进行自体血储备的患者一般状况要好,排除贫血、严重心肺功能障碍病变;完善知情同意手续。

2. 自体输血适应证　特殊 / 稀有血型者;产生不规则抗体或可能产生不规则抗体者;可能有大量出血的手术;紧急外伤或其他原因的大量出血者;为避免异体输血引起感染、免疫抑制等;因宗教或其他原因拒绝异体输血者,排除贫血、严重心肺功能障碍病变。

3. 储存式自体输血　术前一定时间采集患者自身的血液进行保存,在手术期间输用,由输血科完成。

(1)只要患者身体一般情况好,血红蛋白 >110g/L 或血细胞比容 >0.33,行择期手术,患者签字同意,都适合储存式自身输血。

(2)按相应的血液储存条件,手术前 3 天完成血液采集。

(3)每次采血不超过 400ml(或自身血容量的 10%),两次采血间隔不少于 3 天。

(4)在采血前后可给患者铁剂、维生素 C 及叶酸(有条件的可应用重组人红细胞生成素)等治疗。

(5)血红蛋白 <100g/L 的患者及有细菌性感染的患者不能采集自身血。

(6)冠心病、严重主动脉瓣狭窄等心脑血管疾病及重症患者慎用。

4. 急性等容血液稀释(ANH)　ANH 一般在麻醉后、手术主要出血步骤开始前,抽取患者一定量自身血液在室温下保存备用,同时输入胶体液或等渗晶体补充血容量,使血液适度稀释,降低血细胞比容,使手术出血时血液的有形成分丢失减少。然后根据术中失血及患者情况将自身血回输给患者。

(1)患者身体一般情况好,血红蛋白 ≥110g/L(血细胞比容 ≥0.33),估计术中有大量失血,可以考虑进行 ANH。

(2)手术降低血液黏稠度,改善微循环灌流时,也可采用。

(3)输入胶体液或等渗晶体液使血液适度稀释,一般使血细胞比容不低于 0.25。

(4)术中必须密切监测血压、脉搏、血氧饱和度、血细胞比容、尿量的变化,必要时应监测患者静脉压。

(5)下列患者不宜进行血液衡释:血红蛋白 <100g/L、低蛋白血症、凝血功能障碍、静脉输液通道不畅及不具备监护条件的。

5. 回收式自体输血 血液回收是指用血液回收装置,将患者体腔积血、手术失血及术后引流血液进行回收、抗凝、滤过、洗涤等处理,然后回输给患者。血液回收必须采用合格的设备,回收处理的血必须达到一定的质量标准。体外循环后的机器余血应尽可能回输给患者。

回收血禁忌证:血液流出血管外超过 6 小时;怀疑流出的血液被细菌、粪便、羊水或毒液污染;怀疑流出的血液含有癌细胞;流出的血液严重溶血。

三、附则

第七条 本制度由临床输血管理部门起草修订,解释权归临床输血管理部门所有。

第八条 本制度经临床用血管理委员会审批,自发布之日起施行。

第二十二节 术中用血管理制度

一、总则

第一条 为了保障患者术中输血的及时、合理和安全,编制本制度。

第二条 本制度依据《医疗机构临床用血管理办法》《临床输血技术规范》及相关要求编制。

第三条 本制度适用于医院手术患者术中输血全过程管理。

第四条 管理职责

1. 临床医师做好术前患者的用血评估、输血前检查、患者用血知情同意、备血等。

2. 麻醉医师主导患者术中输血,负责就患者术中输血与输血科进行沟通。

3. 输血科负责与麻醉医师沟通,做好术中输血申请的审核、交叉配血、检验检测、储发血工作。

二、术中用血管理制度

第五条 临床医师应对患者进行术前用血评估,做好输血前检查、输血告知等工作。能进行自体输血的患者应进行自体输血,并做好自体输血的相关准备工作;不能实施自体输血而必须进行异体输血的患者,根据手术的大小、出血量的多少等进行用血量的预估,向输血科申请备血。

第六条 常规备血是术前 1 天,特殊血型的患者输血至少提前 3 天备血。

第七条 患者入院即须进行血型的鉴定,有特殊抗体的患者应告知输血科,以便做好相应的血液储备。

第八条 术中用血以麻醉医师为主导,手术医师配合,确保患者的手术安全。

第九条 已经备血的手术患者,术中需要用血时,由手术室通知输血科,输血科及时配血并通知手术室取血;用血量超过备血量时,麻醉医师主导判断输血指征,提出用血需求,与手术医师和输血科沟通,由手术科室医师开具输血申请单,并注明追加用血。术中输血不良反应由麻醉医师上报。

第十条 术中发生意外或需要大量用血的情况,由麻醉医师与输血科及时进行沟通,具体参照本章第二十三节《麻醉科 - 输血科沟通流程》。

第十一条 麻醉记录、手术记录、术后病程记录、护理记录中输血量与发血量须一致,麻醉记录与手术记录出血量须保持一致。

第十二条 输血科负责与麻醉医师沟通,做好术中输血申请的审核、交叉配血、检验检测、储发血工作。

第十三条 术中输血患者的输血病程记录和输血后效果评价由临床科室的管床医师负责执行。

第十四条 术中用血执行《临床用血全过程管理制度》及医院临床用血管理的相关制度。

三、附则

第十五条 本制度由临床输血管理部门起草修订,解释权归临床输血管理部门所有。

第十六条 本制度经临床用血管理委员会审批,自发布之日起施行。

第二十三节 麻醉科 - 输血科沟通流程

一、总则

第一条 根据术中失血量或预计术中出血较多需要紧急输血时,为了确保临床输血安全,麻醉科与输血科特建立此沟通流程。

第二条 本流程适用于手术用血时麻醉科与输血科的沟通。

第三条 麻醉科医师合理申请手术用血;输血科工作人员及时配发血液。

二、管理制度

第四条 麻醉科医师应确认患者是否有签署输血治疗知情同意书,如无立即补签,术中由手术科室医师负责实施沟通和签署。

第五条 手术中的患者输血治疗应当主要由麻醉科医师根据患者具体情况决定并及时与手术医师沟通。

1. 术中常规用血 麻醉医师查阅术前医嘱,如术前有备血,手术室电话通知输血科配发血,输血科工作人员立即查找患者输血申请单和样本,进行快速交叉配血并发血,血液和配发血报告单通过手术血梯送达手术室,输血科电话通知手术室取血,手术室取血后通过手术血梯将取血凭证和签署完整的配发血报告单传送至输血科。

2. 术中追加用血 如术前已备血,但备血申请量已用完,需增加用血,输血科工作人员接到电话后应立即配发血。如遇配血样本已耗尽,输血科工作人员应立即通知手术室抽取交叉配血样本。如术中追加的血液品种未备血,麻醉医师与手术医师沟通后,须由手术科室医师开电子输血申请单,输血科才可发出血液。输血科工作人员将追加的血液量和血液品种记录于输血申请单反面,临床经治医师须在 24 小时内补申请单。

3. 术中紧急用血 按照《紧急抢救配合性用血管理制度》执行。特殊情况下术中紧急用血由麻醉科医师主导判断输血指征并与手术医师沟通,电话通知输血科,由手术科室医师开具电子输血申请单,输血方式选择“紧急用血”,事后由患者所在科室的医师补填输血申请单,配发的血液及相关单据经手术血梯传送。

第六条　大量输血或疑难输血时,由麻醉科主任或医务科授权人员签字,或输血科医师会诊协助,紧急情况下可在用血后 24 小时内补办相关手续。紧急特殊用血,如 RhD 阴性患者,需提前联系输血科,输血科按《RhD 阴性及其他稀有血型的血液输注管理制度》执行。

第七条　按月定期统计自体输血详细信息,互报共享。

三、附则

第八条　本制度由临床输血管理部门起草修订,解释权归临床输血管理部门所有。

第九条　本制度经临床用血管理委员会审批,自发布之日起施行。

第二十四节　临床用血计划管理制度

一、总则

第一条　为促进临床合理用血,对临床用血计划执行情况进行考评,编制本制度。

第二条　本制度依据《医疗机构临床用血管理办法》第三十五条编制。

第三条　本制度适用于医院临床用血计划的编制。

第四条　管理职责

1. 输血科负责收集并编制临床用血计划,对临床用血计划执行情况进行总结和上报。

2. 医院临床用血管理委员会主任委员负责用血计划的审批。

3. 临床科室负责申报用血计划。

4. 医务科负责对临床用血计划执行情况进行督导。

二、管理制度

第五条　用血计划的编制

1. 输血科根据临床科室上年度用血量编制各科室年度用血计划,并汇总形成医院年度用血计划。

2. 科室及医院年度用血计划经医院临床用血管理委员会主任委员审批后,输血科将医院年度用血计划报当地采供血机构。

第六条　用血计划的实施

1. 各临床科室必须将本科用血计划在科内公布。

2. 各临床医师必须严格掌握用血指征,合理用血,节约用血。

第七条　用血计划执行情况的考核

1. 输血科每年年初统计上年度各临床科室及全院的实际用血量,与上年度用血计划进行比较,形成报表交医务科。

2. 医务科对各临床科室用血计划执行情况的符合性进行评价。各临床科室实际用血量不应超出计划用血量;若有超量,应有相应的医疗指标增长,且用血量增长幅度不应超过医疗指标增长幅度。

3. 用血计划执行情况的考评结果在医院临床用血管理委员会工作会议上公布,并纳入科室绩效考核和全面考核。

三、附则

第八条　本制度由临床输血管理部门起草修订,解释权归临床输血管理部门所有。

第九条　本制度经临床用血管理委员会审批,自发布之日起施行。

第二十五节　输血科会诊制度

一、总则

第一条　为了输血科能更好地协助和指导临床合理用血,保障临床用血的安全,特编制本制度。

第二条　本制度依据《医疗机构临床用血管理办法》《临床输血技术规范》的相关要求编制。

第三条　本制度适用于医院输血科参加临床科室的会诊。

第四条　参加会诊人员应具有主管(主治)医师及以上职称,有 5 年以上临床输血工作经历,能指导临床合理、安全、有效地用血。

二、管理制度

第五条　基于输血专业的特殊性,输血科有义务参加临床用血科室提出的会诊,协助和指导用血科室科学合理用血,提高用血的有效性和安全性。

第六条　输血科参与会诊分类

1. 大量输血会诊　大量输血是指 24 小时内患者受血量达到或超过自身血容量的输血。对于大量输血的病例,用血科室应申请会诊,共同编制和准备输血治疗方案。严格掌握输血适应证,避免滥用血液,减少输血传染病和输血不良反应的发生。

2. 疑难输血的会诊　用血科室在输血前申请会诊,输血科应参加专业性的讨论并参与编制输血治疗方案,如自身免疫性疾病、抗体筛选阳性、交叉配血不合、特殊血型等患者的临床用血。

3. 输血反应会诊　在输血时或输血后,患者发生疑似输血不良反应或血液输注无效时,用血科室应向输血科发出会诊申请,输血科应积极参与配合并合理分析。

4. 自身输血会诊　对于择期手术预计出血量较大的符合自身输血条件的患者,术前应请输血科、麻醉科、护理部协商自身输血方案。

5. 围手术期出凝血及输血管理　对于术中出血量较大,术后出凝血异常的用血者,输血科应介入会诊,对于合并基础疾病或出现合并症的手术患者,酌情启动包括血液科、ICU、输血科在内的多学科会诊(multidisciplinary team,MDT)。

6. 其他输血相关的 MDT。

三、附则

第七条　本制度由临床输血管理部门负责起草和修订,解释权归临床输血管理部门所有。

第八条 本制度经临床用血管理委员会审批,自发布之日起施行。

第二十六节 血液储存质量监测与信息反馈制度

一、总则

第一条 为规范已合格入库的血液成分保存方法、保存条件及质量监控的要求,监测各血液品种的上下线库存量,确保临床用血安全、充足、及时、有效、可控,特编制本制度。

第二条 本制度适用于输血科工作人员及临床用血科室的医护人员。

二、管理制度

第三条 血液预定管理

1. 输血科根据临床用血需求向血站报送用血需求计划,同时安排培训合格的取血人员到血站领取血液。

2. 有特殊血液成分需求时医院需提前两天预约,输血科应负责向临床医师做好解释工作。

第四条 血液接收核对、入库、储存管理

1. 血液成分入库前要认真验收核对 核对内容:运输条件、物理外观、包装是否合格,血袋是否有破损,标签字迹是否清晰、内容是否完整。标签上标明供血机构名称及许可证号、供血条形码编号、血型、品种、血量、采血日期、成分制备日期、有效期、储存条件等信息。

2. 输血科入库血液品种须有记录 记录内容:献血者条形码编号、血型、品种、血量、采血日期、有效期、入库时间、入库人等信息。

3. 血液储存顺序 血液品种按 A、B、O、AB 血型分类储存于血库专用冰箱或专用冰柜不同层内,标识明显;不同日期的血液依先后次序存放,整齐排列。

4. 血液储存温度 红细胞类制品于 2~6℃保存,血浆和冷沉淀于 −20℃以下保存,血小板于 20~24℃振荡暂存。

5. 储血冰箱的温度监控 每天定时记录冰箱温度。

6. 血液有效期内使用 各类血液及成分严格按照规定储存期限保存,过期血一律不得用于临床,严格执行报废血的报批手续,并做好相关记录。

7. 用血计划 根据临床和库存需要,每天做好用血计划和预约血液工作,节约血液,避免浪费。

8. 库存盘点 每天下班前,做好血液交接工作,核对实际库存数量、记录数量、合理用血系统储存数量三者是否一致,做好交接记录,由储发血岗位工作人员每月盘点库存血液1次。

9. 血液报废 做好报废血液和医疗废物的处理工作。

10. 出入库资料 妥善保存血液出入库记录及资料,每年移交档案资料保存至少 10 年。

第五条 取血、发血出库管理

1. 从血站领取血液时,指派经血站培训合格的专业人员按照规定取血。

2. 由具有相关资格证的医护人员持取血凭证从输血科(血库)领取血液。

3. 禁止非专业人员取发血。

4. 取血与发血的双方必须共同查对,执行《取血和发血管理制度》。

5. 取发血双方需进行质量检查,检查内容执行《输血前查对制度》。

6. 配血结果未出前或配血结果有疑问时严禁发血(抢救用血时除外)。血液发出后,受血者和供血者血样于 2~6℃冰箱保存至少 7 天。

7. 血液发出后原则上不得退回输血科(即退库),出库后半小时之内的血液制剂因特殊原因(如患者发热)不能输注的,输血科可暂代保存,保存时间不超过 24 小时,输血科工作人员需提醒临床暂存血液的有效期;医护人员取血时,执行《取血和发血管理制度》。

8. 输血后的血袋应交回输血科,于 2~8℃保存至少 24 小时。

第六条　血液库存预警管理

1. 血液库存预警监测标准　根据临床用血情况以及紧急用血时对血液制剂的选择性,对输血科的血液库存储备编制了明确标准,当库存低于以下标准时,启动预警程序。

2. 用血储备计划具体措施

(1) 必须随时储存足量的 A、B、O、AB 型血液,随时保证临床用血需要。

(2) 输血科每天对血液库存情况进行早晚交班,当库存不足或用血量大时,当班人员应及时汇报,并采取相应措施。

(3) 当用血储备低于以上预警标准时,以抢救用血为先。

3. 血液保存冰箱及环境温湿度监测的标准

(1) 储血冰箱内严禁存放其他物品,冰箱每周消毒 1 次,冰箱细菌监测每月 1 次,菌落数 <80cfu/10min 或 <200cfu/m³(培养皿 90mm 细菌培养),无霉菌生长。

(2) 做好储血室内的物表、地表、空气、消毒工作及温湿度记录,并应有温湿度失控时的处理措施。

三、附则

第七条　本制度由临床输血管理部门负责起草和修订,解释权归临床输血管理部门所有。

第八条　本制度经临床用血管理委员会审批,自发布之日起施行。

第二十七节　临床用血和无偿献血知识培训管理制度

一、总则

第一条　为确保医护人员了解并熟知临床用血和无偿献血的相关知识,保证临床用血科学、合理和有效,编制本制度。

第二条　本制度依据《医疗机构临床用血管理办法》《临床输血技术规范》的相关要求编制。

第三条　本制度适用于医院临床输血和无偿献血的全员培训。

第四条　管理职责

1. 医务科负责培训计划的编制和上报并组织实施。

2. 输血科协助医务科完成培训。

二、管理制度

第五条　每年年底,医务科根据年度临床输血管理的检查情况、年度用血情况、全院参加无偿献血的情况、临床用血管理中存在的问题等,提出来年年度培训的需求,报临床用血管理委员会批准。

第六条　年度培训内容包括临床用血规范、科学用血、合理用血、节约用血、患者血液管理、临床输血新技术、输血传染病、血液及血液制剂、临床输血国际国内新动态、无偿献血相关知识等。

第七条　临床用血管理和无偿献血知识的培训作为新入职人员(医师、护士)的岗前必培项目之一。

第八条　每年对全院医护人员进行1~2次临床用血管理和无偿献血知识培训,并进行考核,考核成绩纳入个人学习档案。

第九条　医教部负责组织实施,包括确定培训的日期、时间、地点、主讲内容、授课专家的聘请、评估、考勤、考核等。

第十条　输血科协助医务科完成临床用血和无偿献血知识的全院培训工作。

第十一条　医务科根据年度培训情况总结后提交临床用血管理委员会。

三、附则

第十二条　本制度由临床输血管理部门负责起草和修订,解释权归临床输血管理部门所有。

第十三条　本制度经临床用血管理委员会审批,自发布之日起施行。

（邵超鹏　周世乔）

第二十八节　输血门诊管理制度

一、总则

第一条　为了输血科能更好地协助和指导临床合理用血,保护血液资源,保障临床用血的安全和医疗质量,特编制本制度。

第二条　输血科门诊是在输血医学及相关医学理论指导下,遵循疾病诊疗规范,在门诊为患者提供输血相关的诊疗服务,包括疾病诊断或协助诊断并提供相应的治疗措施,是临床诊疗的现实需求及输血医学发展的方向。本制度依据《医疗机构临床用血管理办法》的相关要求编制。

第三条　本制度适用于医院输血科开设输血门诊的管理。

第四条　普通输血科门诊医师必须执业医师资格证书和注册证书齐全,且注册地点在本医疗机构,并有一定的临床和输血科工作经验。其他门诊的出诊医生资格尚需符合相应门诊的准入标准及管理规定。

第五条　管理职责

1. 门诊场地及设施要求　应有独立诊室,诊间及设施要求与医院其他临床科室诊室一致。

2. 诊疗对象及内容　围手术期患者血液管理、新生儿溶血病围产期管理、成分血单采及相关治疗、特殊用血患者的输血评估指导,包括特殊疾病患者的个体化输血策略编制、疑难血型和/或稀有血型的鉴定、输血评估指导、自身抗体和/或同种抗体患者的输血方案编制、输血不良反应的指导和预防、输血不良反应病例的追踪等。

二、管理制度

第六条　服从门诊部的统一管理和协调,保证服务规范、及时;尊重患者的知情权及民族习惯;杜绝违反职业道德及行风建设要求的事件发生;严格遵守劳动纪律。

第七条　严格执行各项相关规章制度、诊疗规范及工作流程;采取有效措施加强质量控制并不断优化服务,努力提升患者的就诊体验,确保医疗质量、医疗安全及维持正常的门诊医疗秩序。

第八条　首诊医师对所接诊患者都必须详细询问病史,进行全面体格检查,认真书写病历,提出处理方案,合理检查,合理治疗。

第九条　认真履行"首诊负责制",主动引导患者进入下一就诊环节及合理就诊;需进行门诊特殊治疗(如治疗性单采等)的患者,接诊医师需做好术前准备并向患者或家属交代清楚有关病情及注意事项等,做到知情同意并签署知情同意书;还应加强对门诊治疗室工作的指导,必要时亲自操作;对疑难或需要多学科会诊的病例,及时申请上级医师及相关专业医师会诊。对于不属于输血专业诊疗范围的患者,可将其转诊至相关科室进一步诊治。

第十条　发现须上报的法定传染病时,须按要求及程序上报医院感染管理办公室。

三、附则

第十一条　本制度由临床输血管理部门负责起草和修订,解释权归临床输血管理部门所有。

第十二条　本制度经临床用血管理委员会审批,自发布之日起施行。

(周小玉)

第二十九节　治疗性输血管理制度

一、总则

第一条　治疗性输血是指与输血医学相关的血液治疗,主要包括治疗性血液成分单采术和置换术以及其他血液治疗技术,为促进治疗效果和保证医疗安全,特编制本制度。

第二条　本制度依据《医疗机构临床用血管理办法》《临床输血技术规范》的相关要求。

第三条　本制度适用于医院输血科开展治疗性输血的管理。

第四条　参加治疗性输血人员须取得医师资格证书、护士执业证书或相应技师资格证书且已接受系统输血医学理论知识和相关治疗、检测操作等技能培训。

第五条　管理职责

1. 输血治疗室　应符合医院感染控制相关要求,并配备必要诊疗设施,包括血细胞分离机、采血秤、热合机、血压计等;抢救药物及设备,如心电监护仪、简易呼吸器、吸氧设备、抢救车等。危重患者的治疗,有条件的可到床边进行。

2. 诊疗对象及内容　需要成分血单采及血液相关治疗的患者。治疗性单采包括红细胞去除、血小板去除、白细胞去除、血浆置换、血小板血浆采集、外周血造血干细胞采集、单个核细胞采集以及自体血三氧治疗、其他成分血拓展治疗等。

二、管理制度

第六条　进行治疗性输血,必须先由患者经治医师填写治疗性输血申请单,输血科接到申请单后,必须对患者病情进行全面的评估,主要包括是否符合治疗适应证,治疗存在的风险因素,评估相关的心肺系统、影像学、血液学等检查报告及疾病特点,确定患者是否耐受治疗。输血科应与经治医师共同编制可行的治疗方案和紧急情况预案。

第七条　在对患者进行治疗前必须征得患者(家属或监护人)的同意,并在治疗性输血申请单上签名,如在治疗过程中需用异体血液成分,还应在输血治疗知情同意书上签名。

第八条　在进行治疗性血液成分单采和置换术过程中,为保证患者的安全,预防意外情况发生,根据《临床输血技术规范》第九条规定,必须由输血科和经治医师负责患者治疗过程的监护。

第九条　在进行治疗时,必须严格执行血细胞分离机等机器的操作规程,并严格按机器软件指令操作。在治疗过程中应做好患者临床表现、生命体征监测,如出现低血钙、过敏等不良反应时,应及时进行治疗。

第十条　治疗完毕,应将治疗中的相关数据记入治疗性输血报告单并告知临床医师,将治疗相关设备放置于专门位置并按要求做好清洁和保养。

第十一条　为达到最好的疗效,开展治疗性输血时,不能忽略对原有疾病的病因治疗,必须"标本兼治"。

三、附则

第十二条　本制度由临床输血管理部门负责起草和修订,解释权归临床输血管理部门所有。

第十三条　本制度经临床用血管理委员会审批,自发布之日起施行。

（周小玉）

第七章

输血科管理制度

第一节　输血科工作制度

一、目的

为了确保工作人员的执业行为符合临床用血相关法律法规、医院规章及科内工作要求，特编制本制度。

二、适用范围

本制度适用于输血科全体工作人员。

三、工作职责

1. 工作人员认真执行临床用血相关的法律法规、医院规章要求及科内的各种工作管理制度。

2. 主任或主任指定人员负责制度的监督执行和管理。

四、工作制度

1. 严格执行《中华人民共和国献血法》《医疗机构临床用血管理办法》《临床输血技术规范》等临床用血法律法规，医院临床用血的管理制度、规章要求及本科室临床用血相关的操作规程。

2. 紧紧围绕"一切以临床为中心"的服务理念，建立临床用血质量管理体系，推动临床合理用血。

3. 负责编制临床用血储备计划，根据血站供血的预警信息和医院的血液库存情况协调临床用血。

4. 负责血液的预订、入库、储存、发放工作。

5. 负责输血相关免疫血液学的检测。

6. 参与推动自体输血等血液保存和输血新技术的应用。

7. 参与特殊输血治疗病例的会诊，为临床合理用血提供咨询或指导。

8. 参与临床用血不良事件的调查和处理。

9. 根据临床治疗的需要,参与开展血液治疗相关技术。

10. 承担医院交办的有关临床用血的其他任务。

11. 关注输血医学发展的新动态,引进临床用血的新技术、新观念,推动本院临床输血的前沿发展。

12. 输血科实行 24 小时工作制度;工作班次分为行政班、主班、中班、副班、质控班、夜班。

13. 工作人员必须严格遵守医院及本科室的各项管理规定,遵守纪律,坚守岗位。有事请假,不得迟到早退,如有特殊情况需暂时离开,必须向有关人员交接,说明去向、事由、时间并按时返回,不得脱岗。

14. 严格执行工作制度,认真进行血液检测样本的审核(用血、备血样本必须对血样和输血申请单进行核对)、检测、报告发放、样本储存、样本的销毁和登记记录。

15. 严格执行《临床输血申请及分级管理制度》,加强与临床的沟通协调,指导临床科学合理用血及血液制品。

16. 严格进行血液出入库、储存的质量控制。如发现采供血机构所发血液的血型标记有误,或标签内容模糊不清,血液有其他的质量问题,应做好记录,然后通知采供血机构退回复核,并应及时向科室负责人及医疗值班报告,并详细做好记录。

17. 配合医务科定期对临床进行合理用血的抽查(每月 1 次)和培训(每年不少于 2 次),确保临床输血规范合理,符合输血法律法规的要求。

18. 严格执行操作规程,如遇难以判断的结果,应向科室负责人或有关上级技师报告。采取相应措施直至结果明确无误,确保安全,方可发血。

19. 工作人员在完成本职工作的同时应加强学习,更新知识,了解国内外临床输血新技术、新观念,努力将科、教、研协同发展,推动输血医学学科建设。

第二节　工作人员能力认定管理制度

一、目的

为规范输血科工作人员的任职资格,确保输血科工作人员具有胜任相应岗位的能力,保证输血工作的正常进行,编制本制度。

二、适用范围

本制度适用于输血科全体工作人员。

三、管理职责

1. 输血科主任负责对各岗位的任职资格进行设定。

2. 输血科科教管理部门编制人员管理的培训计划并定期进行人员考核。

四、管理制度

1. 科室人员资质要求见附录 6。

2. 工作人员应完成每年医院内规定的继续教育,并将完成情况报科教秘书进行登记记录。

3. 科教秘书应做好科内年度和岗前培训计划。工作人员应接受输血新技术、新观念以及相关工作流程的培训。

4. 新入职人员除参加医院组织的岗前培训外,还需接受科内岗位培训,岗位培训一般 3 个月,须考核合格,确保有能力独立上岗。相关工作岗位 5 年以上工作经验的技师、主管技师、副主任技师、主任技师到岗后接受科内相关工作流程培训 1 个月,须考核合格,确保有能力独立上岗。

5. 当工作人员岗位职责发生变化,或离岗 6 个月以上再上岗时,应接受至少 1 周相关工作流程的培训,考核合格后方可独立上岗。

6. 当岗位工作流程改变后,工作人员应接受培训考核。

7. 当政策法规有变化时,工作人员应接受培训考核。

8. 使用新技术前,工作人员应接受相关培训考核。

9. 新的仪器、设备使用前,工作人员应接受仪器设备使用、维护等相关知识的培训,进行相关的能力评估。

第三节 输血科消毒清洁制度

一、目的

为确保工作环境管理符合感染控制要求,保障输血质量与安全,编制本制度。

二、适用范围

本制度适用于输血科工作环境的清洁与消毒管理。

三、管理职责

1. 输血科工作人员负责工作范围内的清洁与消毒工作。

2. 输血科质量管理小组负责监督执行。

四、管理制度

(一)输血科的清洁消毒

1. 日清洁

(1)每日工作结束时,用 500mg/L(每升水加 1 片三氯消毒片)含氯消毒液擦拭工作台面、地面。

(2)每日下班前,用 75% 酒精消毒液或消毒纸巾擦拭加样枪、离心机、试管架、热合机。

(3)每日自动预设运行空气消毒机至少 3 次,对输血科进行空气消毒。

(4)如果台面或地面不小心被血液污染,立即用吸水纸巾吸走污染物,弃进医疗废物垃圾桶,再用 2 000mg/L(4 片三氯消毒片 +1L 水)含氯消毒液喷洒污染区域,吸水纸巾覆盖 30 分钟后,方可擦拭,最后用清水擦除残留消毒液。

（5）如果仪器设备被血液污染,立即用纸巾吸走污染物,弃进医疗废物垃圾桶。用75%酒精消毒液喷洒污染区域,浸润5~10分钟,擦干待用。

（6）每天工作结束时,生物安全柜开启紫外灯30分钟（如有使用）。

（7）以上清洁消毒过程完成后,必须及时做好相关的记录。

2. 周清洁

（1）每周用75%酒精或消毒纸巾擦拭储血冰箱和血小板振荡仪的内壁。

（2）恒温水浴箱、溶浆机每周换水1次,并用75%酒精消毒液或消毒纸巾擦拭水箱内外壁。

（3）每周运血电梯（若有）、运血专用箱用500mg/L（每升水加1片三氯消毒片）含氯消毒液或消毒纸巾擦拭。

（4）以上清洁消毒过程必须做相关的记录。

（二）输血科的污物处理

1. 废弃的一次性使用医疗用品、废血和血液污染物等生物垃圾应分类收集,贴生物危害标识,由医院统一进行无害化处理。感染性废物的量不得超过专用垃圾袋体积的2/3,工作人员应及时更换新垃圾袋。

2. 输血科产生的污水应排入医院污水处理系统中处理。

第四节　输血科储血冰箱消毒清洁制度

一、目的

为保证血液储存符合感染控制的要求,保证临床输血安全,编制本制度。

二、适用范围

本制度适用于输血科储血冰箱的清洁与消毒管理。储血冰箱包括红细胞保存冰箱、血液暂存冰箱、血小板振荡保存箱、血液专用运输箱等。

三、管理职责

1. 科内员工或受过培训的清洁员每周五进行储血冰箱的清洁与消毒工作。

2. 科内感控员定期做储血冰箱的细菌监测。

3. 质量管理小组负责监督执行。

四、管理制度

（一）储血冰箱的清洁与消毒

1. 每周工作人员或受过培训的清洁员定期用75%乙醇或符合要求的一次性医用消毒巾擦拭储血冰箱、血小板振荡保存箱及血液专用运输箱的内壁和箱内的框架。

2. 做完以上清洁消毒后,相关人员必须做好储血冰箱定期消毒的相关记录。

（二）储血冰箱的清洁与消毒核查

1. 感控员不定期使用荧光标记笔在上述冰箱内做标记,定期核查清洁与消毒后所做标记是否被清洁。

2. 如所做标记未被清洁,该次清洁视为无效,需要重新清洁消毒,直至消毒通过。

(三) 储血冰箱的定期细菌监测

1. 感控员每月定期对上述冰箱做空气细菌培养监测;在每季度定期对上述冰箱的内壁做物表细菌监测。

2. 感控员对上述监测结果进行登记复核。

(四) 储血冰箱的污染处理

1. 储血冰箱的监测结果异常时,感控员应直接向主任报告,并及时对冰箱进行清洁消毒。

2. 做完清洁后感控员再次做监测,直至监测结果合格。

第五节　实验室医疗废物管理规定和处置制度

一、目的

为了确保实验室生物安全,按照《医疗废物管理条例》《医疗卫生机构医疗废物管理办法》和《医疗废物分类目录(2021 年版)》,对输血科实验室的医疗废弃物实行分类管理和处置,编制本制度。

二、适用范围

本制度适用于输血科实验室医疗废物的分类、包装、运送和处置。

三、管理职责

1. 受过培训的清洁员每日进行医疗废物的清洁和处置工作。
2. 输血科感控人员及质量管理小组负责监督执行。

四、管理制度

(一) 输血科实验室医疗废物的分类

1. 感染性医疗废物　包括一次性塑料试管、一次性吸头、吸水纸、棉签、棉球、纱布、血型卡、实验室内的血液血清、过期处置的样本、过期试剂、废液废水、特殊样本(如输血传染病患者样本)等。

2. 损伤性废物　包括针头、玻璃试管、载玻片、安瓿等。

3. 化学性废物　包括废弃的化学试剂、消毒剂、废弃的温度计等。

(二) 医疗废物的包装处置要求

1. 医疗废液

(1) 全自动仪器下排液经消毒处理后方可排入污水处理系统。

(2) 报废的血液血清、试剂等用含有效氯 500mg/L 的消毒液浸泡 30 分钟消毒后才能排入污水处理系统。

2. 损伤性废物　包括针头、玻璃试管、载玻片等,收集于锐器盒中。

3. 感染性废物

（1）感染性废物置于有生物安全警示标识的黄色垃圾桶中,并用黄色垃圾袋包装,特殊样本(如输血传染病患者样本)要特别标识,并用双层黄色垃圾袋包装,高压消毒灭菌后移交。

（2）医疗废物的量不能超过包装袋或容器容量的3/4,并能有效封口,使包装物或容器封口严密。

（3）包装袋或容器被感染性废物污染后,应立即进行消毒处理并增加一层包装。

（三）医疗废物的交接运送

1. 输血科工作人员将产生的医疗废物分类放置,由院内专门的保洁人员收集并移交,做好登记记录。

2. 保存 7 天后的交叉配血样本和血型样本由实验人员定期清理并移交保洁人员进行高压灭菌后处置。

3. 报废的血液由输血科实验室人员按照上述要求进行处置。

（四）其他

收集医疗废物的保洁人员应定期接受医疗废物相关知识的培训。

第六节　消防安全管理制度

一、目的

为建立健全科室火灾事故的应急处理机制,提高科室人员应对各类火灾的处置能力,确保医护人员和患者的生命和财产安全,特编制本制度。

二、适用范围

本制度适用于科室消防安全管理。

三、管理职责

1. 后勤处保卫科负责开展消防安全培训和安全督查。
2. 输血科安全员负责监督执行。

四、管理制度

（一）日常管理要求

1. 全科员工知晓报警电话(院内:××××;院外:119)、工作场所消防器材的摆放位置及逃生通道;熟练掌握消防设施和消防器材的使用方法。

2. 报警、扑救火灾及逃生应根据实际情况而采取相应措施,人员分工应符合"三近"原则,即离通信设施近的人报警,离起火点近的人灭火,离安全通道近的人负责引导人员逃生。

3. 后勤处保卫科每年到科室开展 1~2 次消防培训,每个季度开展 1 次安全督查。科室每个季度开展 1 次科内安全培训。输血科安全员每日进行安全巡查。

4. 实验室必须配备符合本科室要求的消防器材,消防器材要放置在明显、便于取拿的位置,严禁任何人以任何借口把消防器材移作他用,要定时检查、及时更换消防器材;实验室人员要学习消防知识,熟悉安全措施和消防器材的使用方法,还应定期进行培训和考核。

（二）火灾分类

1. 一般火灾事故(Ⅲ级):涉及范围小,危害性不大,且能通过自救解决。报警的同时开展灭火、疏散、救护工作。

2. 重大火灾事故(Ⅱ级)和特大火灾事故(Ⅰ级):使用手提式灭火器不能使火情明显削弱,是难以控制的火灾事件,涉及范围广且可能危及人员的生命和财产安全。

（三）一般火灾处理流程

1. 报警　院内电话号码×××× ,院外电话号码119,消防控制室立即上报保卫科(电话号码:××××)。保卫科及行政总值班到场核实基本情况后,逐级上报。报警的同时开展灭火、疏散、救护工作。

2. 灭火　手提式灭火器的使用方法:查看压力表是否正常(干粉),手提灭火器,拔出插销,压下手把,向火焰根部扫射。

3. 疏散　在火灾现场引导人群向下疏散,首先要保证人员安全。走楼梯,不能乘坐电梯(具体的逃生方向可结合实际情况),有浓烟时戴防烟面具,或用湿毛巾捂住口鼻,匍匐前行,所有人员撤离后关闭楼层的所有防火门。

4. 善后处理工作　要保护火灾现场,不准随意转移现场物品,由本科室与后勤处保卫科配合政府消防主管部门进行火灾调查、善后处理等相关工作。

第七节　实验室安全和员工健康管理制度

一、目的

为了保障员工的安全和健康,防止职业暴露,编制本制度。

二、适用范围

本制度适用于实验室内所有员工及所有操作、活动。

三、管理职责

输血科各级工作人员应严格执行。

四、管理制度

1. 实验室主任为实验室安全责任人,科室生物安全员须定期进行安全核查;实验室工作区禁止吃、喝、化妆和操作佩戴隐形眼镜等,禁止在工作区内任何地方储存个人食品及饮料等。

2. 进入实验室前须查看指甲是否需要修剪,以免刺破手套。长发应束在脑后,禁止在实验室内穿露脚趾的鞋;在实验室要始终穿着实验服,离开实验室应更换实验服。

3. 所有样本均可能有传染性,操作时均应戴手套,不得用戴手套的手触摸自己的眼、鼻子或其他暴露的黏膜或皮肤,不得戴手套离开实验室。

4. 工作人员接触血液、体液或其他污染材料后,即使戴有手套也应立即洗手;摘除手套后、使用卫生间前后、离开实验室前等均应例行洗手,按照洗手七步法执行(内、外、夹、弓、大、立、腕)。

5. 严格禁止用嘴吸液、舔标签等,应尽可能减少使用利器和尽量使用替代品,包括针头、玻璃、一次性手术刀在内的利器,应在使用后立即放回耐扎容器中。

6. 所有溅洒事件、意外事故和明显或潜在的暴露于感染性材料的情况,都必须向安全管理小组组长及实验室负责人报告,按照《意外事件处理及报告制度》执行上报和处置。

7. 实验场所应保持整洁、干净,当日工作完毕岗位人员应进行工作台面整理清洁,所有操作离心机、加样枪、试管架等均必须擦拭处理。负责科室清洁的人员须每日对场所、台面等进行清洁消毒处理和记录。

8. 所有弃置的实验室生物样本和被污染物,在从实验室取走之前,均应按照医院规定处理和转运。

第八节　意外事件处理及报告制度

一、目的

为了在发生不可控的事故或紧急情况时,输血科能做出应急准备和响应,最大限度保障临床用血安全及人员安全,特编制本制度。

二、适用范围

本制度适用于输血科遇到供血、供水、供电、火灾、水灾、溅洒、锐器伤、离心管破碎等各种突发意外事件时的管理。

三、管理职责

1. 科室应急管理小组负责根据实际情况,决定是否启动预案,并负责预案实施过程中重大事项的决策。

2. 输血科工作人员负责预案的具体实施,承担各自应急工作。

四、管理制度

(一)供血紧急预案

输血是医疗急救中不可缺少的治疗手段,然而在临床危重患者的抢救中,可能出现由于缺血或疑难配血耽误抢救时间的情况。根据本院实际情况,编制供血应急预案,以保证临床科室和输血科在遇见突发性事件时,在血液缺乏的情况下,每位医务人员明确各自的任务和用血技术思路,积极为抢救患者赢得时机。

1. 输血科血液建立库存预警标准。血液库存预警分为 3 级,发布预警信息时采用颜色预警。

（1）"蓝色"代表当前血液库存充足,达到平均每周用血量。

（2）"黄色"代表当前血液库存偏低,只有平均每周用血量的50%。

（3）"红色"代表当前血液库存严重不足,低于每周用血量的10%。

2. 用血储备具体补充措施

（1）当血制品储备量低于"黄色"预警标准时,要发送订血计划到供血机构,并及时到供血机构取血。

（2）当血制品储备量低于"红色"预警标准时,要发送订血计划到供血机构,并电话联系供血机构,告知情况;同时上报医院医务科,对全院用血情况进行预警,并采取限制用血措施,以保证抢救用血。

（3）当血液有效期只有一周时,要重点关注,尽量向临床调配,避免浪费。

（二）突发公共伤亡事件应急预案

1. 因自然灾害和群发性事故而造成大量伤亡时,由输血科主任报告医院临床用血管理委员会主任委员和医务科科长,暂停本院择期手术用血和非抢救治疗用血,全力保证此类临床用血的同时,紧急联系供血机构调配血液。

2. ABO血型紧缺及RhD阴性稀有血型的输血,按照《临床用血应急保障预案》执行。

3. 术中疑难输血时,临床应积极进行抗休克治疗,扩容补充晶胶体液,保持血容量,同时术中采取低血容量稀释技术和血液回收技术,以保证手术的顺利进行,从而赢得疑难配血时间和后续血液供应时间,保障患者安全。

（三）紧急用血

紧急用血按《紧急抢救配合性用血管理制度》实施。

（四）输血不良反应

输血不良反应执行《控制输血严重危害方案》。

（五）停水应急处理预案

1. 科室工作人员发现科室突然停水后,立即电话联系后勤处或总务科,相关维修人员来科室进行查看维修,一时无法解决的,报告输血科主任,非正常工作时间报告行政总值,说明停水情况及停水预估时长。

2. 检查血型仪系统工作液剩余量,如在停水期间需要配制系统工作液,联系后勤处或总务科配送桶装水。

3. 检查融浆机运作情况,如非必要,不得启用融浆机清洗、换水、排水功能。如融浆机无法正常使用,则启用水浴箱进行血浆的解冻。

（六）停电应急处理预案

1. 科室发生突发性停电时,立即电话联系后勤处或总务科派相关维修人员来科室进行查看维修,一时无法解决的,需报告输血科主任,非正常工作时间报告行政总值,说明停电情况及停电预估时长。

2. 停电时采用应急灯提供照明。值班人员应关闭未连接UPS的仪器设备电源,以免恢复供电时受到强电流的冲击,导致仪器设备损坏。待供电恢复正常后,再按操作规程开启仪器设备。

3. 停电过程中,值班人员应加强巡视,保证所有血液制品的储存温度符合要求,并注意防火防盗。

4. 停电过程中，输血科仅供应紧急用血，按信息系统故障应急流程进行；发生医疗方面的特殊问题应立即向科主任、医务科报告。

5. 恢复供电后，科室值班人员检查用电设施是否正常。

（七）火灾应急预案

一旦发生火灾，值班人员应立刻拨打医院消防值班电话报警，并迅速按下火灾报警按钮，在消防人员来之前明确起火原因，根据现场采取自救。

1. 如电线起火，火势较小时应立即切断电源，呼叫相关同事协助处理。

2. 若火势较大可利用医院配备的灭火器材进行扑救。

3. 若火势无法控制需消防人员扑救，应立即从消防撤离通道（消防撤离通道一般在走廊两端，严禁乘电梯撤离）迅速撤离至安全地带。

4. 到达安全地带后，立即向院领导汇报情况，在院领导统一指挥下配合其他部门做好灭火扑救及疏散工作。

（八）水灾应急流程

1. 若发生水灾，立即检查水灾部位是否有电源插板或设备并迅速切断电源。

2. 立即通知后勤处或总务科协助检修，分析漏水原因。

3. 清理积水，防止设备进水损毁。

4. 请设备科检查设备是否可以正常运行。

（九）溅洒应急流程

1. 发生大量血液等污染环境时启用“溅洒箱”，竖立“远离”警示牌。

2. 大量（>10ml）血液溅污的物表或地面用含吸水成分的消毒粉完全覆盖或使用蘸有消毒溶液的吸湿材料覆盖，或用一次性吸水材料完全覆盖后用足量的有效氯含量为 2 000mg/L 含氯消毒剂浇在吸水材料上，以不流水为宜。作用 30 分钟后，用覆盖物包裹污染物清除，放入感染性废物袋中，包扎并封口。

3. 脱去污染手套，洗手，再次戴上新手套，更换新的有效氯含量为 2 000mg/L 含氯消毒剂的抹布或消毒湿巾擦拭物表，30 分钟后再清水擦拭，清除残留消毒剂。使用过的洁具用有效氯含量为 1 000mg/L 的含氯消毒剂浸泡 30 分钟，洗净悬挂晾干。

4. 按顺序脱除个人防护用品，清洁双手。

5. 溅洒箱内材料至少包括以下几种。

（1）超强吸收粉 1 瓶 100g（可以吸收血液、呕吐物及尿液）。

（2）消毒喷射液 1 瓶 500ml。

（3）2 副一次性手套、1 把镊子或钳子、吸水纸、1 个黄色生物垃圾袋、1 块消毒抹布。

6. 科内人员明确溅洒箱的存放位置。每次使用后需按清单补充相应缺少物品。每月检查 1 次箱内物品的有效期。

（十）锐器伤

1. 发生锐器伤血源性病原体职业暴露后的应急处理

（1）挤：从近心端向远心端轻柔挤压伤处，尽可能挤出损伤处的血液，及时处理局部污染的皮肤或黏膜。

（2）冲：用肥皂水、流动水或生理盐水冲洗伤口，直至冲洗干净，禁止进行伤口的局部挤压和吸吮。

（3）消毒：用 75% 酒精或 0.5% 聚维酮碘对伤口局部进行消毒，必要时包扎。

2. 发生黏膜或破损皮肤血源性病原体职业暴露后的应急处理 反复用生理盐水或无菌液冲洗污染的黏膜，直至冲洗干净；用 75% 酒精或 0.5% 聚维酮碘对伤口局部进行消毒和包扎处理。

3. 发生血源性病原体职业暴露后暴露者的处置

（1）上报：立即报告科室主任，并上报医院感染管理办公室。

（2）登记检测：本人填写血液体液职业暴露检验申请单，同时填写医务人员黏膜或破损皮肤血液体液暴露登记表，或医务人员锐器伤登记表，携带申请单、登记表、评估表和员工卡至急诊科免费挂号就诊。

（3）核实上报：核实确认暴露源，查询其基本信息及血源性病原体筛查情况上报医院感染管理办公室。

（4）预防性治疗及随访检测：根据风险评估结果，在医院感染管理办公室的指导下采取有效预防措施，并按要求完成后续随访检测。

（十一）离心管破碎后的处理

1. 标本在离心机内破损，在开始去污染之前，设备应保持关闭状态 30 分钟以上，使血液 / 体液的液滴沉降，启用溅洒箱，竖立"远离"警示牌。

2. 碎玻璃或其他物体用钳子或镊子夹走，置于锐器盒中。

3. 离心机内壁用吸水纸、纱块、棉球等清除血液、液体等污染物，放入感染性废物袋中，包扎并封口。

4. 离心管内的污染物用镊子夹棉球吸干去除，放入感染性废物袋中，包扎并封口。

5. 更换新的蘸有有效氯含量为 2 000mg/L 的含氯消毒剂的抹布或消毒湿巾擦拭物表，30 分钟后再清水擦拭，除去残留的消毒液，防止腐蚀离心机内胆。

6. 离心管置于有效氯含量为 2 000mg/L 的含氯消毒剂的容器内浸泡 30 分钟，然后用清水洗净，倒扣晾干再用。

第九节　输血科库房管理制度

一、目的

为了加强试剂、物料的管理，确保业务和日常工作的正常开展，特编制本制度。

二、适用范围

本制度适用于输血科库房设施设备、仪器耗材、办公用品等的规范性、合理性管理。

三、管理职责

1. 输血科库房管理员对库房所储存的设备耗材用品做好出入库登记。

2. 工作人员做好经手试剂、物料的出入库登记工作。

3. 主班工作人员做好库房环境温湿度的登记工作。

四、管理制度

1. 输血科库房管理员负责管理设施设备、仪器耗材、办公用品等,做到专人专管。

2. 输血科库房管理员对库房所储存的设备耗材用品做好出入库登记。

3. 库房内试剂耗材及办公用品的领用由主班工作人员申请,库房管理员发放登记。

4. 库房须配备防火、防潮设施。

5. 库房内物品需要分类摆放整齐,干净整洁,标识清晰。

6. 库房储存温度不超过28℃,相对湿度在30%~70%。

7. 做好物料的验收、入库、出库登记记录。

8. 所有物料的申购一律由医院统一招标、科室统一管理,做到来源渠道正规,有批准文号。

9. 库房管理员应根据实验室的工作需要,将所需物料报与科主任审批后,在OA系统发起申请流程。

10. 接收物料时必须认真核对名称、批号、有效期及数量等,确认无误后签收单据,并按指定位置存放。

11. 物料应严格按照要求存放,避免变质,杜绝浪费现象。易燃、易爆试剂应分开存放,远离火源和电源。所有物料必须在有效期内使用,过期物料应及时处理。

12. 剧毒试剂必须由专人负责,严格按要求存放,使用时应双锁双人保管,双人(在场)领取。

13. 库房管理员负责定期盘点库房库存情况,与输血科的库房出入库登记表进行核对,并统计物料的使用与库存情况,若发现物料使用和/或登记中存在问题,及时向领导反馈并协同解决。

14. 库房管理员应保管好物料的各项单据备查。

第十节 输血科试剂耗材管理制度

一、目的

为确保所采购的试剂耗材符合医院采购要求,并满足输血科日常检测工作的需要,特编制本制度。

二、适用范围

本制度适用于输血科所有试剂耗材出入库、使用的管理。

三、管理职责

1. 科室主任主要负责输血科日常检测工作所需试剂耗材招标、申购的批准。

2. 试剂耗材管理员应根据科室日常检测工作量做好试剂耗材周/月计划,及时做好试剂耗材的出入库及报废登记,及时清点试剂耗材的库存量和有效期,以满足科室日常检测工作的正常运行需要。

3. 科室试剂耗材使用人员应严格按照试剂有效期先后顺序使用试剂耗材,严格按照试剂耗材的存放条件进行存放,试剂耗材出库必须做好试剂出库登记,试剂存在失控问题时须及时告知科室质量主管并上报科室主任。

4. 科室质量主管应随时跟进科室试剂耗材的质量问题,确保科室所使用的试剂都在控以及做好试剂耗材出入库、报废的审核工作。

四、管理制度

(一)试剂耗材采购

1. 输血科按照实验项目需要提出所需消耗品的申购清单,注明要采购物品的名称、数量、参数、技术性能等信息。

2. 输血科试剂耗材管理员按照科主任根据科室发展要求提出的需要申购的试剂耗材进行汇总统计,按照招标价格计算出总价。

3. 输血科试剂耗材管理员把申购清单提交给科室负责人,科室负责人审核通过后,按照医院相关的试剂耗材采购流程采购申领。

(二)试剂耗材的验收、入库

1. 申购到货的试剂耗材,由送货人员与输血科收货人员共同清点验收,一般入库时间为周一至周五,库房管理员在岗时由库房管理员接收和进行入库登记,其余时间由输血科收货人员接收入库。

2. 技术或质量要求较高的试剂耗材,要严格按照试剂耗材说明书规定要求进行验收存放。

3. 试剂耗材验收合格后,输血科收货人员填写试剂耗材验收入库单,包括入库试剂名称、数量、供应商、有效期、批号等,最后由质量主管进行审核。

4. 输血科工作人员按照试剂耗材保存要求分类存放。

5. 自配试剂须严格校正、验证后方可使用。

(三)试剂耗材的领用出库

1. 试剂耗材管理员定期清点实验室所用的试剂耗材等物品并定期补充。每天需要使用的试剂耗材由主班人员申领。

2. 试剂出库应先在输血科试剂出入库登记表中按照"先进先出"原则登记出库,并在试剂瓶身标记开启日期。

3. 试剂借用须经过科主任同意并在履行手续(借条)后方可执行。

4. 试剂领取人如发现试剂库存不足,应及时告知试剂管理员。

(四)关键耗材的质控

每批血型、抗体筛选、交叉配血的凝胶卡在使用前应进行灵敏度和特异度的检测,并有相关的记录。

(五)试剂耗材的报废管理

试剂耗材不能达到使用质量要求时,输血科工作人员应填写报废清单,经质量主管审核后上报科主任批准。

第十一节 近效期试剂管理制度

一、目的

为加强输血科试剂库存计划与管理,保证试剂在有效期内使用,减少试剂报废,特编制本制度。

二、适用范围

本制度适用于输血科试剂的预订、申领、储存、使用和报废。

三、管理职责

1. 输血科耗材管理员负责根据工作量预订试剂及库存管理。

2. 输血科技术主管负责临近效期试剂的调配使用。

3. 输血科质量主管负责监督试剂的有效期及储存条件。

4. 输血科科室负责人负责试剂申购及过期试剂报废的审批。

四、管理制度

1. 为了科学合理地管理耗材库存,输血科耗材管理员应根据上一工作周期的工作量,预订实验室所需试剂量,并报科主任审核采购。

2. 输血科试剂分为在用试剂及备用试剂库,试剂应按说明书所示保存条件进行保存,耗材管理员应做好试剂的出入库登记。

3. 试剂按效期先后摆放,试剂使用遵循"先进先出"原则。在用试剂使用完毕,工作人员应通知耗材管理员,由耗材管理员从备用试剂库中取出相应试剂到在用试剂。

4. 耗材管理员定期查看试剂库存情况,发现试剂库存不足时应及时预订采购,保障试剂供应。

5. 工作人员新开试剂须标注开启日期,发现试剂临近有效期(细胞类试剂有效期小于7天,抗血清类试剂有效期小于21天,其他类试剂有效期小于14天)及时报耗材管理员或技术主管。有相同方法学检测项目的,优先安排使用临近效期试剂;实验室在试剂有效期内无法使用完毕的,由耗材管理员联系供应商及时调换效期更长的试剂。

6. 过期试剂不能用于临床实验室检测。如出现过期试剂,耗材管理员应及时收取过期试剂进行登记,并请科室主任审批报废。

第十二节　输血申请审核制度

一、目的

为规范临床输血申请审核管理,指导临床科学合理用血,编制本制度。

二、适用范围

本制度适用于输血相关工作人员。

三、管理职责

1. 经治医师负责输血申请及审核。
2. 输血科工作人员负责输血申请单的签收审核。

四、管理制度

(一)临床输血申请审核

1. 临床经治医师须严格掌握输血适应证,遵照合理、科学的原则,编制用血计划,不得浪费和滥用血液。

2. 临床输血要有明确的输血指征,必须由主治医师详细填写输血申请单,经上级医师签字盖章后(急诊、抢救除外),连同受血者血样按医院输血申请管理要求送交输血科备血,不得电话、口头备血。

3. 凡在医院进行输血治疗的患者均应签署输血治疗知情同意书。决定输血治疗后,经治医师必须依法履行输血告知义务,应向患者或其亲属说明输血目的、可能的替代方法(如自体输血)、选择的血液品种、输同种异体血的不良反应和经输血传播疾病的可能性,征得患者或被授权人的同意,并在输血治疗知情同意书上签字。输血治疗知情同意书应归入病历保存。

4. 无自主意识患者且无亲属签字的紧急输血,以挽救患者生命为原则决定输血治疗方案,报医务科批准后实施,备案并记入病历。

5. 主治医师应逐项填写输血申请单,要求项目填写完整,字迹清晰易辨,准确提供如下信息。

(1)患者姓名、年龄、性别、床号、病案号、就诊号、科室。

(2)诊断、输血目的、申请的血液品种、输血量、输血日期和时间。

(3)患者的血型、输血史、输血反应史、妊娠史。

6. 输血申请审核　上级医师必须认真、仔细审核输血申请单,符合以下情况后签字、盖章。

(1)输血适应证掌握严格,填写血型与病历记载、血型检测单相符,血液保护技术开展、输血相关检测指标等符合院内规定和国家相关规定。

(2)所需输血量及各种血液成分申请合理。

(3)已向患者交代输血的必要性和可能发生的后果,患者或其亲属已填写输血治疗知情同意书。

7. 临床用血分级申请审核管理

（1）同一患者一天申请备血量小于 800ml 的，由具有中级及以上专业技术职务任职资格的医师提出申请，上级医师核准签发后，方可备血。

（2）同一患者一天申请备血量为 800~1 600ml 的，由具有中级及以上专业技术职务任职资格的医师提出申请，经上级医师审核、科室主任核准签发后，方可备血。

（3）同一患者一天申请备血量达到或超过 1 600ml 的，由具有中级及以上专业技术职务任职资格的医师提出申请，经科室主任核准签发后，报医务科批准，方可备血（急诊抢救用血除外）。

8. 输血申请单连同受血者血标本，由医护人员或经过培训的授权人员于预定输血日期前送交输血科备血。

（二）输血科工作人员审核输血申请单

1. 输血科接到输血申请后应审核主治医师是否详细填写输血申请单上的全部内容，上级医师是否签字盖章同意，符合后方能接受备血。

2. 对于存在以下问题的情况，输血科拒绝接收申请。

（1）输血申请单填写不规范。

（2）非本院医师申请血液。

（3）不符合本院输血申请规定。

3. 输血科核对输血申请单工作流程

（1）核查申请医师是否完整填写输血申请单，确保内容与受血者血样上的信息完全一致。

（2）在审核合格的输血申请单上标记"审核通过"。

（3）当输血申请单填写不全、血样标识不清或不符，以及发现其他不符合项时，输血科工作人员有权拒绝接受该输血申请单，应立即要求临床用血科室重新递交输血申请单或补齐相关内容。

（4）输血科应审核输血申请是否合理，符合输血指征者方可按输血申请单备血和发血；不符合输血指征者，应提出合理化建议供经治医师参考。

4. 输血申请单由输血科存档保管。

第十三节 输血科交叉配血管理制度

一、目的

为了保证交叉配血试验准确无误，确保临床的输血安全，特编制本制度。

二、适用范围

本制度适用于临床输血前血液交叉配血试验的管理。

三、管理职责

当班工作人员负责进行临床用血交叉配血试验。

四、管理制度

（一）交叉配血试验前的核查

1. 输血申请单的审核　审核申请单填写内容是否规范、全面、无误；申请的量和血液品种的合理性，必要时与申请医师联系，并作出必要建议；是否执行分级管理的相关要求。

2. 血液样本正确性的核查　核查血液样本的标签是否正确标记；核对血液样本与输血申请单的受血者姓名是否准确无误；核查受血者的 ABO 血型（必须做正、反定型加以确认，6 个月内的婴儿可不做反定型）及 RhD 血型，有条件的医院做 RhEeCc 血型，并在"输血科审核意见"栏写上检测血型。备用血液样本必须是 3 天之内的，且妥善保管，否则要重新采集；用血后 24 小时需要再次用血，须重新采集用血样本进行交叉配血。

3. 核查血液或血液制剂　核查、确认全血和含红细胞的血液成分的血袋上标注的 ABO 血型和 RhD 血型；核查血液是否在保存期内、血袋有无破损、血液颜色有无改变等异常情况，无误后方可选用。

（二）交叉配血试验

1. 血型检测　进行献血者（供者）和受血者 ABO、RhD 血型检测，具体操作见《血型鉴定操作规程》。

2. 抗体筛查　对受血者血液进行不规则抗体筛查，具体操作见《意外抗体相关检测操作规程》。

3. 交叉配血试验

（1）根据受血者的血型和抗体检测情况，选择 ABO、Rh 等血型相合的供体血液，按凝聚胺或抗球蛋白交叉配血法（凝胶卡），与受血者的血液进行交叉配血试验，具体操作执行《血液交叉配血操作规程》，做好实验记录，原则上实验结果阴性（无溶血、无凝集）时方可进行血液发放。

（2）试验结果不明确：如发生交叉配血不合，应查找原因。在用卡式法的同时，加做试管法。怀疑由冷抗体引起时，将试验管放入 37℃ 水浴箱 5~10 分钟，如凝块均匀散开则为阴性，但需要在报告单上注明"冷凝集现象"，以提醒临床输血时注意保温；怀疑有不规则抗体时，应做不规则抗体鉴定，筛选相应抗原阴性血液进行交叉配血；如患者有自身免疫性疾病，无法进行抗体鉴定，患者因抢救必须输血时，应和临床医生沟通，请示上级技师和科主任，启用《紧急抢救配合性用血管理制度》，选择凝集强度最弱的血液输注。

（3）含红细胞的血液成分（包括手工血小板）须同样进行交叉配血试验，新鲜冰冻血浆和冷沉淀等血浆成分制品应与受血者的 ABO 血型相合。

（4）选择配血的供者血液及血液制品应暂存于配血暂存冰箱，不得脱离冷链。

（5）两人值班时，交叉配血试验由双人核对；一人值班时，操作完成后自己复核，并填写配血试验结果。

（三）血液发放

交叉配血结果相合，执行《取血和发血管理制度》。

（四）登记和查验

以上各项核查均应有完备的登记和结果记录，登记与记录本须保存 10 年以上。供、受血两者血液样本须放入冰箱保存 7 天，以备查验。

（五）血袋返回

输血完毕,用血科室医护人员将输血记录单、交叉配血报告单和配发血报告单贴在病历中,并将血袋送回输血科至少保存 24 小时。

第十四节　取血和发血管理制度

一、目的

为确保本院取发血符合临床输血相关法规的要求,编制本制度。

二、适用范围

本制度适用于输血科取发血的管理。

三、管理职责

1. 输血科负责临床血液的发放。

2. 临床科室负责血液的取用。

四、管理制度

1. 临床科室取血前应确认患者需要输血、身体状况适宜输血,并且患者同意输血。

2. 取血者必须为医护人员,护工及患者家属一律不能取血,实习生必须在带教老师的指导下取血。

3. 取血者凭填写完整的取血凭证并携带专用取血箱取血(红细胞、血浆、血小板分箱放置取回)。

4. 取血与发血双方必须共同核对,确认准确无误,双方共同签字后才可取、发血液。双方必须共同核对以下内容。

（1）核对患者基本信息,包括姓名、病案号、性别、血型、科室、床号。

（2）核对取血凭证、配发血报告单、血液出库单(手术室或线下取发血)内容是否完整、配血试验结果是否相符。

（3）核对血液信息,查验血液物理外观,凡血袋有下列情形的,不得取发。

1）标签破损、字迹不清。

2）血袋有破损、漏血。

3）血袋中有明显凝块。

4）血浆呈乳糜状或暗灰色。

5）血浆中有明显气泡、絮状物或粗大颗粒。

6）未摇动时血浆层与红细胞的界面不清或交界面上出现溶血;红细胞层呈紫红色。

7）过期或其他须查证的情况。

5. 遇以下特殊、紧急情况时,临床医生必须在取血凭证上写明要求后方可发血。

（1）符合血型相容性原则的异型输血。

（2）患者自身因素导致与所有同型血液配血不合,患者病情危重,必须输血抢救。

6. 取血医护人员如有不清楚、不确定处,应及时向输血科工作人员咨询,明确后再进行填写和签名。

7. 临床科室取回血液后不得再退回输血科。临床由于特殊原因不能输注的血液和血液制剂,可暂存于输血科,输血科值班人员填写血液暂存记录。

第十五节　检测报告审核签发管理制度

一、目的

为规范管理检验检测报告的审核签发,确保报告的准确性和及时性,编制本制度。

二、适用范围

本制度适用于输血科检验检测报告的审核和签发。

三、管理职责

输血实验室技术人员负责进行检验检测报告的审核和签发。

四、管理制度

(一)检验检测报告的签发

1. 原则上,检验检测报告应进行双人审核后方能签发。在中午、夜间和节假日一人上班时,由当班的技术人员复核并签发报告。

2. 血型报告按照每天每批次进行签发,12:00 之前收到的样本,每天签发时间在 15:00 前;12:00 至 15:00 收到的样本,签发时间在当日 18:00 之前;交叉配血报告根据临床需要进行签发,原则上常规输血不超过 2 小时,备血申请不超过 8 小时。

3. 疑难血型、疑难配血报告的签发根据具体情况而定,原则上不超过 1 周,但是需要和临床及时沟通。

4. 稀有血型、抗体筛查阳性样本须经上级医师 / 技师审核后方能签发报告。

5. 输血科其他的检验检测项目根据检测时间和临床需求,实时发放报告。

(二)检验检测报告单的审核

1. 输血科主班人员每日核查当日的检验检测报告,发现问题时做好记录,必要时报告科主任。

2. 输血科质量主管每月审查检验检测报告,每项检测项目抽查 20~50 份,报告数量较少的检测项目抽查比例不低于当月报告的 10%。审查项目包括交叉配血、血型、抗筛、直接抗球蛋白、抗体效价、新生儿溶血病、血栓弹力图、血小板抗体等常规检测项目。质量主管于输血科检验检测报告审查登记表(附表 11-28)及输血科检验报告单质量监控表(附表 11-29)中做好记录,每月汇总分析和报告。

第十六节　输血不良反应报告管理制度

一、目的

为了确保医务人员能及时报告处理输血不良反应,有效监控输血不良反应的发生,切实保障患者的用血安全,特编制本制度。

二、适用范围

本制度适用于全院对输血不良反应的识别及报告。

三、管理职责

1. 临床科室负责识别和报告输血不良反应。

2. 输血科负责对输血不良反应进行处理和上报。

3. 临床用血管理委员会负责对严重输血不良反应进行调查处理。

四、管理制度

1. 医护人员执行临床输血全过程监护制度,密切留意受血者在整个输血过程中,以及输血后发生的任何可能与输血有关的不良反应,并做好记录,出现情况时,及时报告主管医师,护士协助主管医师填写并上报。

2. 发生在手术过程中的输血不良反应,手术医师应及时处理并联系主管医师填写并上报。

3. 发生迟发性输血不良反应,患者出院后反馈的,由住院期间的主管医师填写并上报。

4. 临床遇不能判别的疑似输血不良反应可填写疑似输血不良反应调查申请表,向输血科/医务科申请调查原因;输血科/医务科可以根据运行病历进行疑似输血不良反应的主动调查,并及时将调查结果反馈临床,临床应根据调查结果及时进行干预及治疗。

5. 发生严重的输血不良反应时,临床用血管理委员会应组织医务科、输血科、临床科室进行调查,有必要时请采供血机构参与,并根据严重程度进行处理。

第十七节　血液输注无效管理制度

一、目的

为了规范本院血液输注无效管理,有效预防与处理输血不良反应的发生、减少与预防血液输注无效,特编制本制度。

二、适用范围

本制度适用于临床科室血液输注无效后的处理。

三、管理职责

1. 临床医师负责血液输注无效的评价和处理。

2. 输血科配合临床医师对血液输注无效进行处理。

四、管理制度

（一）红细胞输注无效的管理

1. 红细胞输注无效的定义及识别　红细胞输注无效是指每次输注红细胞后，贫血症状未得到改善，在无输血反应、无继续失血、无输液稀释等情况下，输注后 24 小时内复查，血红蛋白升高达不到预期值。正常情况下，输注 2 个单位红细胞悬液可提升 Hb 10g/L（注意实验室误差，一般是 5~10g/L）。

2. 临床医师应分析红细胞输注无效的原因并协同输血科采取有效的措施。

（二）血小板输注无效的管理

1. 血小板输注无效的定义及识别　患者在连续两次接受足够剂量的血小板输注后，仍处于无反应状态，即：临床出血表现未见改善；血小板计数未见明显增高，有时反而会下降；输入的血小板在体内存活期很短；血小板校正计数增量（CCI）或血小板恢复率（percentage platelet recovery，PPR）未达到预期数值。一般根据 CCI 或 PPR 进行判断。CCI=（输注后血小板计数 – 输注前血小板计数）（$\times 10^{11}$/L）$\times$ 体表面积（m^2）/ 输入血小板总数（$\times 10^{11}$/L）（输注后血小板计数为输注后 1 小时测定值）。CCI<7.5 为输注无效。PPR（%）=（输注后血小板计数 – 输注前血小板计数）（$\times 10^9$/L）$\times$ 血容量（L）/（输入血小板总数 $\times 0.67$）（$\times 10^9$/L），血小板输注后 1 小时 PPR 应 >30%，输注后 20~24 小时 PPR>20%。

2. 血小板输注无效的处理　患者血小板输注无效，临床医师应积极和输血科沟通，共同认真查找原因。

（1）非免疫因素引起的输注无效以治疗原发病为主；如为免疫因素造成的输注无效，应做血小板抗体检测并进行血小板配合性输注（血小板特异性抗体和 / 或 HLA 相合）。

（2）选择去除白细胞的血小板制剂及辐照血小板制剂。

（3）若患者持续输注血小板效果不佳而又找不到明确的原因，则应考虑药物性抗体的存在，将用药情况与输注无效的因果关系联系起来则可能找到导致输注无效的药物，停用或换用相关药物可能会改善输注效果。

（三）输血科处理

输血科积极配合临床寻找无效输注的原因，并提供相应血液制品的支持。

第十八节　疑难标本处置管理制度

一、目的

为规范输血科疑难标本（血型鉴定、交叉配血）的识别、报告和处理途径，提高实验室工作人员处置疑难标本的能力，确保临床用血安全，特编制本制度。

二、适用范围

本制度适用于输血实验室技术人员对疑难标本的处理过程。

三、管理职责

1. 值班人员对于工作过程中发现的疑难标本,依据"首诊负责制"的原则,遵照本处置管理制度,完成相应试验,尽可能为患者找到相合血液。对于无法完全解决的问题或不确定的试验结果,值班人员应及时逐级向实验室负责人、科室主任汇报。

2. 技术主管负责疑难标本处置的具体指导工作,定期组织相关培训。

3. 科室主任负责疑难标本处置完成情况的监督、检查工作。

四、管理制度

1. 实验工作中,有患者样本出现 ABO 正反定型不符、RhD 阴性、不规则抗体筛查阳性时,应及时通知临床,如临床有疑问,实验室技术人员应认真解释。

（1）提醒临床注意,患者发生以上的情况,请医生提前备血,以免耽误患者的输血治疗。

（2）医生将以上情况记录在患者的病历档案中,方便患者的就医提示。

2. 实验室技术人员发现患者 ABO 正反定型不符、RhD 阴性、不规则抗体筛查阳性或配血不相合的情况,首先应与患者既往结果相比较,如出现差异,应寻找原因,采取相应的措施,确保结果准确,并记录相关的情况。

3. 实验室发现的 ABO 正反定型不符、RhD 阴性、不规则抗体筛查阳性或配血不相合的样本,应按照要求做好记录并及时告知临床科室。

4. 不规则抗体阳性样本当班人员须尽量做抗体鉴定,若超出本科的能力和条件范围内鉴定不了,应及时报告科室主任,确定是否外送检测,需要外送检测的样本,通知临床采集样本,并将样本送到指定的血液鉴定机构,输血科保存鉴定结果复印件。

5. 对于配血不相合的样本,来不及做抗体鉴定的,尽量将库内 ABO 同型和 Rh 血型同型血液进行配型。对于急诊手术患者,用凝集程度最小的血液给患者输注;非急诊手术患者用血,在科室内做抗体鉴定,遵循上一条的规定。

6. 有疑难血型鉴定或疑难交叉配血的样本,应与临床进行沟通,有需要时进行疑难病例讨论。

7. 建立稀有血型、疑难血型、抗体筛查阳性患者档案,输血科技术主管应定期将相关的记录整理并记入档案,以便对以上情况的患者进行长期、规范科学管理。

第十九节　输血科室内质量控制管理制度

一、目的

为检测和控制本实验室常规工作的准确性,确保常规工作中批间和日间标本检测的一致性,特编制本制度。

二、适用范围

本制度适用于临床输血相容性检测实验室。检测项目包括但不限于 ABO 血型（正定型、反定型）、RhD 血型、抗体筛查、交叉配血。

三、管理职责

1. 质量主管

（1）质量主管负责编制室内质控年度计划,编制室内质控规则和检测过程的质量控制程序,监督室内质控执行情况。

（2）质量主管每月审核质控品实验数据。

2. 库房管理员按需求订购质控品。

3. 每天值班人员完成质控品检测操作及数据登记。

四、管理制度

1. 质控品来源　商品化质控品、第三方实验室提供的质控品。

2. 技术要求　由生产商或供应商提供的试剂盒包括抗原阴性、阳性对照品和抗体阴性、阳性对照品,严格按照试剂盒说明书的要求进行操作。

3. 质控品常规使用前的确认　商品化质控品应在有效期内使用,并于每次实验操作前进行检查,发现质控品有明显的颜色变化、溶血等应放弃使用并更换新的质控品。

4. 实施质控的频次

（1）ABO 血型（正定型、反定型）、RhD 血型、交叉配血等项目的检测频次为每天工作人员开始检测工作前;抗体筛查项目的检测频率为每批次检测。

（2）更换试剂品牌或批号以及对仪器设备做重大维护保养、仪器设备因故障大修后,均应再次做室内质控,质控通过后方可进行后续试验。

5. 质控品的订购

（1）室内质控计划:质量主管依据实验室发展情况,于每年年底编制次年度的室内质控计划。

（2）申请质控品:库房管理员根据质量主管的质控计划,根据实际用量提前订购质控品,试剂盒已含质控品的不再另外订购。

（3）质控品的接收:订购的质控品应按照相应的保存条件送至输血科方可接收,脱离冷链等不符合运输条件情况的送样,库房管理员可拒绝接收质控品。

6. 室内质控的检测　每天夜班人员为当日质控品检测人,夜班人员在当天检测实验开始前按质控品检测要求配制工作细胞等,按照实验室操作规程进行操作并记录实验数据,质控通过后方可进行后续试验。

7. 日常失控处理　工作人员发现日常失控结果时,须上报质量主管;同时尽快寻找和分析出现失控结果的原因,开展有效的整改活动,实验室应在消除质控失控因素并经检测验证有效后,方可再进行输血相容性检测,并将详细的整改报告以书面形式保存。

8. 质量主管每月月底审核该月室内质控情况,并关注质控趋势,必要时采取提前干预措施。

第二十节　输血科室间质量评价管理制度

一、目的

为保证患者检验结果与报告的准确性和可靠性,提高临床输血质量,保证临床输血安全和提高诊治水平,加强科室检验质量管理,达到国家卫生健康委临床检验中心或省临床检验中心开展的临床输血检验质控的质量要求。

二、适用范围

本制度适用于本输血科实验室所有参加室间质量评价的项目。

三、管理职责

1. 科室主任批准室间质量评价计划和质评项目。
2. 质量主管负责室间质量评价计划的编制和质评项目的确定。
3. 质控员负责组织本专业组质评标本的接收、分发、检测、结果报送和质评报告总结。

四、管理制度

1. 质量主管根据工作情况,确定本科室参加室间质量评价的项目,并编制室间质量评价计划,报科室主任批准。
2. 质量主管督导、协助检测人员按常规标本完成室间质量评价项目的检测,填写报告并签名。然后,交科室主任审核,送报结果。原始结果要认真保存。
3. 室间质量评价结果回报后由质量主管分析原因,总结经验,编写室间质量评价小结、质控报告,以及编制不合格项目处理措施,经科室主任签字确认后交文档管理员存档。
4. 对于室间质评中发现的问题,要及时整改,并有纠正预防的相关措施。

第二十一节　自体输血管理制度

一、目的

为了确保自体输血严格的质量控制,规范患者自体血液的采集工作,合理保存自体血液以备手术期或必要时使用,特编制本制度。

二、适用范围

本制度适用于本院开展的储存式自体输血、急性稀释性自体输血和回收式自体输血等项目。

三、管理职责

1. 输血科技术主管或输血医师与临床医师共同编制储存式自体输血和输血治疗方案。

2. 输血科工作人员负责临床自体输血申请单的接收与临床医师协商方案实施的具体细节工作。

3. 术前自体储血由输血科负责采血和储血,负责储存式自体血液采集的输血科工作人员同时负责血液入库登记、记录与保存工作。经治医师负责输血过程的医疗监护。

4. 麻醉科及临床科室负责急性稀释性自体输血和回收式自体输血工作的开展,输血科负责对其产生的血量进行统计、上报。

四、管理制度

1. 临床医师评估患者情况,向输血科提出储存式自体输血申请,由输血科技术主管或输血医师与临床医师共同编制储存式自体输血和输血治疗方案。

2. 临床科室主管医师负责告知患者相关采血事项,填写输血治疗知情同意书和输血申请单并送达输血科。

3. 输血科当值人员接到自体输血申请后,与临床医师协商实施具体方案,不能决定事项应及时向输血科技术主管或输血医师报告。

4. 输血医师或具有相关经验的专业技术人员负责储存式自体血液采集工作。

5. 在采集自体血液时,应注意以下事项。

(1)临床主管医师必须在现场。

(2)采集前,由采集人员、主管医师、护士、患者或其家属共同完成对被采集者的身份确认。

(3)采集人应清楚、明确地告知患者采血过程中的注意事项,严格按照采集流程进行采集工作。

(4)在采血过程中,被采集人发生不良反应时应立即停止采血,由主管医师实施相关治疗措施。

6. 采集工作结束后,应明确注明标识,立即录入输血科计算机系统,并保存至自体血液专用冰箱中。

7. 自体血液发出按照血液入库、核对、储存、发放管理程序进行。

8. 自体采集的血液不得输给其他患者。

9. 麻醉科及临床科室负责急性稀释性自体输血和回收式自体输血工作的开展,输血科负责对其产生的血量进行统计、上报。

第二十二节　血液报废管理制度

一、目的

为确保对所有报废血液成分进行规范、安全处置,杜绝需报废血液的误发放,杜绝感染风险,特编制本制度。

二、适用范围

本制度适用于对血液入库、保存、发放及临床输血前发现的所有存在质量缺陷的血液成分的报废处置。

三、管理职责

1. 输血科工作人员进行血液的报废申请。

2. 质量主管进行审核,科主任批准。

3. 科室感控员进行监督管理并对每月报废情况进行统计分析。

四、管理制度

(一)血液报废范围

1. 外包装破损的血液不能用于临床,需要报废处理。

2. 过保存期的血液不能用于临床,需要报废处理。

3. 脱离冷链、血液质量无法确认的血液不能用于临床,需要报废处理。

4. 疑为其他原因影响质量的血液不能用于临床,需要报废处理。

(二)血液报废处理流程

1. 报废血液的确认

(1)输血科工作人员在血液出入库中,认真核对、查验,执行《临床用血全过程管理制度》。在血液出入库时,经查验血液有质量问题的,输血科工作人员应及时与供血机构质量管理科进行联系,进行血液质量的确认,协商是否将有质量问题的血液退回处理,否则,就作为报废血液处理。

(2)血液出库严格执行先进先出的原则,过期血液的报废率应低于1%,超过则需要进行原因分析和有效整改。

(3)临床用血过程中破损、脱离冷链、其他原因引起的不能用于临床的血液,应记录后送回输血科进行报废处理。

2. 血液报废流程

(1)血液报废由输血科当班工作人员提出申请,在血液报废审批登记表上详细记录,由质量主管审核、科室主要负责人批准。

(2)报废的血液由当班工作人员或实验助理按照感染性废物相关流程处理后移交污物处理员,并填写报废血液移交登记记录。

(3)科室感控员定期进行报废血液处理和移交的监督核查。

(4)科室质控员每月进行血液报废的相关统计分析,以期进行持续改进,最大限度降低血液的报废率。

第二十三节　输血科临床咨询管理制度

一、目的

为确保输血科为临床科室医护人员或患者及其家属提供合理、适当的临床咨询,确保咨询解释的一致性和合理性,全面提高科室服务水平,充分发挥输血在临床治疗上的作用,特编制本制度。

二、适用范围

本制度适用于输血科为临床科室医护人员或患者及其家属提供所有涉及输血及输血检测咨询和解释的服务。

三、管理职责

1. 输血科值班人员负责解答一般的咨询内容。

2. 主任或主任授权人员负责解答临床医务人员、患者及家属提出较疑难的临床输血相关问题。

四、管理制度

1. 负责咨询服务的人员必须具备 1 年以上从事临床输血工作的经验。

2. 疑难问题由主任或主任授权的人员负责处理。

3. 咨询服务范畴应包括但不限于以下内容。

（1）临床用血申请、审批、血液发放、储存。

（2）各种血液成分的主要功效、保存条件、输注适应证等。

（3）无偿献血可以享受哪些优惠用血政策。

（4）自体血液采集操作流程。

（5）各种血液成分收费标准、依据。

（6）临床疑难危重患者的输血治疗、术前会诊。

（7）血型鉴定、交叉配血及其他输血检验项目样本的采集、抗凝条件、保存时间等。

（8）输血反应的反馈。

（9）其他与输血相关的问题。

4. 咨询服务人员对于简单问题可以直接给予解答,对于复杂、无法直接解答的问题,应在临床咨询记录表上做好登记,上报科主任,并负责随访。

5. 科室定期向临床医护人员征求对输血工作的意见和建议,收集临床科室对于输血科所提供服务的反馈意见,以利于改进工作,提高服务质量,具体执行《临床用血科室满意度调查管理程序》。

第二十四节 输血科差错事故登记报告和处理制度

一、目的

为保障医疗安全,规范差错事故的登记、报告和处理,特编制本制度。

二、适用范围

本制度适用于输血科所有工作人员。

三、管理职责

1. 输血科质量主管负责差错事故的初步判定。

2. 科室秘书负责差错事故的登记记录。

四、管理制度

1. 差错事故的初步判断

（1）一般差错：未按要求进行血液入库、核对、储存而导致血液浪费者；损坏血样本需重新采血或未按规定保存血样本和血袋，未引起严重后果者；血型鉴定错误、漏报和错报检测结果，但在复核时就已发现，未引起不良后果；发错血但未输入患者体内者；医疗文书错登、漏登，未造成不良后果者；接到临床投诉未造成不良后果等。

（2）严重差错：血型鉴定或交叉配血试验错误导致输错血，但未引起严重后果者；输血科/血库错发血液并已用于患者，但未发生严重后果者；误将过期血用于患者，但未发生严重后果者；各种原因造成血液污染、变质并且血液已用于患者，但未引起严重后果者；收到危重抢救患者的输血申请后，无故未在规定时间内发血而影响抢救者；伪造医疗文书者；瞒报、谎报检验信息或临床检验报告者等。

（3）事故：当事人因各种原因造成血液污染、变质并且血液已用于患者，导致患者脏器功能损害或死亡；因各种原因造成输注的血制品血型错误，导致患者脏器功能损害、死亡；将过期血用于患者，引起严重后果者；经医疗事故鉴定委员会鉴定为事故的其他情形。

2. 事故的最终认定由医院医疗事故鉴定委员会裁决。

3. 发生或发现一般差错时，当事人或发现人应立即报告质量主管，质量主管组织科室质量管理小组人员对差错的性质、风险、可能的影响进行评估，并报告科室领导。

4. 发生严重差错或事故时，当事人或发现人应立即报告科室领导，有关责任人和科室领导（包括在场者）必须立即协同处理，竭尽全力减轻差错事故所导致的危害并上报医院医务科。

5. 相关责任人应配合调查处理，对调查处理拒不配合的有关责任人，从严从重处罚。

6. 差错事故发生后，当事人应提交书面材料，说明事件经过，分析原因，总结教训；相关事件记录在输血科差错事故记录表。发生事故的，上升到医院层面进行处理。

第二十五节　档案及文书管理制度

一、目的

根据《医疗机构临床用血管理办法》《临床输血技术规范》《病历书写基本规范》等要求，为确保临床用血信息客观真实、完整、可追溯，特编制本制度。

二、适用范围

凡本院内所有临床用血医疗文书及输血科记录表格管理和保存均适用本制度。

三、管理职责

输血科所有人遵照执行。

四、管理制度

1. 档案资料应分门别类,存放有序,有明显标记,易于查找。

2. 临床输血申请单、交叉配血报告单、输血不良反应回报单等,由输血科保存 10 年。

3. 输血治疗知情同意书、交叉配血报告单、输血不良反应回报单以及输血前检验报告单随住院病历保存。

4. 各种原始记录不得污损和丢失。根据数量多少决定立卷期限,装订后送至科室档案室保存。

5. 输血科要认真做好血液出入库有关资料,保存 10 年。

6. 输血科储血冰箱、低温冰箱、血小板振荡箱、恒温循环解冻箱、试剂冰箱等的温度记录表,空气消毒记录表,物表消毒清洁记录表,血制品库存记录表等记录表格保存 5 年。

7. 文件管理由专人负责。原始记录未经领导同意,不得向外透露。

第二十六节　临床用血信息系统管理制度

一、目的

根据《医疗机构临床用血管理办法》《临床输血技术规范》的要求,为确保临床用血信息客观真实、完整、可追溯,特编制本制度。

二、适用范围

本制度适用于输血科临床用血信息系统的管理。

三、管理职责

1. 输血科的工作人员必须遵守信息系统管理的相关要求。

2. 输血科信息管理员负责临床用血信息系统的升级维护以及故障的上报。

3. 医院信息管理中心负责信息系统的安全管理。

四、管理制度

1. 输血科工作人员未经许可不能删除硬盘上的应用软件和系统软件。

2. 未经许可,不得以任何理由安装外来应用软件和游戏,严禁在电脑上从事与本职工作无关的事项,不得采用任何方法与外部网络和互联网连接。

3. 工作人员使用临床用血系统、病历查询系统、收费系统,都必须遵守信息系统管理的相关规定。使用过程发现异常故障,应及时通知信息管理员,由信息管理员处理或上报排除故障。

4. 未经许可,不得将私人计算机、笔记本、手机、MP3、数码相机等设备或任何数据介质

（U 盘、SD 卡等）接入内网的计算机中。

5. 计算机上不得存放有破坏医院计算机网络正常运行的软件，如黑客程序、木马、带病毒的文件等，但不包括各类学习资料。

6. 密码是在计算机上确认其身份的重要手段，也是维护计算机系统安全的重要工具。每位员工必须对自己的工号和密码负责，不能换用和借用工号操作，切实做到谁的工号谁负责，明确责任。严禁员工密码串用和泄密，因泄露密码而引发的医患事故由本人承担责任。

7. 任何人不得利用医院计算机设备的 USB 端口对手机、充电宝等移动设备进行充电，防止增加计算机主板的电源负荷。

8. 任何人离开工作岗位时，必须退出使用界面并正确关闭计算机设备，如果是短时间离开并在 30 分钟内返回的，须使计算机设备处于关机状态。

9. 每人原则上只能使用本部门的计算机。非必要时，不能将机器交由他人操作（特别是非本部门人员）。未经当事人同意，不能擅自在他人的计算机上进行任何操作。

10. 如需在医院的网络系统中使用外来的文档、数据介质（U 盘、SD 卡等）或软件，必须报科室信息管理员，由信息管理员上报医院信息管理中心进行安全检查、评估风险，经同意后由医院信息中心工作人员进行操作安装或上传。

11. 医院计算机系统的数据资料列入保密范围的，未经许可严禁私自复制拷贝。

12. 任何人不得允许外单位人员（包括各种设备维护人员）随意将本医院外的计算机及周边设备、移动存储设备、无线网络设备、移动通信设备接入医院的网络系统，确有需要则必须由医院信息管理中心人员检查其所携带的设备是否存在风险和隐患，并评估、给予授权确认后才能接入；在使用过程中必须由科室人员陪同、监督。

13. 科室的信息管理员负责申请、升级、维护临床用血管理信息系统。

第二十七节 输血科医疗安全与质量管理制度

一、目的

为了确保本科室的医疗质量安全，保障临床输血安全，降低输血风险，特编制本制度。

二、适用范围

本制度适用于全院临床用血安全与输血质量目标的测评和管理。

三、管理职责

1. 输血科全体人员参与输血质量与临床用血安全管理的日常工作。

2. 输血科质量与安全管理小组成员根据岗位职责及科主任安排负责日常自查监控和记录。

3. 输血科质量主管负责输血科科内质量与安全质控管理工作督查、分析和报告。

4. 输血科质量管理人员负责全院临床输血质量与安全质控管理工作实施。

5. 临床用血管理委员会负责分析总结和督导输血质量与安全质控管理工作。

6. 科主任在医疗质量安全管理委员会的指导下，根据医院工作的总体要求，领导科室医疗质量管理小组负责本科室全面的临床用血质量管理工作。

四、管理制度

(一)输血科科内质量与安全质控

1. 输血科当班人员每日审核输血申请单及交叉配血样本,针对存在的问题及时与临床沟通并于输血申请单核查记录表中做好记录;并在输血申请单审核记录表(不符合)上记录不符合明细。

2. 输血科当班人员对输血不良反应上报情况按相关要求进行核对及检测,将结果反馈给临床,并于输血不良反应反馈登记表中做好登记,必要时报告科主任。应将严重输血不良反应及时上报医务科和临床用血管理委员会,并协助调查分析原因,做好记录。

3. 输血科当班人员核查血液库存情况,严格按照先进先出原则发血,必要时补充库存,发现问题及时汇报科主任。

4. 实验室助理负责审查输血科检测样本符合情况,核查大量用血审批、血袋回收等情况,并在临床不合格样本拒收登记表(附表 11-30)、大量用血审批登记表上做好记录,发现问题及时汇报科主任。

5. 输血科当班人员每日完成实验室室内质控,执行《输血科室内质量控制管理制度》,试剂耗材管理员保障室内质控品的供应。

6. 输血科质量与安全管理小组全体成员根据岗位职责,日常自查监控输血质量与安全并做好记录,输血科质量主管每月督查科内输血质量与安全情况,指标见输血科医疗质量与安全测评目标(附表 11-31)。

7. 输血科质量与安全管理小组每月至少召开 1 次质量与安全分析会议,分析讨论上月输血质量与安全情况,对存在的问题提出整改措施,并落实持续改进。

(二)全院临床输血质量与安全质控

1. 输血科质量管理人员每月抽查临床输血病历不少于 50 份,覆盖全院所有用血科室,其中大量用血和输血不良反应的病历全部抽查,用血量排名前 5 的科室抽查 5~10 份。核查结果通过医疗质量简报公示,反馈给临床科室。

2. 输血科质量管理人员每月抽查临床输血申请单不少于 200 份,包括用血和备血申请单,其中大量用血申请单全部抽查。核查结果通过医疗质量简报公示,反馈给临床科室。

3. 输血科质量管理人员每月质控临床用血科室输血质量与安全,考核结果纳入医院医疗质量与安全管理,定期上报医务科或质控科,纳入绩效考核,监测质控指标见临床用血科室临床输血质量与安全测评指标(附表 11-32)。

4. 医务科、输血科、护理部与质控部门定期(每年至少 2 次)对临床用血科室进行临床输血专项督导,并将问题反馈给临床。

5. 临床用血管理委员会原则上每年召开会议不少于 2 次(特殊情况随时召开),分析评估临床用血情况及临床用血不良事件,对临床用血质量与安全进行评价,对存在的问题提出处理和改进措施。

第二十八节　输血科教学和进修生管理制度

一、目的

为了加强和完善对输血科研究生、实习生和进修生的管理,保证培养质量,根据有关研究生管理规定、专业技术人员进修管理规定及实习生管理制度等,结合输血科实际,编制本制度。

二、依据

本制度依据《中华人民共和国教育法》《中华人民共和国高等教育法》《中华人民共和国学位条例》和教育部《普通高等学校学生管理规定》编制。

三、适用范围

1. 输血科根据医院相关规定招收的研究生。
2. 来输血科进修学习的专业技术人员。
3. 输血科按照相关规定接收的大学本科实习生。

四、管理职责

1. 科教科负责医院接收的研究生、实习生、进修生的总体管理,包括制订培训计划、科室轮转时间分配、考核及资料归档。
2. 输血科负责研究生、实习生和进修生在输血科期间培训计划的编制、实施、记录、带教及出科考核。

五、管理制度

1. 输血科根据研究生、实习生和进修生的相关管理规定编制本科室的培训计划,落实带教教员,并完成医院科教科分配的教学任务。
2. 带教教员应为科室业务水平高、责任心强、医德医风好的中级专业职称及以上的人员,其中当班人员负责带教实践操作,副高及以上职称的人员负责指导学术学习及论文撰写,科教秘书负责管理考勤和教学档案。
3. 输血科对研究生、实习生、进修生教育采取多种形式,包括实践学习、病案讨论、讲课、读书报告等,研究生、实习生、进修生应积极参与,不得无故缺勤,做好学习记录。
4. 研究生、实习生和进修生在输血科学习期间,必须服从科室的工作安排,做到以下几点。

（1）遵守医院和输血科的一切规章制度。不迟到早退,不无故旷工。服从科主任及带教老师的工作安排,工作时间按照医院的规定执行,有事须请假时向科主任提出书面申请,学习期间原则上不排休假。

（2）工作积极主动,对病患及临床科室服务热情周到,当不能确定地回答提问时,及时请教科室老师,切忌对患者或临床医师不理不睬。

（3）尊敬科室老师及医院的其他工作人员。实习生、研究生和进修生必须在带教老师的严格指导下进行工作，不能独立签发报告单，如发出报告单引起纠纷，必要时追究其带教老师责任。

（4）研究生、实习生和进修生在输血科学习期间的任何数据、论文、专利等学术成果须经过输血科主任同意后，按照医院的规定发表，若未经许可发表，将按照医院规定上报有关部门。

5. 研究生、实习生和进修生在输血科学习结束时，须接受出科考核（含理论考试、个人鉴定和带习老师鉴定）。由科主任组织考评小组人员，根据医德医风、临床技能、理论成绩做出综合评价并记录。根据考核结果，科室给予鉴定，上报医院科教科，由科教科审核后办理结业手续。

第二十九节　员工培训和继续教育管理制度

一、目的

为了确保工作人员具备娴熟的操作技能和丰富的理论知识，能够单独完成各项试验操作，胜任各岗位工作需要，特编制本制度。

二、适用范围

本制度适用于输血科所有工作人员的培训考核。

三、管理职责

1. 科主任或指定负责人负责新员工的岗前培训与考核。
2. 科主任或指定负责人负责具体实施本科工作人员的技术培训及考核工作。
3. 科室指定负责人负责职工档案管理。

四、管理制度

（一）输血科岗前培训的要求

新入职员工和离开岗位 3 个月以上的员工要接受岗前培训。新入职员工的培训时间不少于 3 个月。离开岗位 3 个月以上员工的岗前培训时间不少于 2 周。

1. 入科教育包括输血相关法律法规、医院及科室管理制度、工作制度、岗位职责等内容。

2. 技能培训主要内容如下。

（1）免疫血液学基础（抗原与抗体反应、补体系统）。

（2）红细胞血型系统：熟悉 ABO、Rh 血型系统，了解 MNS、Lewis、Kell、Duffy 等血型系统。

（3）输血前血型血清学检测的主要内容（血型鉴定、抗体筛查、抗体效价测定、吸收放散等），各种检测方法（盐水法、酶法、凝聚胺法、经典抗球蛋白法、Coombs 卡抗球蛋白法）的原理、优缺点及应用范围。

（4）输血反应的分类、引起的主要原因、实验室检测内容及临床处理原则。

（5）新生儿溶血病的定义、病理生理、免疫学基础、产前实验室检测。

（6）各种血液成分的保存条件、保存时间、主要用途；各种血液成分的临床输注（全血输注、红细胞输注、血小板输注、血浆输注、冷沉淀输注）。

3. 培训结束后，对其进行理论和实际操作能力的考核，考核合格、经主任批准并登记存档后，方可独立上岗操作。

4. 在实际工作中发现其不适应本岗位的工作需要，在服务过程中出现严重不良事件，或在质量管理体系内部审核、能力对比试验等过程中发现严重不符合项时，输血科应重新对其进行相关培训。

5. 岗前培训考核要求被培训者熟知输血相关法律法规及输血科各项工作程序；熟练掌握输血科各项试验的操作技能；熟练掌握输血科设备仪器的操作规程；掌握各种血液制品的种类及使用原则。

（二）继续教育

1. 科内成员继续教育工作总体按医院的继续教育管理规则执行。技术主管协同教学秘书根据医院的要求，结合科室发展的需要，编制年度在岗职工继续教育计划。继续教育方式如下。

（1）采用本科室内培训和外派培训等多种方式对所属人员进行继续教育。

（2）安排人员参加医院组织的专题讲座或学术报告。

（3）安排人员参加由各类学会组织的专题讲座或学术报告。

（4）向医院申请并安排人员外出参加各类专业学术交流会、研讨会。

（5）向医院申请并安排人员外出进行专业技术学习、进修培训。

（6）业余时间参加与专业有关的培训学习班或成人教育。

（7）科内定期举行专题培训或技术交流会、座谈会、标准和规程应用研讨会等业务学习活动，互传互授相关知识和技术。

2. 保持所有进行各类培训后的考核记录。参加外出培训的人员，培训后应向负责人汇报并上交相关资料存档，必要时举办讲座，传授新知识新进展，并记入个人技术档案；科室组织的内部培训，按培训计划进行年度考核并记录存档。

第三十节　医德医风管理制度

一、目的

为了加强输血科工作人员的医德医风管理，特编制本制度。

二、适用范围

本制度适用于输血科所有工作人员。

三、管理职责

1. 输血科所有工作人员必须遵守医德医风管理的相关规定。

2. 输血科所有工作人员积极配合医院医德医风的考核。

四、管理制度

1. 根据医院有关规定,工作人员对患者要热忱、亲切、态度和蔼、礼貌服务,解答问题要耐心,接受批评要虚心,使患者及家属放心。与临床科室沟通协调解释要全面、专业,服务满意率要在 90% 以上。

2. 工作人员应提前 5~10 分钟到岗,不得迟到、早退、脱岗离岗、旷工,如有违反,按照医院相关规定严格处理。

3. 上班着装端庄、大方、整洁,不得穿短裤、拖鞋上班;上班期间一律穿工作服,佩戴胸牌服务卡,接受患者监督;不得穿工作服上街或到其他公共场所。

4. 不得以血谋私、乘人之危,向患者及家属索要红包。

5. 不得擅自设立新的收费项目,分解项目收费和比照项目收费;不得擅自提高核查项目、卫生材料加价率。

6. 一切财务收入由院财务统一管理,不得利用工作之便收受现金,违者除没收所有现金外,要加倍退赔,再承担医院的相关处罚,情节严重者给予解聘处理。

7. 不得通过介绍患者到院外做核查、治疗或购买药品、医疗器械而收取回扣或提成,违者按医院有关规定处理。

8. 不得利用上班时间私自离院参加各种业务活动。

9. 不得隐瞒、缓报、谎报法定传染病疫情及突发公共卫生事件。

10. 急诊、平诊配血随到随做,做到让患者满意、让临床满意,积极提高服务质量。

11. 违反上述规定者,视情节轻重,给予通报批评,取消当年评优、评职称资格或缓聘、待聘,直至解聘。

12. 医德医风考核不合格的按医院的相关规定处理。

(胡俊华　周世乔)

第四篇

输血科标准操作规程

第八章

标本、血液及仪器管理操作规程

输血是现代医学的重要组成部分之一,如果应用得当可以挽救患者生命和改善健康状况,反之则会对患者身体造成损害,甚至导致患者死亡。由于输血过程涉及很多法律法规和专业知识,往往复杂且步骤繁多,操作中可能隐含很多人为因素导致的错误,因此,为了指导临床安全、合理、有效用血,减少临床输血环节中的差错和临床输血事故的发生,笔者综合输血相关的法律法规及文献资料,编写了临床输血标本采集、交接、检测、储存、销毁;血液的入库、保存、发放及临床用血关键仪器管理操作规程,供同行参考。

第一节　标本管理操作规程

标本的管理是临床输血安全最重要的环节之一,标本错误是导致输血事故最直接的原因。规范临床标本管理流程,及时发现和纠正标本采集、处理和接收过程中的不符合项,才能保证标本符合检测项目的要求。

一、标本采集送检操作规程

(一) 目的
标本采集关系到检验结果质量安全,对输血安全具有重要意义。规范标本采集及送检过程,确保标本符合检测项目要求,能够保证输血相关检验结果的质量,保证输血安全。

(二) 适用范围
本操作规程适用于临床输血标本的采集和送检。

(三) 职责
医护人员负责输血标本的采集、标识、交接。

(四) 操作程序
1. 标本采集
(1) 输血标本采集人员为接受过输血科检验项目标本采集要求相关培训,且考核合格的医护人员。
(2) 确定患者需要采集标本后,医护人员核对患者有关信息,做好标本采集前的准备。
(3) 采集血样时,必须进行双人核对,患者意识清楚可与患者本人确定其性别、年龄、门诊号(住院号)、科别、病区、床号、血型[已知红细胞 ABO 血型与 RhD 血型者]等;如患者意识不清楚,通过询问患者的亲属或其他护理人员,或其他经过方式(如腕带识别系统),确认其身份;如为儿童患者,应与其父母或监护人核实其身份信息。

(4)根据《全国临床检验操作规程》(第4版),针对不同检验项目选择合适试管,并将至少2个唯一性(如患者姓名、身份识别码等)可识别信息标注在试管上。

(5)一般情况标本应保证检测项目需要的量,通常成人4~10ml血液,儿童至少2ml,新生儿至少1ml。

(6)采集患者血样后,及时登记标本采集者、核对者和采集时间信息,保证标本采集信息可追溯。

(7)标本采集应避免以下情况。

1)防止血样溶血,溶血的血样不应作为检测样本。

2)不能从输液管中抽取血样。

3)患者正使用右旋糖酐和/或白蛋白和/或脂肪乳剂等药物治疗时,应在输注药物前采集血样备用。

4)患者正用肝素治疗,不符合检测要求时,可向血样中加入适量的鱼精蛋白对抗。

2. 标本送检

(1)输血相关的标本须由医护人员或经培训的专门人员送检。

(2)收取标本前,应核对标本信息,并确认标本采集信息已登记并可追溯,非紧急情况未登记标本不能送检。

(3)所有送检样本必须严格按照输血相关要求使用相应采血管,采血管上信息须与检验单上信息一致,确保患者信息内容清晰无误。

(4)临床经治医师逐项完整填写输血申请单,与采血管一起用专用样本袋送检,严格遵循一人份一个样本袋送检。其他样本也应使用样本袋/样本架。

二、标本接收与拒收操作规程

(一)目的

规范临床标本的验收、登记、退回程序,及时发现标本采集、处理、运送等过程中的不符合项,针对不符合标本与临床沟通及时处理,保证标本符合检测项目的要求。

(二)适用范围

本操作规程适用于临床送检输血相关项目的标本。

(三)职责

1. 医护人员或经过培训的护工负责运送标本至输血科,并与输血科相关人员交接。

2. 输血科相关人员负责输血标本的审核及接收,负责不合格标本的临床沟通及处置。

3. 不合格标本和临床沟通后或经其他已验证的方式(如在实验室信息管理系统中说明拒收原因)拒收退回,并做后续适当的处理(如退回或作废等)。

(四)操作程序

1. 标本的核收

(1)输血科标本接收人员必须明确本科室接收标本的范围,非本科室接收范围内的标本不予受理。

(2)标本送达输血科后,运送人员需利用实验室信息管理系统或其他方式登记标本送达信息,信息包括送达时间、运送人员等,保证标本运送过程可追溯。

（3）标本接收人员应仔细检查标本的标识、标本量、标本状态（如凝块、溶血等）,判断是否符合有关检测要求。

（4）对于临床送检的交叉配血标本,输血科工作人员须严格核对交叉配血样本标签信息与输血申请单上的信息是否相符,核对患者姓名、床号、病案号/ID号、检验项目等,确认相应输血申请单填写完整、有输血指征、申请的血液品种和量与患者病情相符。

（5）审核合格的标本签收后,工作人员应利用计算机实验室信息管理系统（如LIS系统）等手段,按照科室工作要求做好标本的标记编码,做到编码登记信息和标本信息一致,并能够追溯登记人员、时间等样本接收信息。接收并编码登记后,将样本分配给相关工作人员。对于不能及时检测的标本应按保存条件（如特定保存温度、血细胞和血清分离等）及时进行保存。

2. 标本的拒收 所有送达输血科的样本,凡出现以下任何情况之一,必须给予拒收处理。

（1）交叉配血标本,对应输血申请单信息填写不完整、不规范,无输血指征等。

（2）无法识别样本标注信息（条形码不清晰或粘贴不规范等导致患者信息无法识别）。

（3）使用实验室信息管理系统的,样本系统绑定信息和样本实际标准信息不符。

（4）标本采集不合格,包括样本量太少、严重溶血（溶血性疾病除外）、严重脂血或严重凝固。

（5）未严格按照输血项目检测要求使用相应采血管。

3. 标本拒收后退回或作废处理

（1）所有拒收退回或作废标本均应利用实验室信息管理系统和临床不合格样本拒收登记表（附表11-30）等方式登记,登记内容包括:患者姓名、病区、床号、送检项目、拒收原因、拒收时间、经手人等信息,保证拒收退回或作废标本过程可追溯。

（2）在实验室信息管理系统登记编码过的样本,应及时取消登记。

（3）拒收退回或作废标本应及时联系相应部门科室护士或医生,或通过其他已验证的方式,说明不符合原因,并要求更正后及时送检;或要求填写完整信息和重新采集后及时送检。

三、标本保存操作规程

（一）目的

确保检测前标本和检测后标本的保存条件和保存时间正确并符合相关的管理要求。在保存期内,保证标本性能稳定、不变质,确保保存期内的标本可追溯进行复检、核对,确保检验质量安全。保障实验室工作人员能够快速找到目标样本,标本管理须符合生物安全要求。

（二）适用范围

本操作规程适用于输血科接收后标本。

（三）职责

实验室专业技术人员负责输血科检测标本的保存和管理。

（四）操作程序

1. 待检标本保存 待检标本根据检验类别,对应试验要求和科室工作需要,按照科室制定规则放到2~6℃专用冰箱指定位置。

2. 检测完毕标本保存　除交叉配血标本外,其他输血相关项目检测样本一律置于2~6℃专用冰箱中保存至少1周,以备对其检测结果进行复查,保存期间避免污染和丢失。

3. 输血相容性检测标本保存

(1)用于交叉配血的患者标本以采集当日为第0天,直至第3天晚12时前可用于输血相容性检测。根据标本采集时间先后顺序按规律存放交叉配血患者标本。

(2)3天后交叉配血的患者标本,转移至检测完标本保存处,保存到指定天数后进行处置。

(3)输血完成后,供血者标本转移至检测完标本保存处,置于2~6℃冰箱中保存至少1周。

4. 过期标本处理　保存到期的标本做好相关的登记,集中放置在黄色医疗垃圾袋中,由专人根据生物安全管理要求,按照医院医疗垃圾管理办法处理。

第二节　血液管理操作规程

血液从采供血机构到医院输血科(血库)保存,应遵循血液运输和贮存的要求。血液的运输和储存根据血液成分的不同而有所不同,合理规范血液运送入库保存流程,有利于保证血液质量,保证输血的有效。

一、血液入库操作规程

(一)血液接收核验流程

1. 目的　对采供血机构送达或取回的血液进行核收。

2. 适用范围　本流程适用于从采供血机构送达或取回输血科的血液和血液制剂。

3. 职责

(1)输血科工作人员接收来自采供血机构的血液并进行核查。

(2)输血科工作人员对供血机构送达血液进行质量和数量检查。

(3)输血科工作人员和专职送血人员共同确认血液转交。

4. 操作程序

(1)血液运送专职人员将血液和供血机构血液出库单送达输血科。

(2)输血科工作人员对接收的血液及血液制品认真进行核验,内容包括核对血液从采供血机构出站时间、冷链温度记录、送达时间、数量、品种,保证与血液出库单一致,运送人员和输血科工作人员签名确认。

(3)血液外观标签的检查:检查物理外观、血袋封闭及包装是否合格,标签及信息填写是否清楚齐全[血液机构名称、许可证号、献血者条形码、血型、血液品种、容量、采血或制备日期、有效期及时间(血液有效期和血袋有效期)、血袋条形码]并轻压血袋检查是否有渗漏。

(4)核对无误并验收合格后,经办人员和送(取)血者共同在血液出库单上签名确认,注明日期和时间。

（二）血液入库操作规程

1. 目的　对已验收无误的血液进行入库保存,保证血液的质量安全。

2. 适用范围　本操作规程适用于已验收合格的采供血机构送达或取回的血液。

3. 职责

（1）输血科工作人员对已经验收血液进行入库管理。

（2）根据科室工作需要,按照不同的血液成分、血型,合理安排血液存放环境和位置。

（3）复核待入库血液成分的血型,确保其与供血机构提供的血液出库单信息相符。

4. 操作程序

（1）核对血液及血液制品的数量、品种、血液信息与血站血液出库单信息一致无误,签字验收后,输血科工作人员利用医院输血管理系统等手段,进行批量入库,入库信息需要包含供血机构名称、条形码编号、血袋编号/条形码、血型、血液品种、容量、采血日期、血液成分制备日期、有效期、入库日期等,做到血液信息可查询追溯。同时生成血液入库单,血液入库单保存至少10年。

（2）输血科工作人员将血液按照不同品种、血型、规格、有效期先后等规律进行分类,按照相关要求将血液存放在相应的储血设备中。常见血液成分具体存放要求见表8-1。

表 8-1　血液成分具体存放要求

血液成分		保存期	储存温度	运输温度
红细胞类	全血	ACD:21 天 CPD:28 天 CPDA:35 天	2~6℃	2~10℃
	悬浮红细胞		2~6℃	2~10℃
	少白细胞悬浮红细胞		2~6℃	2~10℃
	洗涤红细胞	MAP 与红细胞保存期一致	2~6℃	2~10℃
	辐照红细胞	辐照后 14 天	2~6℃	2~10℃
	冰冻红细胞	10 年	−120℃（20% 甘油） 或 −65℃（40% 甘油）	2~10℃
血浆类	普通冰冻血浆	4 年	≤−18℃	冰冻状态
	新鲜冰冻血浆	1 年	≤−18℃	冰冻状态
	液体血浆	24 小时	2~6℃	2~10℃
	冷沉淀	1 年	≤−18℃	冰冻状态
血小板	浓缩血小板	5 天	20~24℃	20~24℃
	机采血小板	5 天	20~24℃	20~24℃
	冰冻血小板	1 年	−80℃	冰冻状态
单采粒细胞		24 小时	20~24℃	20~24℃

（3）对于需要交叉配血的血液成分,如红细胞类制品,接收后可制备献血者血标本,取适当血袋上交叉配血用的血辫置于试管中,贴好标签或做好标识使其和所取血袋做到一一

对应并能够追溯到相应血液。将制备好的试管放置在指定储血设备中,便于对献血者血型复核、交叉配血试验的快速准确执行及输血全过程的闭环管理。

（4）对制备好的血标本进行 ABO 血型正定型复核,如果为 RhD 阴性则需要进行 ABO 血型和 Rh 血型的复核。确认无误后,按要求放置于专用储血冰箱。不需要交叉配血的成分血液（血浆成分和血小板成分）,血型复核可仅完成 ABO 反定型即可。

（5）红细胞类血液成分按照不同血型、剂量及有效期先后顺序摆放在血液存储冰箱（2~6℃）,血袋应竖立摆放,静置 24 小时后观察红细胞分层情况。

（6）除血液成分及其容器外,其他物品不允许放置在储血设备内。

二、血液储存操作规程

（一）目的

保障医院用血安全,明确血液在储存过程中所需条件、设备、方法和要求,并对其实施情况进行监控,确保血液的安全有效。

（二）适用范围

本操作规程适用于已验收入库的血液及血液制品。

（三）职责

1. 输血科确保血液储存设施符合保障血液安全的条件。

2. 输血科确保血液库存数量符合用血安全要求。

3. 输血科确保血液质量符合用血安全要求。

（四）操作程序

1. 血液储存设施应符合的要求

（1）血液存放区连续储存血液≥24 小时,应有双路供电或应急发电设备。如无双路供电或本身电路故障,应及时联系医院后勤相关部门,启动备用应急发电设备,并评估重新供电时间,若不能及时修复,则应及时转移库存血液,保障血液安全。

（2）血液存放区的空间应照明充足,环境整洁,具有防火、防盗、防鼠等安全设施。远离污染源,空气流通,符合医院感染控制的要求。

（3）血液存放区应分别设置待检测血液隔离存放区、合格血液存放区和报废血液隔离存放区,标识清晰、明确。

（4）血液和血液成分应储存于专用的血液储存设备中。血液储存设备应有可视温度显示,应有温度超限声、光报警装置,有 24 小时连续温度监测电子记录。

2. 血液储存温度的监控

（1）血液储存设备使用人工监控时,应至少每 4 小时监测记录温度 1 次。

（2）血液储存设备使用自动温度监测管理系统时,应至少每日人工记录温度 2 次,2 次记录间隔 8 小时以上。

（3）血液储存设备的温度监控记录至少应保存到血液发出后 1 年,以保证可追溯性。

3. 血液储存生物安全

（1）血液储存环境空气监测:储血室应定期进行空气消毒,每月采集储血房间空气培养 1 次,要求达到Ⅱ类环境细菌菌落数 <200CFU/m^3,无霉菌生长,Ⅲ类环境细菌菌落数 < 500CFU/m^3,无霉菌生长。

（2）4℃储血专用冰箱应每周擦拭后消毒 1 次；低温储血专用冰箱每月化霜 1 次。储血专用冰箱空气培养每月 1 次，无霉菌生长或培养皿（90mm）细菌生长菌落 <8CFU/10min 或 <200CFU/m³ 即为合格。

（3）储血专用冰箱温度、消毒、空气培养记录结果保存两年备查。

4. 血液存储质量管理

（1）血液成分的存放管理

1）按照不同储存要求将不同血型的全血和成分血分别存放于单独储血设备内，并对每一个储血设备进行明显标识。

2）全血和红细胞悬液应按时间次序竖直摆放在冰箱中，不得紧密堆积挤压。

3）冰冻血浆、冷沉淀应按血型整齐存放在专用低温储血冰箱内。

4）血小板应单层、整齐摆放在血小板专用振荡保存箱内，不得紧密堆积。

5）血液存放时应遵循先进先出的原则，确保血液成分正常周转，保证血液质量并杜绝血液浪费。

（2）血液成分正常保存状态

1）全血和红细胞悬液应标识清楚，外观颜色正常，无溶血、凝块、气泡、渗漏。

2）冰冻血浆和冷沉淀应呈冻实状态，标识清楚，外观颜色为淡黄色，包装完好。

3）血小板应标识清楚，外观呈淡黄色雾状、无凝集、无纤维蛋白析出和气泡，血袋无破损。

4）输血科工作人员应每天查看血液状态，不符合上述标准的血液，应及时查找原因，并报告科室负责人，联系采供血机构，启动退血机制。

（3）血液储存数量管理

1）输血科工作人员应每天核实科室血液出入库数量及实际库存数量，并根据临床用血情况，科学制订每天的血液订购计划，保障临床用血安全。

2）应根据医院用血情况设置血液储存数量状态分类及预警制度。

①库存积压：应减少或停止血液储备，报告科室负责人。

②库存正常：合理掌握输血指征，合理安排用血，保障临床用血需求。

③库存不足：供血机构未满足订购计划，血液库存数量低于科室制定安全值，应及时上报科室负责人，并联系供血机构补充血液。

④库存紧缺：血液库存数量低于科室制定安全值，且联系供血机构不能完全补充血液数量，应及时上报科室负责人，并告知医院主管部门及临床用血管理委员会，通知临床启动预警应急，择期大量用血手术延期。

⑤库存严重紧缺：血液库存数量低于科室制定危险值，且联系供血机构无法补充血液数量，应及时上报科室负责人，报告主管副院长，启动应急预警，暂缓所有非急救用血，保障急诊抢救用血，暂停择期用血手术，所有血液出库由科主任审核后方可发出，积极联系供血机构，补充血液库存。

三、血辫归纳与保存操作规程

（一）目的

将已出库献血者血辫进行归纳分类，以便在患者出现输血不良反应后及时对相关血液进行追踪与复查。

（二）适用范围

本操作规程适用于已出库献血者血辫的归纳分类管理,确保血液的溯源。

（三）职责

储发血岗位工作人员负责对血辫进行归纳与保存。

（四）操作程序

1. 所需材料包括橡皮套、托盘、血液暂存冰箱、登记表、记号笔、胶带。

2. 取适当血袋上交叉配血用的血辫用于制备献血者血标本,详见本节血液入库操作规程。

3. 将入库的血液放入指定的冰箱中(红细胞放入储血冰箱,血浆及冷沉淀分别放入对应的冷冻冰箱中,血小板放入血小板保存振荡箱中),暂不取下血辫。

4. 将需要配发的血液存放到暂存冰箱,对血液进行出库处理。血小板出库后打印出对应的标签(贴好)放入血小板保存振荡箱中,暂不取下血辫。

5. 护士来取血时,将已出好库的血液成分从暂存冰箱中取出(血小板从振荡箱中取出)。发血前将血辫扯下,放入指定的托盘中。由储发血管理员统一按时间进行收集。

6. 储发血管理员每周对本周收集的血辫按照不同品种进行分类,红细胞每10个为1捆,血浆及冷沉淀每20个为1捆,血小板单独1捆,并用纸笔写上日期、品种、数量,填写血辫登记表。做血浆置换的,将血浆单独捆扎,标注好科室、姓名、血型、日期,以便对血液进行追踪复查。

7. 对前1周进行捆扎的血辫进行重新捆扎。

8. 保存1个月内的血辫,将1个月前的血辫及时进行清理。

四、血液备血操作规程

（一）目的

确保临床用血及时、准确、安全。

（二）适用范围

本操作规程适用于手术患者术前备血和稀有血型患者的用血。

（三）职责

1. 临床医生做好患者术前用血的评估,规范填写临床输血申请。

2. 输血科根据临床的需求备好血液。

（四）操作程序

1. 临床用血申请

（1）临床输血应严格掌握保护血液资源、控制滥用血液、避免浪费血液的原则,要求临床医师在申请输血时,严格掌握输血指征和适应证。在受血者进行输血治疗前,临床医生应主动给受血者或家属讲明输血的目的和存在的风险,征得同意和密切配合,并在输血治疗知情同意书上签字。

（2）申请用血应由经治医师详细填写输血申请单,在预定输血日期前送交输血科备血。

（3）择期手术或其他稀有血型患者应在手术前1~3天将血样及输血申请单送到输血科。

（4）对RhD阴性或其他稀有血型患者,输血科接到申请后应尽快与当地血站联系,并将申请结果及时通知该临床用血申请科室,必要时,做好相关的记录。

2. 备血

(1)临床医生提出备血申请,按照要求签订输血治疗知情同意书,明确输血时间、输血量、输注的血液成分等,并完善相关的审批手续。

(2)备血前,须确认受血者输血感染性疾病的检测,检测内容包含肝功能、乙肝表面抗原、丙肝病毒抗体、梅毒螺旋体抗体、艾滋病病毒抗体。

(3)输血科对患者血样常规进行 ABO 血型正反定型、RhD 血型定型(有条件的医院推荐进行 RhEeCc 定型)、不规则抗体筛查试验。

(4)如患者出现疑难血型或不规则抗体阳性,输血科应对血型和抗体进行鉴定,本科室无法鉴定的,可以外送到当地或外地的血型参比实验室鉴定。

(5)输血科应根据病情的轻重、时间顺序进行备血,必要时及时与临床沟通。

五、血液发放操作规程

(一)常规用血发放操作规程

1. 目的 确保工作人员发放血液准确无误,保证血液输注安全。

2. 适用范围 本操作规程适用于输血科对临床科室发放血液。

3. 职责

(1)输血科值班人员负责血液的发放。

(2)临床科室负责血液的取用。

4. 操作程序

(1)出库前准备

1)临床科室取血前确认患者需要输血、身体状况适宜输血,并且患者同意输血,填写完整的临床输血取血凭证。

2)输血科工作人员根据输血申请单上申请的血液品种和血量,从储血设备中取出已经备好的血液,按照要求进行相应操作(红细胞类交叉配血,血浆类、冷沉淀类和血小板类复核患者血型),确认血液无误后,利用医院输血信息管理系统或其他手段,登记预出库血液信息,生成一式两份的配发血报告单,记录发血时间。

3)配发血报告单应具有以下信息:受血者姓名、性别、年龄、科别、床号、住院号、血型、交叉配血结果;供血者血袋号、血型、血液类别、血量;配发血时间等。

(2)血液发放

1)临床医护人员凭填写完整的临床输血取血凭证,携带专用取血箱到输血科取血。

2)输血科工作人员核对取血凭证的完整性,依据提前准备的配发血报告单信息,从暂存冰箱或血小板振荡保存箱中取出对应的血液、对应的配发血报告单,供取血者核对。

3)取血人员和输血科人员共同核对以下项目:受血者姓名、性别、年龄、科别、床号、住院号、血型、交叉配血结果;供血者血袋号、血型、血液类别、血量、有效期、血液有无溶血及血块、血袋有无渗漏等。凡血袋有下列情形之一的,一律不得发出:①标签破损、漏血。②血袋有破损、漏血。③血液中有明显凝块。④血浆呈乳糜状或暗灰色。⑤血浆中有明显气泡、絮状物或粗大颗粒。⑥未摇动时血浆层与红细胞的界面不清或交界面上出现溶血;红细胞层呈紫红色。⑦过期或其他须查证的情况。

4）核对无误后,发血者与取血者双方在取发血报告单上签字,同时取血者在配发血报告单领血者一栏中签字,取走其中一份,另一份留存。

5）血液成分发出后原则上不得退回。

6）输血科工作人员将其中一份配发血报告单和对应的输血申请单装订后归档,保存至少 10 年。

7）取血人员按照血液运输要求将血液放入对应取血箱密封运回病区,尽快输注。

（二）紧急用血发放操作规程

1. 目的　为确保急诊用血顺利有效地开展,节约时间,最大限度抢救患者生命,规范急诊用血流程,制定本操作规程。

2. 适用范围　本操作规程适用于紧急用血血液的发放。

3. 职责

（1）临床科室负责紧急用血的申请。

（2）输血科负责紧急用血血液的快速发放。

4. 操作程序

（1）大量出血紧急抢救用血的血液发放

1）大量出血急诊输血是指患者因大出血而引起失血性休克,为挽救患者生命,赢得手术及其他治疗时间而必须施行的紧急输血。

2）大量出血急救输血的要求执行《大量输血方案》,紧急非同型血液输注原则如表 8-2。

表 8-2　紧急 ABO 非同型血液输注原则

受血者血型	红细胞			血浆及冷沉淀	
	首选	次选	三选	首选	次选
A	A	O	无	A	AB
B	B	O	无	B	AB
O	O	无	无	O	A、B、AB
AB	AB	A 或 B	O	AB	无

（2）输血相容性检测特殊情况紧急血液的发放

1）ABO 疑难血型患者紧急抢救输血:正定型不能确定 ABO 血型时,输血首选 O 型红细胞,须进行主侧交叉配血且相合;血浆输注应首选 AB 型血浆。

患者 ABO 疑难血型确认后,若需要继续输血治疗,应重新抽取患者血标本做交叉配血试验,并遵循以下原则输血:①盐水介质交叉配血试验阴性者,可输注与患者 ABO 同型红细胞;② ABO 同型血交叉配血试验盐水介质阳性者,应继续输注 O 型红细胞,以保证交叉配血主侧阴性。

2）交叉配血试验不合紧急抢救输血:患者红细胞的直接抗球蛋白试验阳性,发放与供者主侧交叉配血试验阴性的 ABO 同型红细胞(是否需要输注洗涤红细胞应遵循洗涤红细胞输注的适应证）。

交叉配血试验不合且短时间内无法排除干扰,确认配合相容血液,选择 ABO 血型、RhD 血型同型且反应最弱的(条件允许时,尽可能多地对 Rh 血型系统其他因子,如 E、e、C、c 及 Kidd 血型、MN 血型等容易发生同种异体免疫反应血型系统同型匹配)红细胞发放。如遇 ABO 血型无法确定,可参照 ABO 疑难血型患者紧急抢救输血处置方案。

发放与患者 ABO 血型同型血浆;无法满足供应时可选择 AB 型血浆发放。

对已输入大量 O 型红细胞的患者,如果查明原因后仍需要继续输血治疗,可参照 ABO 疑难血型患者紧急抢救输血处置方案。

3)RhD 阴性患者紧急抢救血液发放

RhD 抗体筛查阴性患者可一次性足量发放 RhD 阳性红细胞成分。血型选择:首选 RhD 阴性,次选 RhD 阳性;ABO 选择见表 8-2。

抗体筛查阳性(确认或怀疑存在抗 D),在紧急情况下,无法及时获得 RhD 阴性红细胞成分时,可以一次性发放足量 RhD 阳性红细胞成分。须在输注前应用大剂量肾上腺皮质激素和 / 或静脉丙种球蛋白(400~1 000)mg/kg 和 / 或血浆置换等治疗,输注时要密切监测患者体征,一旦出现输血反应迹象应立即停止输血,同时关注血浆颜色、尿色尿量及其他实验室溶血指标,马上给予相应治疗。

RhD 阴性患者输注 RhD 阳性红细胞成分后,因病情需要再次输血时,必须输注 RhD 阴性红细胞成分。

RhD 阴性患者可发放 RhD 阴性血小板,也可发放 RhD 阳性血小板。

第三节 仪器管理与使用通用操作规程

随着输血医学的不断发展,输血技术不断提高,越来越多的仪器设备进入输血检验和输血治疗中,输血检验的效率和质量提高,更好地保障了输血安全。在日常工作中如何管理和使用输血仪器设备,保证仪器设备正常、安全工作,是输血科管理工作中的重要环节。

一、仪器性能验证操作规程

(一)目的

对临床输血相关仪器设备的安装、运行进行确认,并对其性能开展符合性验证,确保满足预期使用要求。

(二)适用范围

本操作规程适用于输血科关键仪器设备的安装、运行和性能验证。

(三)职责

1. 医院设备管理部门对仪器的安装、运行进行验收。

2. 输血科仪器设备管理人员协助验收,并进行性能测试。

(四)操作程序

1. 仪器设备、配件及资料验收确认

(1)医院设备管理部门、输血科以及相关的供应商检查仪器设备的包装和外观是否完好、仪器设备标签中的机身号(SN)与包装箱上的标识是否一致。

（2）依据开箱验收清单,检查核对仪器设备、配件、专用工具、相关资料(合格证、保修卡、说明书、备件表、测试证书等)是否齐全,是否与招标书内容相符。

2. 输血科应对仪器设备安装确认

（1）放置仪器设备环境、空间、位置、电源、水源、气源、网络等是否符合仪器设备使用的要求。

（2）安装调试与安装图纸是否一致,是否符合相关要求。

（3）供给和排废系统的连接是否符合相关规定。

（4）安全装置与应急设施配备是否合理。

3. 仪器设备运行正常确认

（1）输血科在相关供应商的协助下,对仪器设备开机试运行,检查各项运行参数和记录装置是否正常、控制软件与程序转换是否顺畅。

（2）测试仪器设备在特殊情况下的运行情况(如空载试验、满载试验、超 10% 负荷运行等),检查各项运行参数和记录装置是否正常、控制软件与程序转换是否顺畅。

（3）检查仪器设备的安全装置与应急设施是否有效。

4. 输血科对仪器设备性能进行验证

（1）明确仪器设备的关键性能标准、运行参数要求、测试方法、测试工具、可接受标准和允许误差,如果需要进行重复测试(精密度),则要确定测试的频率。

（2）仪器设备开机运行,进行性能测试,记录各项测试数据。

（3）对各项技术数据进行统计和分析比较,形成确认结果。

（4）综合分析仪器设备各项数据结果,依据可接受标准得出确认结论,结论分为符合使用要求和不符合使用要求两种。

（5）根据各项确认结果及综合结论编写《仪器确认报告》,报设备管理部门负责人审核,上报质量负责人审批。

（6）经过批准的符合使用要求的仪器设备方可正式投入使用,否则禁止使用。

（7）仪器设备管理部门保存确认计划、确认过程记录及确认报告等资料。

5. 仪器设备性能验证内容

（1）国家强制检定的计量仪器设备验证,均由国家质量技术监督部门授权的计量检定机构进行检定,需要省、市或其他检定 / 校准机构进行检定 / 校准的计量器具均须在检定有效期内由国家质量技术监督部门授权的计量检定机构进行检定验证,对计量部门提供的检定 / 校准 / 测试证书,设备管理员验证是否符合检测要求及相关标准规定的要求,即检测限、不确定度等是否符合检测要求,以便确认在用仪器设备的技术性能、量程、精度、准确度等是否满足所开展检测项目标准的要求。

（2）自主检测仪器设备验证

1）定性仪器设备验证可根据国家标准、行业标准、厂商说明,按专业性能验证方案进行性能验证,验证内容包括但不局限于以下几点。

①重复性验证:每种检测仪器(或反应体系),每一个试验项目使用同一批号试剂,参照相关 SOP,可对每份对照品在每批次测定时重复双份测定,可 10 天内完成 20 次重复检测结果。若期间出现失控,则这一批次检测结果不可用,需要进行新批次的重新检测,并分析记录造成不合格失控的原因。注意:每一批次实验都应加入试剂盒的阴性和阳性对照品同

时进行检测,只有阴性和阳性对照品的检测结果符合试剂盒的预期要求时,才可认定数据有效。

②临界值(cut off)重复性验证:生产厂家根据检测目的及临床灵敏度和特异度建立临界值浓度,临界值一旦确立,不可随意更改。标本浓度应接近临界值(即同样一份标本,在多次重复实验中产生 50% 的阴性结果和 50% 的阳性结果),标本浓度不宜用阴性低值或强阳性样本。临界值的重复性是为正在评价的检测试剂或系统建立分析物的临界浓度(C_{50}),并且确保临界浓度 ±20% 的范围处于 95% 区间内(C_{95})。

③当评价方法与诊断准确度标准进行比较时,性能指标可包括灵敏度和特异度、阳性预测值和阴性预测值,见表 8-3。

$$灵敏度 = [真阳性 / (真阳性 + 假阴性)] \times 100\%$$
$$特异度 = [真阴性 / (真阴性 + 假阳性)] \times 100\%$$
$$阳性预测值(测定为阳性的标本,实际上为阳性的可能性) =$$
$$[真阳性 / (真阳性 + 假阳性)] \times 100\%$$
$$阴性预测值(一份给出阴性结果的样本实际上为阴性的可靠性) =$$
$$[真阴性 / (真阴性 + 假阴性)] \times 100\%$$

表 8-3　性能指标

试剂的检测结果	分析物		合计
	阳性	阴性	
阳性结果数	TP	FP	TP+FP
阴性结果数	FN	TN	FN+TN
合计	TP+FN	FP+TN	TP+FP+FN+TN

注:TP—分析物存在时检测结果为阳性的数量;FP—分析物不存在时检测结果为阳性的数量;TN—分析物存在时检测结果为阴性的数量;FN—分析物不存在时检测结果为阴性的数量。灵敏度 $= \frac{TP}{TP+FN} \times 100$;特异度 $= \frac{TN}{TN+FP} \times 100$;阳性预测值 $= \frac{TP}{TP+FP} \times 100$;阴性预测值 $= \frac{TN}{TN+FN} \times 100$;符合率 $= \frac{TN+TP}{TP+FP+TN+FN} \times 100$。

作为筛查试验,建议检测的灵敏度应 >95%。作为诊断试验,建议检测灵敏度和特异度均应 >95%。作为确认试验,建议特异度应至少 >98%。如果没有可用的诊断标准,那么厂家需要提供待评价试剂与某一已验证方法进行比较的结果,在这种情况下,则不能够计算灵敏度和特异度,而是计算阳性符合率和阴性符合率。

2)定量仪器设备验证

①精密度验证:在相同的检测条件下,对某一标本进行重复检测,所得测量值的离散程度即为精密度。精密度验证包括批内与日间精密度实验。批内精密度:可采用包含 2~3 个浓度水平的标本,连续重复检测 20 次,计算标准差(s)、变异系数(CV),批内精密度在允许总误差(TEa)的 1/4 之内或符合试剂说明书要求为通过。日间精密度:每日检测同一份标本 5

次,非一日完成4次检测,共20次,计算s、CV,可接受范围为1/3 TEa或符合试剂说明书要求为通过。允许总误差(TEa)来源:在《美国临床实验室改进修正案'88》(CLIA'88)中查阅,EQA的允许误差由试剂说明书提供。s、CV计算公式如下。

$$s=\sqrt{\frac{\sum(x_i-\bar{x})^2}{n-1}}$$

$$CV=\frac{s}{\bar{x}}\times100\%$$

其中:s为标准差;$\bar{x}$为标本均数;n为独立检测标本的次数;x_i为标本中各变量值,即每次测量结果。

②准确度验证:指测量结果与被测量值的接近程度。可用参考方法和系统使用方法进行比较,参考物质验证。取材:20个结果分布于可报告范围内的标本,使用参考方法与系统使用方法进行检测,计算相对偏倚,符合厂家说明。应用参考物质验证,参考物质:质控品、标准品、已通过能力验证的质控标准物质(室间质评品)。可接受范围:偏倚值在参考物质允许的范围为通过。

③灵敏度验证:分析灵敏度包括最低检测限(LLD)、生物检测限(BLD)、功能灵敏度(FS)。功能灵敏度为以天间重复CV为20%时对应检测限样品具有的平均浓度。标本准备:用稀释液作空白对照,将标准品围绕最低检测限制成浓度梯度制备液,分别检测10次。

④携带污染率验证:取高低值标本各1份,依次测高值3次(i1,i2,i3),i3为最高值;低值3次(j1,j2,j3),j3为最低值。计算各自的携带污染率:携带污染率(%)=(j1-j3)/(i3-j3)×100%。

3)操作人员记录所有试验结果,并与预期结果或验证标准对比。

4)汇总不同仪器(或反应体系)不同检测项目的检测结果,分析不同仪器(或反应体系)不同检测项目的重复性、特异度、准确性等性能,填写仪器设备性能验证报告,提交技术小组,用于最后审批形成仪器设备确认报告。

二、仪器校准操作规程

(一)目的

规范仪器设备的检定和校准程序,保证仪器设备的正常使用,使测量数据和检测结果具有良好的溯源性、准确性和可靠性。

(二)适用范围

本操作规程适用于输血科计量设备和检测仪器的检定和校准管理。

(三)职责

1. 输血科制订仪器设备校准计划。

2. 输血科对仪器设备校准报告进行确认和管理。

(四)操作程序

1. 输血科制订仪器设备校准计划

(1)仪器设备校准管理:输血科编制仪器设备校准清单和仪器设备校准计划,提交医院仪器设备管理部门,定期对关键仪器设备进行检定校准,确保关键仪器设备技术性能符合预期要求。

（2）仪器设备校准的时机

1）对血液质量及临床输血过程有影响的仪器设备必须进行定期校准。

2）新进的或经过维修、搬迁后的仪器设备必须检定校准，证实符合规定要求后方可使用。

3）当对测量设备的精度和准确性产生怀疑时，需要检定或校准。

4）如无上述情况，则按照仪器设备厂家说明或国家的相关规定，制订定期年度校准计划。

2. 仪器设备校准方式 国家计量检定机构、仪器设备供应商或生产商校准，与同类型仪器设备进行比对或利用室间质评结果比对校准。

（1）根据仪器设备校准计划，按期进行校准。

（2）凡是国家规定需要强制检定的计量器具，均送国家质量技术监督部门授权的计量检定机构进行检定校准。

（3）对国家计量检定范围以外的检测设备采取以下方式校准。

1）由仪器设备生产厂家及其委托人员定期调试、维护校准，与仪器设备生产厂家或授权供应商签订协议，每年定期对仪器设备的主要检测技术参数进行调试、校准，以厂商的报告为该次校准的依据。

2）通过室内质控、室间质评的方式进行验证。

3）与已校准的仪器设备检测结果进行对比，比对合格者为校准合格依据。

3. 仪器设备检定校准管理

（1）仪器设备检定、校准的状态标识：仪器设备检定、校准的状态要用不同颜色的标识贴于设备的明显位置。

1）蓝色（合格）：准用，适用于检定、校准合格的设备。

2）黄色（限用）：适用于多功能或多量程的设备，用于检测工作的功能和量程合格，而存在其他功能或量程不合格项目。

3）红色（不合格）：停用，适用于检定、校准不合格、损坏待修或报废的设备。

（2）检定证书、校准和自校准报告由医院仪器设备管理部门保管。

（3）当仪器设备检定或校准结果不合格时，应对以前使用该仪器设备所做的检测进行追溯，执行《纠正预防措施控制程序》。

三、仪器设备使用操作规程

（一）目的
规范仪器设备的使用管理，保证仪器设备的正确使用。

（二）适用范围
本操作规程适用于输血科仪器设备的使用和管理。

（三）职责
输血科全体工作人员认真执行仪器设备管理的相关要求。

（四）操作程序
1. 科主任安排专人负责科内仪器设备的管理，并对重要仪器的使用人员进行授权。

2. 仪器设备负责人应提供关于仪器设备使用及维护的最新指导书，并利用制造商的操作手册或说明书建立相关的使用手册,便于工作人员理解。

3. 经授权的使用人员必须先经过培训,考核合格后方可上机操作。贵重精密仪器设备的年度定期维护保养和校准活动由仪器工程师执行。一般使用人员不得随意改变仪器设置或参数,必须按规定程序进行操作。

4. 仪器设备负责人负责仪器定期校准的申请和档案的建立。

5. 经授权的使用人员在使用仪器的过程中必须检查仪器的状态和环境条件,做好质控、标本的检测、日常保养,确保仪器设备处于良好的状态,并做好记录。仪器的校准、失控及维修等均应记录。

6. 使用人员要保持仪器设备的安全工作状态,在设备使用、修理或报废过程中,应进行消毒,注意减少环境污染,必要时使用防护用品。

7. 设备发生故障后,应停止使用,做好清楚标记后妥善存放,仪器设备负责人应及时报修,当需要换零配件或产生维修费用时,上报科主任,执行医院的相关管理规定。维修后应经校准、性能验证表明其达到规定的可接受标准后才能重新使用,并做好记录。

四、仪器维修保养操作规程

(一)目的
确保仪器设备状态良好,安全正常运行。

(二)适用范围
本操作规程适用于输血科正常使用的仪器设备的日常、定期维护和保养。

(三)职责
1. 输血科建立仪器设备维护保养管理制度。
2. 输血科仪器设备负责人编制维护保养计划并监督执行。

(四)操作程序
1. 维护保养
(1)输血科编写仪器设备维护保养的相关制度并要求全科室人员执行。
(2)输血科工作人员须经过仪器设备的使用及维护保养培训,能熟练掌握其使用及维护保养的相关要求。
(3)建立仪器设备三级维护保养制度,即日常维护保养、一级维护保养和二级维护保养。
1)日常维护保养由使用人员负责,主要是清洁仪器设备的外部件,检查零部件是否完整、电源系统和使用过程是否正常等。
2)一级维护保养由仪器设备管理部门的保养人员和使用人员共同完成,主要是进行内部清洁、检查部件有无异常、某些部件的清洗、易损件的更换等。
3)二级维护保养由仪器设备专业保养人员完成,主要是检查主体部分或主要部件、运行情况、工作精度或磨损程度,确定仪器设备各项性能数据是否正常,确定是否需要进行维修、是否仍可正常使用。
2. 维修
(1)仪器设备出现故障时,使用科室主任或负责人应会同操作人员尽力找出故障;如不能解决问题,应与仪器设备管理部门及供应商联系,填写仪器设备维修单,报仪器设备管理部门处理。

（2）维修期间应贴上"停用"标识，必要时将仪器设备移出使用场所。

（3）仪器设备外送维修执行医院的相关管理规定。

（4）仪器设备的维护和维修记录等应归档保存。

（黄靓）

第九章

红细胞血型抗原抗体检测操作规程

第一节 室内质量控制与室间质评操作规程

一、室内质量控制操作规程

室内质量控制(internal quality control,IQC)简称室内质控,是实验室为了控制检验数据的精密度所采取的管理或技术活动。

常规输血实验室的实验包括 ABO 正反定型、RhD 定型、抗体筛查和交叉配血。实验室使用手工操作时,每个检测批次均须做室内质控检测。实验室使用自动化检测系统时,质控标本应与待检标本按同样的方式装载入仪器,每 24 小时做 1 次室内质控检测。开始输血相容性检测、更换试剂品牌或批号以及对仪器设备做重大维护保养、仪器设备因故障大修后,均应再次做室内质控。

(一) ABO 定型的室内质控

1. 原理 ABO 定型试验是实验室常规检测之一,因在一般情况下,ABO 抗原检测结果为阴性或强阳性,较少有弱阳性结果产生,故需要使用商品化质控品进行室内质控。

2. 方法 按实验室的 ABO 定型试验标准操作规程对 ABO 血型鉴定质控品进行 ABO 血型检测,并根据实验室相关记录表单填写记录。如质控结果与质控品说明书中描述结果一致,则为"在控";如质控结果与质控品说明书中描述结果不一致,则为"失控",应分析原因,根据实验室相关规定填写失控分析报告。

3. 方法的局限性 由于无市售或自制弱 A、B 抗原质控品,无法在 ABO 正定型试验中加入弱阳性对照,故对亚型或疾病造成的抗原减弱,仍缺乏理想的质控措施;患者≤4 月龄时,仅能进行正定型,缺乏正反定型相互验证。

4. 符合性试验 当血型鉴定质控品供应不足等其他特殊情况时,可使用血型试剂符合性试验替代血型鉴定质控品进行室内质控。可选择标本替代血型鉴定质控品,如:使用已知有以往 ABO 血型报告的样本作为血型鉴定质控品,可以是有以往记录的患者标本,也可以是经过验证后的献血者样本,标本必须包含 A 抗原和 B 抗原,并根据标本原始编号填写在实验室相关记录表单中。

(二) RhD 定型的室内质控

1. 原理 RhD 抗原的检测是实验室的常规检测项目之一,因在一般情况下,RhD 抗原检测结果为阴性或强阳性,较少有弱阳性结果产生,故需使用商品化质控品进行RhD检测室内质控。在RhD定型试验中,主要质控自身细胞凝集造成的假阳性,以及抗体试剂失效引起的假阴性。

2. 方法 RhD抗原检测质控:每个工作日进行1次,按实验室的Rh血型鉴定的标准操作规程对血型鉴定质控品进行RhD血型检测,并根据实验室相关记录表单填写记录。如质控结果与质控品说明书中描述结果一致,则为"在控";如质控结果与质控品说明书中描述结果不一致,发现不符合,则为"失控",应分析原因,根据实验室相关规定填写失控分析报告。

3. 方法的局限性 对于罕见的RhD变异型抗原,因缺乏市售的弱阳性RhD血型鉴定质控品,无法进行可靠的质控。

4. 符合性试验 当存在血型鉴定质控品供应不足等其他特殊情况时,可使用血型试剂符合性试验替代血型鉴定质控品进行室内质控。可选择标本替代血型鉴定质控品,如:使用已知有以往RhD血型报告的标本作为血型鉴定质控品,可以是有以往记录的患者标本,也可以是经过验证后的献血者样本,标本应包含RhD阳性和RhD阴性,并根据标本原始编号填写在实验室相关记录表单中。

(三)抗体筛查的室内质控

1. 原理 通过对商品化质控品进行抗体筛查检测并在试验中设置阴、阳对照,检测质控试验的有效性。

2. 方法

(1)抗体筛查检测质控:每个工作日进行1次,按实验室的抗体筛查和抗体鉴定试验标准操作规程对血型鉴定质控品进行抗体筛查检测,检测方法包括盐水介质法和非盐水介质法(可包含间接抗球蛋白法、凝聚胺法、微柱凝集法等),根据实验室相关记录表单填写记录。如质控结果与质控品说明书中描述结果一致,则为"在控";如质控结果与质控品说明书中描述结果不一致,发现不符合,则为"失控",应分析原因,根据实验室相关规定填写失控分析报告。

(2)阳性质控:在凝聚胺法、试管间接抗球蛋白法和柱凝集法中,每批试验加入市售"弱阳性"对照质控试剂,用于平行对照。

(3)质控结果的判读:阴性、阳性质控结果均符合要求时,抗体筛查试验结果可靠。在试验过程中,弱阳性对照管(孔)为阴性结果时,则该批试验结果不可信,需要查找原因后重新试验。阴性、阳性质控不完整或结果不符合时,该方法的结果仅作为进一步试验的参考,不作为出具临床报告的依据。

3. 方法的局限性 任何抗体筛查试验方法均无法完全避免血型意外抗体的漏检,在条件允许的情况下可使用多种方法对同一样本进行抗体筛查试验。

4. 符合性试验 当存在血型鉴定质控品供应不足等其他特殊情况时,可使用血型试剂符合性试验替代血型鉴定质控品进行室内质控。可选择试剂标本替代血型鉴定质控品,如:使用IgG类抗血清(如IgG抗D试剂)作为抗体筛查阳性样本质控品,使用AB型且已知有以往抗体筛查阴性报告的标本作为阴性样本的质控品。

(四)交叉配血的室内质控

1. 原理 交叉配血试验分为献血者红细胞与患者血浆(血清)的主侧配血和献血者血

浆与患者红细胞的次侧配血,一般需要用盐水介质和非盐水介质法分别检测,检查是否含有IgM 或 IgG 抗体影响输血疗效。

2. 方法　盐水介质交叉配血室内质控参照 ABO 正反定型和 RhD 定型室内质控。

非盐水介质交叉配血一般使用间接抗球蛋白法、凝聚胺法、柱凝集法等。非盐水介质的室内质控每个工作日进行 1 次,按照间接抗球蛋白法、凝聚胺法和柱凝集法等的室内质控要求进行质控。根据实验室相关记录表单填写记录。

阳性质控:在凝聚胺法、试管间接抗球蛋白法和柱凝集法中,每批试验加入市售"弱阳性"对照质控试剂,用于平行对照。

质控结果的判读:阴性、阳性质控结果均符合要求时,抗体筛查试验结果可靠。在试验过程中,弱阳性对照管(孔)为阴性结果时,则该批试验结果不可信,需要查找原因后重新试验。阴性、阳性质控不完整或结果不符合时,该方法的结果仅作为进一步试验的参考,不作为出具临床报告的依据。

3. 方法的局限性　任何试验方法均无法完全避免血型抗体的漏检,在条件允许的情况下可使用多种方法进行交叉配血试验。

二、室间质量评价操作规程

(一)室间质评定义和意义

室间质量评价(external quality assessment,EQA)简称室间质评,是指由 EQA 组织机构将多个标本周期性地发送到参评实验室进行分析和 / 或鉴定,并将每一实验室的结果与同组的其他实验室的结果或指定值进行比较,再将比较的结果报告给参与实验室的过程。室间质评可控制检验数据的正确度。

提供安全、适当和相容的血液和血液质评涉及一系列过程。从献血者甄选和采集、处理和对捐献血液的化验到测试患者样本,再到相容血液的发放及患者输血的管理,每个过程都有出错的风险。输血实验室在"输血链"这一方面发挥关键作用,检测或其他实验室程序的质量缺陷,可对血液和受血者产生严重影响。血液预警计划,如英国的严重输血危害(Serious Hazards of Transfusion,SHOT)计划,表明实验室可能通过输注不相容或不适当的血液,导致患者发生重大疾病或死亡。造成实验室错误的可能原因有:①不适当的识别程序导致患者或献血者的血液样本或血液的识别错误;②不正确地储存或不适当地使用试剂;③设备故障;④血清学检测的技术事故;⑤不准确的记录或抄写;⑥结果的误读。

(二)室间质评的运行

EQA 是发现实验室操作问题的有效途径,而且提供了一个相对于其他实验室水平的客观评价。

参与室间质评涉及一批已知但未揭晓的样本测试,这些样本按室间质评计划发送到参与实验室。每个实验室收到一组相同的样本,这些样本应以处理常规标本同样的方式对待,以确保在评价质量方面准确地反映其一贯的成绩。经过整理和分析,每个实验室收到自己的结果,连同所有其他不署名的实验室的结果,这使其能够与其他实验室的成绩作比较。

室间质评可以识别实验室的问题和不足,保证所需的纠正和预防措施得到落实。因此该计划产生的信息有助于提高输血实验室的整体素质和用于发放输血的全血和血液成分的安全性。

（三）"正确"结果的定义

参与实验室提交的任何答案,都需要和室间质评机构中心确定的"正确"答案进行对比。这一确定的结果可通过室间质评发放机构多名工作人员进行的内部试验获得,或接受选定的输血实验室达成一致的结果。如果任何练习样本明显变质,而且在截止日期使用任何常用的技术都得不到希望的结果,这时需要决定是否回收样本或对评估试验小项做出不参与评分的决定。

（四）室间质评标本来源

由国际实验室认可合作组织（International Laboratory Accreditation Cooperation,ILAC）或世界卫生组织（World Health Organization,WHO）及其各国合作机构认可的室间质控评估服务中心,制备、发放输血实验室相关室间质评品,并对参评实验室的结果进行统计反馈。

室间质评标本的检测项目包括血型鉴定、抗体筛查及鉴定、交叉配血试验、直接抗球蛋白试验、稀有血型定型等。

（五）标本接收和验收

收到标本后,由接收人员根据相关说明对标本的数量、质量、包装进行检查,验收合格后置于4℃冰箱中,保存于标本待检区。

（六）室间质评样本的检测

室间质评样本的检测按常规待检标本对待,由实验室工作人员轮流完成检测。检测时必须使用实验室的常规检测方法和试剂,不得特殊对待。

室间质评样本的检测必须在规定的时间内进行,检测结果也必须在截止日期前提交。

室间质评样本的接收和结果提交均记录于参评实验室相关室间质评记录单上。实验室负责人要在反馈报告上签名,并根据反馈结果评判实验室的检测工作质量。如有罚分,要检查和分析其差错原因,填写失控分析报告,并采取相应的措施。

（七）失控原因分析

1. 查看记录试剂使用时是否在有效期内,是否按标准操作规程进行操作。

2. 样品混淆。

3. 交叉污染,检查试管、试剂有否污染。

4. 技术的敏感性。

5. 假阳性反应。

（八）失控的预防与消除

1. 试剂必须在有效期内使用,严格按照厂家说明书或相关SOP操作,特别注意每次试剂质检对比说明书是否有变动。

2. 认真核对试管标签和标本检查申请单。

3. 试管要清洗干净,不清洁的试管要及时退回重洗;加样时要注意避免试剂和标本间的污染。

（沈伟）

第二节　血型鉴定操作规程

一、ABO 血型鉴定

（一）目的

规范 ABO 血型鉴定操作,确保 ABO 血型检测结果的准确,以便进行同型或配合型红细胞输注,保障患者输血的疗效和安全。

（二）适用范围

本文件适用于实验室对检测标本进行 ABO 血型鉴定的具体操作。

（三）材料方法

1. 标本要求　ABO 血型鉴定所使用的标本为 3 天内抽取的静脉血标本,成人患者通常需要抗凝全血 3~5ml。标本无溶血和脂血等情况。标本上有完整的与申请单相对应的标签,标签上的信息包括受检者姓名、标本号、检测项目等,标本量符合要求,外包装合格无污染。

2. 检测方法　目前 ABO 血型鉴定方法主要有两类:一类是基于血清学的检测方法,如盐水试管法、玻片/纸片法和微柱凝胶卡法等。在 ABO 血型抗原存在弱凝集或缺乏等情况下,可以结合吸收放散试验,来检测是否存在弱的 A 和 B 抗原的表达;另一类是基于分子生物学的检测方法,如 ABO 血型基因 PCR-SSP 分型方法和 ABO 血型编码基因的直接测序法。大多数正反不符的样本,可以通过血清学方法得以鉴定;血清学无法确定的情况下,可以结合分子生物学方法得以解决。但是,仍存在两种方法都无法确定 ABO 血型的情况。

（四）仪器设备

试管离心机、凝胶技术专用离心机、37℃水浴箱、光学显微镜等。

（五）原理

ABO 血型鉴定通常利用血清学方法来检测待检标本的红细胞 A、B 抗原及其血清中含有的抗 A、抗 B,前者称为正定型,后者为反定型。正常情况下,当红细胞表达 A 或 B 抗原时,其血清中通常不含有针对该抗原的抗体;若红细胞上缺乏某抗原,则血清中通常存在针对该抗原的抗体。符合以上规则的正反定型结果,可用于判断待检标本的 ABO 血型。ABO 亚型通常表现为正反定型不符,可根据各亚型的血清学特征进行血清学分型。

（六）正反定型不符操作

盐水试管法、玻片法/纸片法和微柱凝胶卡法进行 ABO 血型鉴定的具体操作如下。

1. 标本采集与处理

（1）采集患者静脉血 3ml,用乙二胺四乙酸二钾（EDTA-K2）或枸橼酸钠抗凝,经 $2\,000 \times g$ 离心 1~5 分钟,分离出血浆。

（2）若标本为非抗凝标本,则经 $2\,000 \times g$ 离心 5~10 分钟,分离出血清。

2. 盐水试管法 ABO 血型鉴定

（1）盐水试管法 ABO 血型正定型检测

1）制备 3%~5% 被检红细胞生理盐水悬液:待抗凝血离心或红细胞自然沉降后取下层压积红细胞 2 滴于小试管中,加入生理盐水 2ml,用滴管将红细胞与生理盐水充分混匀,即为 3%~5% 红细胞生理盐水悬液。必要时,1 000×g 离心 1 分钟后弃去上清液,重复洗涤 3 次后配制红细胞盐水悬液

2）取小试管 2 支,分别标记抗 A、抗 B,分别加入抗 A、抗 B 标准血清各 1~2 滴于相应标记的试管中。

3）分别加入被检者 3%~5% 的红细胞生理盐水悬液 1 滴于各试管中,混匀,立即以 1 000×g 离心 15 秒。

4）斜持试管轻轻摇动或轻轻弹动,使管底的红细胞慢慢浮起,肉眼观察有无凝集。

5）如凝集较弱,较难判断,可将反应液倒于玻片上,用低倍镜观察凝集强弱程度。

（2）盐水试管法 ABO 血型反定型检测

1）取小试管 3 支,分别标记 A、B、O 字样,于各管加入被检者血清或血浆 2 滴。

2）按标记分别加入 3%~5% 的 A、B、O 型标准红细胞悬液 1 滴,混匀,立即以 1 000×g 离心 15 秒。

3）观察上层液有无溶血现象,再斜持试管轻轻摇动或轻轻弹动,肉眼观察有无凝集,结果可疑时可用低倍镜观察。

3. 玻片法 / 纸片法 ABO 血型鉴定

（1）玻片法 / 纸片法 ABO 血型正定型检测:取清洁玻片 1 张（或专用纸板 1 块）。标明抗 A、抗 B,分别滴加抗 A、抗 B 分型血清或抗体 1~2 滴,再加受检者 10% 红细胞悬液 1 滴,混匀。

（2）玻片法 / 纸片法 ABO 血型反定型检测:另取洁净玻片 1 张（或专用纸板 1 块）。标明 A 细胞、B 细胞和 O 细胞,用滴管各加受检者血清 2 滴,再分别用滴管滴加 A、B 和 O 型试剂红细胞悬液 1 滴。

（3）将玻片（或纸板）不断轻轻摇动（在室温 18~22℃环境中）,或用小木棒,使血清与细胞充分混匀,2 分钟内观察结果。

4. 微柱凝胶法 ABO 血型鉴定

（1）取 ABO 血型鉴定凝胶卡 1 个,在卡上标记患者姓名、编号等,撕开凝胶卡铝片封条。

（2）微柱凝胶法正定型检测:在 A、B、AB、对照（Ctl）4 个孔内,各加入 1% 的受检红细胞 50μl。

（3）微柱凝胶法反定型检测:在 A1C、BC 孔内分别加入 50μl 的 1% 的 A 型和 B 型试剂红细胞,再加入 25μl 受检血清。

（4）置凝胶卡于专用孵育器和专用离心机中,根据凝胶卡说明书要求进行孵育和离心。

（七）结果判定

1. 盐水试管法 ABO 血型正反定型结果判定

（1）凝集判断标准

1）完全凝集:上层液体清亮、无色,底部有红细胞凝块,管底细胞呈花边状,轻弹试管凝块不散开。

2）无凝集:上层液体清亮、无色,血细胞均匀地沉到管底,边缘整齐,用手指轻弹试管,红细胞立即上升,随即成为均匀的悬液。

（2）凝集强弱程度判断标准

1）4+:呈 1 片或几片凝块,仅有少数单个游离红细胞。

2）3+：呈数个大颗粒状凝块，有少数单个游离红细胞。

3）2+：数个小凝集颗粒和一部分微细凝集颗粒，游离红细胞约占 1/2。

4）1+：肉眼可见无数细沙状小凝集颗粒，周围有较多的游离红细胞，于镜下观察，每个凝集团中有 5 个以上红细胞凝集。

5）±：可见数个红细胞凝集在一起，周围有很多的游离红细胞。

6）MF（混合凝集外观）：强凝集和游离红细胞共存的凝集现象。

7）0：无凝集或溶血。

8）PH：部分溶血，有一些细胞残留。

9）H：完全溶血，无残留细胞。

（3）血型结果判定标准：见表 9-1。

表 9-1　ABO 血型正反定型结果判定

分型血清 / 单抗试剂 + 受检者红细胞（正定型）			受检者血清 + 试剂红细胞（反定型）			受检者血型
抗 A	抗 B	抗 A、B	A 细胞	B 细胞	O 细胞*	
+	−	+	−	+	−	A
−	+	+	+	−	−	B
−	−	−	+	+	−	O
+	+	+	−	−	−	AB

注：+ 为阳性反应；− 为阴性反应；* 若同时进行抗体筛查，反定型可不检测 O 细胞。

2. 玻片法 / 纸片法 ABO 血型正反定型结果判定　以肉眼观察有无凝集（溶血）反应。如用玻片试验时，也可用低倍镜观察结果。结果判定见表 9-1。

3. 微柱凝胶法 ABO 血型正反定型结果判定

（1）根据试剂说明书判读结果并记录：凝集的红细胞不能通过凝胶柱而悬浮在凝胶上或胶中，为阳性反应结果；未和抗体结合的红细胞呈游离状态穿过凝胶柱沉于底部（管底尖部），为阴性反应结果。

（2）凝集强度判断标准

1）−：100% 的红细胞在凝胶柱底部。

2）+/−：100% 的红细胞在凝胶柱下 1/3。

3）1+：80% 的红细胞在凝胶柱下 2/3。

4）2+：80% 的红细胞在凝胶柱上 2/3。

5）3+：80% 的红细胞在凝胶柱上 1/3。

6）4+：所有的红细胞在凝胶柱顶部。

7）DP（double population）：有两群红细胞（混合外观）。

8）H：红细胞溶血。

（3）血型结果判定：见表 9-1。

（八）参考区间

A、B、AB、O 血型及 ABO 亚型。

（九）注意事项

1. 血样标本须无溶血、血脂和黄疸等。

2. 用玻片法 / 纸片法进行 ABO 血型鉴定时，务必在规定时间内判读结果，避免时间过长导致反应混合物干涸，导致假阳性结果。

3. 用玻片法 / 纸片法进行 ABO 血型鉴定时，若得到弱的或可疑的反应结果，建议使用试管法对标本进行重新检验。

（十）临床意义

ABO 是输血和器官移植中最重要的血型，ABO 血型正确鉴定是保障输血安全、避免急性血管内溶血反应的关键，也是避免异型移植相关的急性体液性排斥反应的关键。

二、Rh 血型鉴定

（一）RhD 血型鉴定

1. 目的　规范 RhD 血型鉴定操作，确保检测结果的准确性，以便进行同型或配合型红细胞输注，保障患者输血的疗效和安全。

2. 适用范围　本文件适用于实验室对检测标本进行 RhD 血型鉴定的具体操作。

3. 材料方法

（1）标本要求：RhD 血型鉴定使用的标本要求为 3 天内抽取的静脉血标本，抗凝或不抗凝全血 3ml。标本无溶血和脂血等情况。标本上有完整的与申请单相对应的标签，标签上信息包括受检者姓名、标本号、检测项目等，标本量符合要求，外包装合格无污染。

（2）检测方法：目前 RhD 血型鉴定方法主要有两类：一类是基于血清学的检测方法，如盐水试管法和微柱凝胶卡法等；另一类是基于分子生物学的基因分型方法。当 RhD 血清学检测出现弱凝集（凝集强度≤2+）或与不同单克隆抗 D 试剂反应结果不一致时，即表现为弱 D 或部分 D 的 RhD 变异型表型时，血清学方法往往无法完成明确分型，通过基因分型方法基本能够明确 RhD 变异型的种类。迄今为止，报道过的 RhD 变异型表型相关的基因型超过 400 种，其中中国人群报道过的 RhD 变异型相关基因型超过 100 种。中国人群最常见的部分 DVI.3 型可以通过针对不同 RhD 抗原表位的多种单克隆的抗 D 试剂盒进行初步鉴定。其余 RhD 变异型需要通过 *RHD* 基因型检测才能明确分型。*RHD* 基因型检测往往需要结合 *RHD* 基因盒子型检测和 *RHD* 基因测序等多种基因分型方法才能明确鉴定，二代或三代 *RHD* 基因测序可能也会有应用价值。

对于初筛 RhD 阴性，即与针对不同 RhD 抗原表位的单克隆抗 D 都反应阴性的样本，可以通过抗 D 吸收放散试验来检测其是否为 D 放散型（DEL）血型。迄今为止，已报道过的 DEL 血型相关的 *RHD* 基因型有四十余种，其中中国人群 DEL 群体中 96% 为 *RHD* 基因 c.1227A 突变所致，被命名为亚洲型 DEL。所以要明确亚洲型 DEL，需要针对其突变位点采用 PCR-SSP、基因测序、溶解曲线分析等方法，才能将其与其他类型 DEL 区别开来。

4. 仪器设备　试管离心机、凝胶技术专用离心机、37℃水浴箱、光学显微镜等。

5. 原理　在临床输血中，Rh 血型一般只做 RhD 抗原鉴定，凡被检红细胞和抗 D 单克隆抗体试剂凝集强度为（3+）~（4+）者为 RhD 阳性，不凝集者为 RhD 阴性。但是由于 RhD 抗原有超过 30 个抗原表位,而现在临床通常采用单克隆抗 D 试剂,仅与相应的单个 D 抗原表位反应。所以临床在仅使用一种单克隆抗 D 试剂检测时,存在漏检或把 RhD 变异型误检为 RhD 阳性的可能性。对于部分 D 这一类 RhD 变异型,存在部分 RhD 抗原表位的缺乏,如果仅使用其存在的 D 抗原表位对应的单克隆抗 D 试剂检测,即可能将其检测为 RhD 阳性,而使用针对其缺乏的 D 抗原表位的单克隆抗 D 试剂检测,即可能将其检测为 RhD 阴性。因此,对于怀疑弱 D 或部分 D 的 RhD 变异型表型,即 RhD 血清学检测出现弱凝集(凝集强度≤2+)或与不同单克隆抗 D 试剂反应结果不一致的样本,需要进行 RhD 阴性确证试验,即采用针对不同 RhD 抗原表位的多种单克隆抗 D 试剂进行 RhD 血型检测,必要时需要进一步进行基因分型检测。在 RhD 阴性确证试验检测为 RhD 阴性的样本中,仍有约 25% 为亚洲型 DEL 血型,因为 DEL 血型用常规血型检测无法检出,所以会被常规检测为初筛 RhD 阴性血型。如需进一步检测是否为 DEL 血型,需要采用吸收放散试验或 *RHD* 基因分子生物学检测。

6. 操作　采用盐水试管法、玻片法和微柱凝胶卡法进行 RhD 血型鉴定,以及 RhD 阴性确证试验的具体操作如下。

(1) 盐水试管法 RhD 血型鉴定

1) 用生理盐水配制 3%~5% 待检红细胞悬液。

2) 取小试管 1 支,加 1~2 滴抗 D 试剂,再加 1 滴红细胞悬液。

3) 1 000×*g* 离心 15 秒。

4) 轻轻振荡,悬浮沉积细胞,观察凝集结果。

(2) 玻片法 RhD 血型鉴定

1) 该试验最好在表面温度为 20~37℃的观察箱(水浴箱)中进行。

2) 在 1 块玻片上滴 1 滴抗 D 检测试剂。加 1 滴等体积 10% 红细胞盐水悬液,混匀。轻摇玻片,观察凝集结果,判读结果应在 2 分钟内进行,否则会因为样本干涸而引起假阳性。

(3) 微柱凝胶法 RhD 血型鉴定

1) 取 Rh 血型鉴定凝胶卡 1 个,在卡上标记患者姓名、病历号等,撕开凝胶卡铝片封条。

2) 在 D 和对照(Ctl)孔内,各加入 1% 的受检红细胞 50μl。

3) 根据凝胶卡说明书在其专用离心机中离心。

4) 按试剂说明书提示标准判读结果。

(4) RhD 阴性确证试验:如果 RhD 血清学检测出现弱凝集(凝集强度≤2+)或与不同单克隆抗 D 试剂反应结果不一致的情况,就需要检测弱 D 抗原或部分 D 抗原的存在。

1) 使用不同克隆号的抗 D 试剂,重复 RhD 血型鉴定。

2) 对于 IgM 型单克隆抗 D 试剂,可以采用上述操作,进行试管法 RhD 血型鉴定。

3) 对于 IgG 型单克隆抗 D 试剂,可以采用微柱凝胶抗球蛋白法进行 RhD 血型鉴定。具体操作(根据不同品牌柱凝集卡说明书进行):在微柱凝胶抗球蛋白卡中,加入 50μl 的 0.8%~1% 待检样本红细胞悬液,随后加入 25μl 的 IgG 单克隆抗 D 试剂,37℃孵育 15 分钟,于凝胶卡专用离心机中离心 10 分钟后,判读结果。

4) 对于 IgG 型单克隆抗 D 试剂,还可以采用试管抗球蛋白法进行 RhD 血型鉴定。具体操作:在试管中加入 1~2 滴 IgG 型单克隆抗 D 试剂,再加入 1 滴 3%~5% 待检样本红细胞悬液;混匀后,将试管放入 37℃水浴箱,孵育 30 分钟;用生理盐水洗红细胞至少 3 次,最后一次洗涤后,完全倒掉盐水上清,保留红细胞凝集块;加入 1~2 滴抗球蛋白试剂于细胞中,混匀;$1\,000 \times g$ 离心 15 秒,轻轻振荡,悬浮沉积细胞,观察凝集结果。该试验应同时做阳性及阴性对照。

7. 结果判定

（1）与抗 D 试剂反应凝集强度为（3+）~（4+）者为 RhD 阳性。与不同克隆号的单克隆抗 D 试剂反应均阴性者可确认为初筛 RhD 阴性,但是否为 DEL 血型,仍需进一步行吸收放散试验或分子生物学鉴定。

（2）与不同克隆号单克隆抗 D 存在弱凝集（凝集强度≤2+）,可怀疑为弱 D。此时受检者的红细胞需进行直接抗球蛋白实验或进行同步阴性对照试验。阴性对照试验或直接抗球蛋白试验阳性,不能判断为弱 D 变异型。

（3）与多种不同克隆号单克隆抗 D 反应结果不一致,有的为阳性结果,有的为阴性结果者,可怀疑为部分 D 变异型。

（4）与不同克隆号单克隆抗 D 存在弱凝集（凝集强度≤2+）,同时又存在与某些抗 D 反应结果为阳性,与有些抗 D 反应结果为阴性者,可怀疑为弱部分 D 变异型。

8. 参考区间　RhD 阳性、初筛 RhD 阴性、DEL 血型、弱 D 或部分 D 等 RhD 变异型。

9. 注意事项

（1）血样标本须无溶血、血脂和黄疸等。

（2）用玻片法进行 RhD 血型鉴定时,务必在规定时间内判读结果,避免时间过长导致反应混合物干涸而导致假阳性结果。

（3）用玻片法或微柱凝胶法进行 RhD 血型鉴定时,若得到弱的或可疑的反应结果,建议使用试管法对标本进行重新检验,必要时进行 RhD 抗原表位的血清学检测或 RHD 基因型鉴定。

10. 临床意义　RhD 是输血医学中最重要的血型之一,RhD 血型正确鉴定是 RhD 同型输注、保障输血安全和避免溶血性输血反应的关键。高效价抗 D 还能够引起严重 Rh 溶血病,RhD 真阴性孕妇可以通过在妊娠 28 周和产后 72 小时内注射抗 D 免疫球蛋白来预防抗 D 同种抗体的产生。

中国人群最常见的 RhD 变异型血型为弱 D15 和部分 DVI3 型,两者约占 D 变异型的50% 左右。其中部分 DVI3 型是我国人群中已报道产生同种抗 D 最常见的 RhD 变异型,在临床要作为 RhD 阴性患者处理;但是弱 D15 型患者能否产生同种抗 D 尚有争议。其余约50% RhD 变异型包括约 100 种不同类型,由于报道例数不足,尚缺乏是否产生同种抗 D 的证据,现阶段暂时建议作为 RhD 阴性患者处理,即临床输血时输注 RhD 阴性血液,怀孕时建议注射抗 D 免疫球蛋白以预防抗 D 同种免疫的发生。RhD 变异型献血者血液因为可以刺激 RhD 阴性患者产生同种抗 D,所以均作为 RhD 阳性血液发出。

现阶段对于亚洲型 DEL 血型患者,有大量证据表明其红细胞表面表达抗原表位完整的 RhD 抗原,并且该血型孕妇怀有 RhD 阳性胎儿时不会发生同种抗 D 免疫,建议临床作为 RhD 阳性患者处理。其他遗传背景的少见 DEL 血型患者,暂时作为 RhD 阴性患者处理。

（二）RhCE 血型鉴定

1. 目的　应用于 RhCE 血型抗原鉴定的标准操作,确保检测结果的准确。

2. 适用范围　适用于实验室对检测标本进行 RhCE 血型抗原分型鉴定的具体操作。

3. 材料方法

（1）标本要求：RhCE 血型鉴定所使用的标本为 3 天内抽取的静脉血标本，抗凝或不抗凝全血 3ml。标本无溶血和脂血等情况。标本上有完整的与申请单相对应的受检者标签，标签上信息包括姓名、标本号、检测项目等，标本量符合要求，外包装合格无污染。

（2）检测方法：目前 RhCE 血型鉴定方法主要是基于血清学的检测方法，如盐水试管法和微柱凝胶卡法等。根据所使用的抗 RhCE 抗体的性质来决定检测方法，如 IgM 单克隆抗体可以使用盐水试管法，IgG 抗体则可采用试管抗球蛋白法或微柱凝胶抗球蛋白卡法等。当 RhCE 血清学检测出现弱凝集（凝集强度≤2+）或与针对 RhCE 抗原的不同单克隆抗体试剂反应结果不一致时，可能为 RhCE 变异型表型，此时血清学方法往往无法明确分型，可以通过基因分型方法明确 RhCE 变异型的种类，现阶段最常用的是 *RHCE* 基因测序方法。

4. 仪器设备 试管离心机、凝胶技术专用离心机、37℃水浴箱、光学显微镜等。

5. 原理 Rh 系统主要有 5 种血型抗原，分别为 C、c、D、E 和 e 抗原，可以用 5 种 Rh 分型抗血清，即抗 C、抗 c、抗 D、抗 E 和抗 e 来检测红细胞抗原，可以形成十余种表现型。在以往的临床输血中，一般只做 RhD 抗原鉴定，但是随着输血医学的发展，临床常见同种抗体中约超过 60% 为针对 RhCE 抗原的抗体，针对这一情况，RhCE 同型或相合输注越来越多地在临床得以应用，以避免 RhCE 同种免疫。

6. 操作 用盐水试管法和微柱凝胶卡法进行 RhCE 血型鉴定的具体操作如下。

（1）盐水试管法 RhCE 血型鉴定

1）用生理盐水配制 3%~5% 待检红细胞悬液。

2）取 4 支试管分别标记为抗 C、抗 c、抗 E 和抗 e。

3）加入针对 4 种 RhCE 抗原相应的 IgM 单克隆抗体试剂各 2 滴。

4）加入受检者红细胞悬液各 1 滴。

5）混匀，$1\,000 \times g$ 离心 15 秒。

6）轻轻振荡，悬浮沉积细胞，观察凝集结果。

（2）微柱凝集法 RhCE 血型鉴定

1）取 Rh 血型分型鉴定凝胶卡 1 个，在卡上标记患者姓名、病历号等信息，撕开凝胶卡铝片封条。

2）在 C、c、E、e 和对照（Ctl）孔内，各加入 1% 的受检红细胞 50μl。

3）使用凝胶卡专用离心机，根据凝胶卡说明书提示的离心时间离心。

4）按照说明书提示标准判读结果。

（3）微柱凝胶抗球蛋白卡法 RhCE 血型鉴定

1）取微柱凝胶抗球蛋白卡 1 个，在卡上标记患者姓名、病历号等信息，撕开凝胶卡铝片封条，在 4 个孔下分别标记 C、c、E、e。

2）在标记好的 4 个孔中，分别加入 50μl 的 0.8% 待检样本红细胞悬液。

3）随后在 4 个孔中，分别加入 25μl 的 IgG 单克隆抗 C、抗 c、抗 E 和抗 e 4 种试剂。

4）37℃孵育，根据凝胶卡说明书的孵育时间孵育，且根据凝胶卡说明书的离心时间在专用离心机中离心，判读结果。

7. 结果判定

（1）相应反应管或反应孔有凝集表示红细胞上有相应抗原；不凝集表示红细胞上没有

相应抗原。

（2）当 RhCE 血清学检测出现弱凝集（凝集强度≤2+）或与针对 RhCE 抗原的不同单克隆抗体试剂反应结果不一致时，有一定可能为 RhCE 变异型血型。但是要特别注意，在某些特殊的 *RHCE* 等位基因表达时，如 *RHCE*CE* 等位基因，即编码 C 抗原与编码 E 抗原的多个核苷酸位点位于同一条等位基因上时，也存在正常的 C 抗原减弱的情况。此时通过血清学检测无法明确是否为 RhCE 变异型，可以通过基因分型的方法来辅助进行鉴定。

8. 参考区间　结合 RhD 的分型，RhCE 血型检测可有 18 种表型：CCDee、CcDee、CCDEe、CcDEe、CCDEE、ccDEE、ccDee、ccDEe、CcDEE、CCdee、Ccdee、CCdEe、CcdEe、CCdEE、ccdEE、ccdee、ccdEe、CcdEE。

9. 注意事项

（1）血样标本须无溶血、血脂和黄疸等。

（2）每次试验必须按照说明书设置阴阳性对照。

（3）所使用的试剂应严格按照说明书的要求配制、保存。

（4）所有试剂使用前应充分混匀，加样时滴管应垂直。

10. 临床意义

在 RhD 常规同型输注的情况下，RhCE 血型抗体在我国已成为最常见的红细胞同种抗体，也是最常见的导致溶血性输血反应的抗体之一，因此在需要长期输血治疗等的患者中，RhCE 同型或相合输注具有重要应用价值。RhCE 抗体导致的新生儿溶血病，其严重程度通常不及抗 D 导致的新生儿溶血病，但是高效价 RhCE 同种抗体也可以引起严重 Rh 溶血病，特别是抗 c，也具有重要临床意义。

三、其他血型鉴定

1. 目的　规范特殊血型抗原鉴定操作，确保检测结果的准确。

2. 适用范围　适用于实验室对检测标本进行 ABO 和 Rh 以外的特殊血型抗原鉴定的具体操作。

3. 材料方法

（1）标本要求：特殊血型抗原鉴定所使用的标本为 3 天内抽取的静脉血标本，抗凝或不抗凝全血 3ml。标本无溶血和脂血等情况。标本上有完整的与申请单相对应的受检者姓名、标本号、检测项目标签，标本量符合要求，外包装合格无污染。

（2）检测方法：目前特殊血型抗原鉴定方法主要有两类：一类是基于血清学的检测方法，根据特殊抗原鉴定用的抗体试剂性质来选择相应的方法，IgM 抗体可使用盐水试管法，IgG 抗体可使用微柱凝胶卡法或试管抗球蛋白法；另一类是基于分子生物学的检测方法。特殊血型抗原大多数由编码基因上的单核苷酸多态性位点编码，所以对这些位点进行检测，可以实现相应抗原表型的预测。现阶段有越来越多的高通量血型基因检测平台，可以同时对多个有临床意义的多态性位点进行检测，从而实现诸多抗原表型的预测，为多种抗原匹配输注或电子配血提供依据。

4. 仪器设备　试管离心机、凝胶技术专用离心机、37℃水浴箱、光学显微镜等。

5. 原理　根据特异性抗原抗体反应原理，采用标准的特殊抗原分型的抗体，检测被检红细胞上对应的血型抗原。

6. 操作　用盐水试管法和微柱凝胶卡法进行特殊血型抗原鉴定的具体操作如下。

（1）标本接收

1）可接收标本：如前所述，为符合要求的标本。

2）拒收标本：标本上无与申请单相对应的受检者姓名、标本号、检测项目标签，标本量不符合要求，外包装明显污染。标本发生污染、溶血、脂血等情况。

（2）盐水试管法特殊血型抗原鉴定：适用于 IgM 型特殊血型抗体的应用。

1）3%~5% 被检红细胞生理盐水悬液制备：抗凝血离心或待红细胞自然沉降后取下层红细胞 2 滴，置于小试管中，加入生理盐水 2ml，用滴管将红细胞与生理盐水充分混匀，即为 5% 红细胞生理盐水悬液。必要时 $1\,000 \times g$ 离心 15 秒后弃去上清液，重复洗涤 3 次配成红细胞悬液。

2）取小试管，并标记待检测抗原对应的抗体名称。

3）加入需检测抗原对应的抗体 2 滴于相应标记的试管中。

4）各管加入被检者 3%~5% 红细胞生理盐水悬液 1 滴，混匀，立即以 $1\,000 \times g$ 离心 15 秒。

5）先观察上层液有无溶血现象，再斜持试管轻轻摇动或轻轻弹动，使管底的红细胞慢慢浮起，肉眼观察有无凝集，再用低倍镜观察凝集强弱程度，如轻微凝集或不见凝集，则将反应物倒于玻片上，用低倍镜观察。

（3）微柱凝胶法特殊血型抗原鉴定：适用于 IgG 型特殊血型抗体的应用。

1）取微柱凝胶抗球蛋白卡 1 个，在卡上标记患者姓名、病历号等信息，在微柱对应空白位置标上待检抗原相应的抗体名称，撕开凝胶卡铝片封条。

2）孔内分别加入 1% 50µl 的被检者红细胞，按标记再加入对应的单克隆抗体 25µl。

3）置凝胶卡于专用孵育器，根据凝胶卡说明书的孵育时间进行孵育。

4）根据凝胶卡说明书提示在专用离心机中离心。

5）按试剂说明书标准判读结果并记录。

7. 结果判定　参照本节 ABO 血型鉴定。

8. 参考区间　得到特殊血型抗原阳性或阴性鉴定结果。

9. 注意事项

（1）血样标本须无溶血、血脂和黄疸等。

（2）每次试验必须按照说明书设置阴阳性对照。

（3）所使用的试剂应严格按照说明书的要求配制、保存。

（4）所有试剂使用前应充分混匀，加样时滴管应垂直。

（5）对于特殊血型抗原检测用的抗体，有些抗体效价较低时，需要通过延长反应时间，如试管法混合后室温放置 10 分钟后，再离心看结果。

10. 临床意义　对于需要长期输血支持治疗的患者，多种抗原匹配输注可以避免常见同种免疫性抗体的产生，保障输血安全。此外，对于检出可以导致严重新生儿溶血病同种抗体的孕妇，有必要对其配偶进行相应特殊血型抗原的鉴定，以判读胎儿表达相应抗原的可能性，必要时还可以抽取脐血，进行胎儿对应的特殊血型抗原鉴定，以便推测其发生胎儿新生儿溶血的风险，并进行胎儿贫血相关的孕期监测。

四、血型基因型鉴定

(一)目的

用分子生物学方法对血型抗原的编码基因进行序列分析,来对相应血型抗原表型进行推测,规范相关操作,确保检测结果的准确性。

(二)适用范围

血型基因型鉴定适用于采用 PCR-SSP(序列特异性引物 - 聚合酶链反应)方法的血型检测试剂盒,对检测标本进行的 PCR 扩增及电泳。本文件以 ABO 血型 PCR-SSP 试剂盒为例来加以介绍。此外,采用第一代测序技术对血型抗原编码基因进行序列分析也是常见方法之一,本文件以 *RHD* 基因测序为例来加以介绍。

(三)材料方法

1. 标本要求　血型基因型鉴定所使用的标本为 3 天内抽取的静脉血标本,抗凝全血 3ml。标本无溶血和脂血等情况。标本上有完整的与申请单相对应的受检者姓名、标本号、检测项目标签,标本量符合要求,外包装合格无污染。

2. 检测方法　目前血型基因型鉴定方法主要有两大类,第一类主要是针对编码基因已知特异性位点的检测方法。例如,ABO 血型的 PCR-SSP 检测试剂盒可以通过 PCR 特异性引物,检测 ABO 血型编码基因的特异性位点(*O01* 等位基因 c.261delG 位点,*A101* 等位基因 c.526C、c.703G、c.796C 和 c.803G 等位点,*B101* 等位基因的 c.526G、c.703A、c.796A 和 c.803C 等位点),检测相应等位基因来推测 ABO 血型。亚洲型 DEL 血型的 PCR-SSP 检测试剂盒,主要检测 *RHD* 编码基因的 c.1227A 特异性突变位点。而现阶段国际广泛使用的高通量血型抗原基因分型试剂盒,也是通过同时检测多个血型抗原对应的已知单核苷酸多态性(single nucleotide polymorphism,SNP)位点,来同时推测多个血型抗原表现型。例如,某种高通量血型基因分型试剂盒可以同时对 38 个红细胞血型抗原基因多态性位点进行检测,从而推断这些相应抗原表型。例如,通过检测 Duffy 系统的编码基因 *FY* 的 c.125G/A 位点,推测其 Fy^a 和 Fy^b 抗原表型;通过检测 Diego 系统的编码基因 *SLC4A1* 的 c.2561T/C 位点,推测其 Di^a 和 Di^b 抗原表型。同时可以对包括 *RHD* 和 *RHCE* 基因在内的多个编码基因的已知突变型位点进行检测,以便同时能够检测到常见的变异型血型。另一类是基于基因测序的检测方法,在检测已知单核苷酸多态性位点同时,也能发现新的或其他已知的突变型位点,能够根据已知位点推测血型表型的同时,也能发现一些可以导致抗原变异表达的突变,能够进一步提高血型基因分型的准确度。例如,利用第一代测序技术,对 ABO 血型编码基因的 7 个外显子进行检测,可以发现一些 *ABO* 基因 PCR-SSP 方法尚未包括的基因位点,为一些罕见的 ABO 亚型等变异型血型鉴定提供依据;针对 RhD 变异型血型,可以通过对其编码 *RHD* 基因 10 个外显子序列的测序,发现导致其变异型血型的突变位点,从而准确鉴定 RhD 血型。现阶段的第二代及三代血型编码基因全序列分析,能更好地发现一些编码区外的基因突变位点及一些调控位点,并且可以将两条不同的等位基因很好地分开鉴定,更有利于一些复杂样本的基因型鉴定。

(四)仪器设备

电泳仪、电泳槽、加样枪、PCR 仪、基因测序仪等。

（五）原理

大多数血型抗原由其相应的编码基因上的单核苷酸多态性位点编码,现阶段已发现47个红细胞血型系统共计300余种血型抗原,这些抗原由47个血型系统相关的约50种编码基因表达。例如,ABO血型编码基因位于人类第9号染色体(9q34),且 *A*、*B*、*O* 等位基因具有高度同源性,包含7个外显子。基因编码的糖基转移酶,转移相应的糖基至H前体物质上,形成A和B血型物质。在常规血型血清学技术鉴定出现困难时(如红细胞被自身抗体致敏,表型被疾病干扰等),基因分型可以成为正确判定血型的重要手段。针对 *A*、*B* 和 *O* 基因序列上存在的不同碱基变异,设计特异性引物,运用PCR-SSP技术,大多数情况下能够准确对红细胞ABO血型系统进行基因分型,具有准确、快速、样本需求少等优点。但是也存在未检测相关的一些罕见位点而导致鉴定结果错误的可能性。基因分型方法也适用于协助解决血清学疑难样本的血型鉴定。例如,RhD和RhCE变异型样本,用传统血清学方法无法明确其异常表型时,可以通过 *RHD* 和 *RHCE* 基因测序等方法,发现已报道的基因变异,从而对其进行准确鉴定,从而更好地指导临床输血。

（六）操作

1. 提取基因组DNA样本　收集患者外周血样本2~3ml,按照外周血基因组DNA提取试剂盒的操作说明,提取DNA,测定DNA的纯度及浓度。DNA样本浓度应至少高于25ng/μl,DNA纯度相关的吸光度(OD_{260}/OD_{280})为1.6~1.8。

2. ABO血型PCR-SSP方法基本操作步骤

（1）常温下解冻PCR混合物等冷冻的试剂,从冰箱冷冻柜中取出Taq DNA聚合酶。

（2）调整DNA样本的浓度至50ng/μl左右。

（3）从冰箱冷冻柜中取出PCR扩增用的8联管板条。

（4）从分型板条上小心撕去黏附的封闭纸。

（5）取1支洁净的1.5ml的反应管,按照试剂盒说明书配制PCR反应物(一般包括PCR反应液、Taq酶、DNA模板和ddH$_2$O等),并充分振荡混匀。

（6）从混合液中取出10μl,分别加入8个PCR反应孔中。

注意:对于浓缩的DNA样本(>125ng/μl),可以增加水的加入量和减少DNA加入量来达到相等的总量。加样时,小心使微滴加于孔顶端的侧壁,让微滴滑落到孔的底部,不要使枪头碰到孔底部。

（7）用试剂盒提供的封口膜或排管盖封闭反应管,确保完全密封。混合的样本显示为粉红色溶液,轻拍板使DNA和缓冲液适当混合,如果有微滴悬挂于孔的侧壁或存在气泡,可以通过快速离心将其甩于管底。

（8）将反应板或反应条放置在PCR扩增仪内,盖好加热盖,启动循环程序。PCR扩增可参考试剂说明书中的程序或使用经实验室验证过的自建程序。

（9）PCR循环结束后,移出反应管,进行凝胶电泳。如果不立即进行凝胶电泳,可将反应物在4℃冰箱中保存最长2周。

（10）琼脂糖电泳:轻轻撕下反应管上的封口膜或排管盖,不要使样本溅出;轻轻地拨出电泳槽里的梳子;把琼脂糖凝胶和胶盒放于电泳槽内,检查电泳缓冲液(1×TBE)液面,一般高于凝胶0.5cm左右;调整多通道微量加样器至10μl,吸取反应管中的样品,加样至凝胶的电泳孔中;盖上电泳槽盖;以150V电压,电泳10分钟或直到红色染料带已移行大约1cm为止;关上电源,移开电泳槽盖;把凝胶移到凝胶成像仪中,拍摄凝胶图片。

3. *RHD* 基因 PCR 扩增产物直接测序法

(1)通过参考文献中的序列(表 9-2)或自行设计等方式,合成 *RHD* 基因 10 个外显子的特异性扩增引物。

表 9-2 *RHD* 基因测序 PCR 引物序列及扩增条件

RHD 基因外显子	引物名称	引物序列	退火温度 /℃	退火时间 /s	产物长度 /bp	测序引物
1	RHD-1a-F	CTTCCGTGTTAACTCCATAGAG	66	15	491	RHD-1a-F
	RHD-1b-R	CTAAAGGAAAGCTTACATTGTTGG				
2	RHD-2e-F	CACTTGGCTTCTGTGGCTTC	62	45	816	RHD-2g*-F
	RHD-2h-R	GTAAAATACAGGATGCCCAGTTAAT				
3	RHD/RHCE-3a-F	CCAGGTGGGTAGAAATCTTGTC	63	15	627	RHD-3b-R
	RHD-3b-R	TCTTGCTATGTTGCCCAGCTCGG				
4	RHD/RHCE-4a-F	TGTTCCAGTGAGCCGAGATCG	68	15	547	RHD-4b-R
	RHD-4b-R	TCCTGAACCTGCTCTGTGAAGTGC				
5	RHD-5a-F	TACCTTTGAATTAAGCACTTCACAG	63	15	507	RHD-5a-F
	RHD/RHCE-5b-R	GTGGGGAGGGGCATAAATATG				
6	RHD-6a-F	GTAGTGAGCTGGCCCATCA	61	15	420	RHD-6a-F
	RHD/RHCE-6b-R	TGCAGCTGTGCACTGCACAG				
7	RHD-7a-F	CATCCCCCTTTGGTGGCC	63	15	407	RHD-7a-F
	RHD-7b-R	CCAAGGTAGGGGCTGGACAG				

续表

RHD 基因外显子	引物名称	引物序列	退火温度 /℃	退火时间 /s	产物长度 /bp	测序引物
8	RHD-8a-F	AGGTCAGGAGTTC GAGATCAC	70	45	793	RHD-8e-F
	RHD/RHCE-8b-R	TATGTGATCCTCAG GGAAGGAG				
9	RHD-9a-F	GTCGTTTTGACACA CAATATTTC	61	15	248	RHD-9a-F
	RHD-9b-R	AAACAGCAAGTCAA CATATATACT				
10	RHD/RHCE-10a-F	CAAGAGATCAAGCC AAAATCAGT	63	15	382	RHD/RHCE-10a-F
	RHD-10b-R	AGCTTACTGGATGA CCACCATC				

参考自:HAER-WIGMAN L,VELDHUISEN B,JONKERS R,et al.RHD and RHCE variant and zygosity genotyping via multiplex ligation-dependent probe amplification[J].Transfusion,2013,53(7):1559-1574.

（2）按照以上扩增条件对 *RHD* 基因 10 个外显子进行 PCR 扩增。PCR 反应体系（20μl）:以 ABI 公司 GeneAmp Fast PCR mastermix 为例（表 9-3）。

表 9-3　ABI 公司 GeneAmp Fast PCR mastermix

反应物	体积 /μl
2 × fast mastermix	10.0
正向引物（10μM）	1.0
反向引物（10μM）	1.0
Template（50ng/μl）	1.5
ddH$_2$O 加至 20μl	

具体的快速 PCR 反应循环条件见表 9-4。

表 9-4　快速 PCR 反应循环条件

反应步骤	温度 /℃	时长 /s	循环数
预变性	95	10	
变性	95	10	

续表

反应步骤	温度 /℃	时长 /s	循环数
退火			35 个循环
总延伸	72	60	

注：退火的温度和时长见表 9-2。

（3）PCR 产物纯化及第一代测序技术：该操作可以由生物技术公司完成，也可参照以下步骤自行完成。

首先根据 PCR 产物纯化试剂盒说明书对 PCR 产物进行纯化（也可选择其他的 PCR 产物纯化的方法）；随后对纯化后的 PCR 产物进行琼脂糖凝胶电泳，即用 1.5% 琼脂糖凝胶水平电泳检测 PCR 产物，在紫外灯下观察产物电泳条带，同 marker 亮度相比较，估计 PCR 产物的浓度，按照表 9-5 选择特异度高的 PCR 产物，进行后续测序 PCR 反应。

表 9-5　模板量对应的特异度高的 PCR 产物长度

PCR 产物长度 /bp	模板量 /ng
100~200	1~3
200~300	4~10
300~500	5~10
500~600	8~12
600~700	10~15
800~900	12~18
900~1 000	15~20
1 000~2 000	15~40
质粒（plasmid）	120~200

测序 PCR 反应体系参考试剂说明书进行配置，通常包括 PCR 反应液、Taq 酶、引物、DNA 模板、上样缓冲液和 ddH$_2$O 等。可参考表 9-6 方法或采用经由实验室验证的其他方法设置测序 PCR 反应循环条件。

表 9-6　测序 PCR 反应循环条件

反应步骤	温度 /℃	时长 /s	循环数
预变性	96	120	
变性	96	10	

续表

反应步骤	温度 /℃	时长 /s	循环数
退火	50	5	
延伸	60	240	29 个循环
总延伸	72	300	

测序 PCR 反应产物的纯化：依次加入 1μl 125mM EDTA 及 1μl 3M 醋酸钠（NaAc）至管底，再加入 25μl 100% 酒精，振荡混匀，避光室温放置 15~20 分钟；室温 2 500×g 离心 30 分钟，马上倒置孔板，离心至 40×g 后停止；每管加入 35μl 70% 酒精，2 500×g 离心 15 分钟，马上倒置孔板，离心至 40×g 后停止；重复前一个步骤 1 次；室温挥发酒精，加入 10μl Hi-Di™ Formamide 溶解 DNA（20 分钟左右），或用锡箔纸密封后于 4℃ 保存；溶解后的样品 96℃ 变性 5 分钟，迅速置于冰上冷却 5 分钟后，在 ABI3100 遗传分析仪中进行毛细管电泳。

上机测序：根据 ABI3100 遗传分析仪使用说明书进行操作。

（七）结果判定

1. ABO 血型 PCR-SSP 方法的结果判定　填写实验原始记录单，并根据试剂盒提供的反应格局图，判读 ABO 血型基因型及预测表型的结果。

2. *RHD* 基因第一代测序的结果判定　使用测序分析软件，通过与 *RHD* 基因组 DNA 标准序列（NC000001.10）进行比对，寻找编码区或剪接区域的变异位点。对于发现的突变位点，可以与国际输血协会血型基因分型与命名工作组提供的 *RHD* 基因突变位点数据库进行比较，以判断是哪种类型的 *RHD* 基因变异。

（八）参考区间

通过基因分型得出是否与已报道的基因型一致或存在新的突变型等位基因。

（九）注意事项

1. 部分染料，如溴化乙啶（ethidium bromide，EB）及紫外灯光对人体健康有害，应注意防护。

2. 每次试验必须按照说明书设置阴阳性对照。一般应阳性对照，阳性；阴性对照，阴性。

3. 所使用的试剂应严格按照说明书的要求配制、保存。

（十）临床意义

通过血型抗原编码基因的变异位点，可以推测血型抗原的表型，且准确率较高。这对于一些用血清学方法无法完全解决的疑难血型鉴定起到了很好的补充作用。并且，基因分型能够克服以往利用血型抗原的抗体试剂来进行血型鉴定的技术瓶颈，对于一些缺乏商品化的血型抗体或用血清学难以准确鉴定血型抗原的情况，提供了一种有力的解决方案。利用高通量的血型抗原基因分型试剂盒，同时检测出多种红细胞血型抗原，对于实现多种血型抗原匹配输血，避免同种免疫，保障输血安全，具有重要意义，这已经逐渐成为输血医学的一个新的发展趋势。血型鉴定也已从以往的传统血清学逐步向基因分型的方向转变。

（姬艳丽）

第三节　意外抗体相关检测操作规程

一、抗体筛查

（一）目的

规范抗体筛查试验操作,确保检测结果的准确。

（二）适用范围

本文件适用于实验室检测标本进行血型抗体筛查试验的具体操作。

（三）材料方法

1. 标本要求　抗体筛查检测所使用的标本为 3 天内抽取的静脉血标本,抗凝或不抗凝全血 3~5ml。标本无溶血和脂血等情况。标本上有完整的与申请单相对应的受检者姓名、标本号、检测等项目标签,标本量符合要求,外包装合格无污染。

2. 检测方法　目前主要是通过抗体筛查试剂红细胞,采用盐水介质法检测是否存在 IgM 型抗体,采用凝聚胺介质、微柱凝胶卡法,甚至是酶法等来检测是否存在 IgG 型抗体。可按抗体的血清学特点和实验的具体条件选择具体方法,但必须做 IgG 型抗体相关介质的检测,如抗球蛋白介质。

（四）仪器设备

试管离心机、凝胶技术专用离心机、37℃水浴箱、光学显微镜等。

（五）原理

采用尽可能覆盖具有临床意义抗体相应抗原的筛选细胞与受检者血清,在针对 IgM 和 IgG 的不同介质中反应,以发现有反应活性的血型抗体。在使用进口抗体筛查细胞时,需要注意是否包含中国人群特有的低频血型抗原,如 GP.Mur 表达的 Mur 及 Mi^a 抗原、Di^a 抗原等。如果缺乏这些低频抗原,就可能造成相应抗体漏检。

（六）操作

所有实验方法均设立自身对照,与测试管同步进行。

1. 标本接收

（1）可接收标本:如前所述,为符合要求的标本。

（2）拒收标本:标本上无与申请单相对应的受检者姓名、标本号、检测项目等标签,标本量不符合要求,外包装明显污染。标本发生污染、溶血、稀释、脂血及留取血标本时间不合要求等情况。

2. 盐水试管法抗体筛查试验

（1）加受检者血清 2 滴于标记好的试管中（如标记 Ⅰ、Ⅱ、Ⅲ和自身对照）。

（2）按标记加对应的 3% 用于抗体筛查的试剂红细胞悬液 1 滴于相应的试管中混合。

（3）以 1 000×g 离心 15 秒。

（4）观察溶血和凝集反应情况,记录结果。

3. 凝聚胺法抗体筛查试验（按试剂说明书进行,以下为常见操作）

（1）加受检者血清 2 滴于标记好的试管中（如标记 Ⅰ、Ⅱ、Ⅲ和自身对照）。

（2）按标记加对应的 3% 用于抗体筛查的试剂红细胞悬液 1 滴于相应的试管中混合。

（3）在上述已加好反应物的试管中,各加入低离子强度盐水（low ionic-strength saline, LISS 或 low ionic-strength medium, LIM）液 0.6ml（约 12 滴）,混匀后再加凝聚胺试剂 2 滴,混匀 15 秒后,以 1 000×*g* 离心 15 秒,弃上清液,观察管底红细胞凝集情况,若各试管中的反应物全部出现凝集,说明凝聚胺试剂有效。

（4）向各管中分别加入重悬液 2 滴。

（5）斜持试管轻摇或轻轻弹动,先用肉眼观察,然后在低倍镜下观察有无凝集,记录结果。

4. 微柱凝集法抗体筛查试验（按试剂说明书进行,以下为常见操作）

（1）取微柱抗球蛋白凝胶卡 1 个,在卡上标记患者姓名、病历号等,在微柱对应空白位置上写上抗体筛查试剂红细胞的编号（如 Ⅰ、Ⅱ、Ⅲ和自身对照）,撕开凝胶卡铝片封条。

（2）在对应孔内分别加入 0.8%~1% 浓度的抗体筛查试剂红细胞 50μl。

（3）在对应孔内各加入 25μl 的患者血清。

（4）置凝胶卡于专用孵育器,根据凝胶卡说明书的孵育时间进行孵育。

（5）根据凝胶卡说明书提示在专用离心机中离心。

（6）根据试剂说明书提示标准判读结果。

5. 抗球蛋白介质试管法抗体筛查试验

（1）加受检者血清 2 滴于标记好的试管中（如标记 Ⅰ、Ⅱ、Ⅲ和自身对照）。按标记加对应的 3% 抗体筛查试剂红细胞悬液 1 滴于相应的试管中,混合,于 37℃水浴孵育 30 分钟。

（2）1 000×*g* 离心 15 秒。肉眼观察溶血和凝集情况,并记录结果。

（3）再彻底悬浮细胞,用盐水洗涤 3 次。

（4）最后一次洗涤后,弃掉全部盐水,将试管边缘盐水用滤纸吸干。

（5）根据试剂说明书加最适稀释度抗球蛋白试剂 2 滴,充分混合。

（6）以 1 000×*g* 离心 15 秒。轻轻悬浮细胞,肉眼观察凝集反应,记录结果。

（7）如结果为阴性者,加 IgG 包被的细胞 1 滴,离心并观察结果,如果仍不见凝集,表示试剂无效,必须重做。

6. 酶法（一步法）抗体筛查试验

（1）加受检者血清 2 滴于标记好的试管中（如标记 Ⅰ、Ⅱ、Ⅲ和自身对照）。

（2）按标记加对应的 3% 浓度的抗体筛查试剂红细胞悬液 1 滴于相应的试管中混合。

（3）加 1% 木瓜酶（或菠萝酶、无花果酶）1 滴混合。

（4）置于 37℃水浴箱中孵育 30 分钟,以 1 000×*g* 离心 15 秒,将细胞轻轻重新悬浮并肉眼观察溶血和凝集反应情况,记录结果。

（七）结果判定

1. 抗体筛查试验中自身对照阴性,筛选细胞中任一份反应管阳性均判定为抗体筛查试验结果阳性。试验中所有反应管均阴性,为抗体筛查试验结果阴性。

2. 如果常规抗体筛检包括室温下检查,则常可遇到受检者血清同试剂红细胞呈阳性反应,而与供血者呈阴性反应,或者相反的情况,这常由于下列抗体引起。

（1）在 A_1 和 A_1B 受血者血清中偶尔有抗 H。O 型细胞上有大量的 H 抗原,而 A_1 和 A_1B 细胞上的 H 抗原非常少。所以,含抗 H 的血清能凝集全部 O 型试剂红细胞,但不凝集 A_1 和 A_1B 红细胞。同样,因为 A_2 细胞有大量的 H 抗原,所以如果 A_1 型人的血清中含有抗

H,与 A_2 红细胞交叉配血可能不相合。

（2）抗 LebH 与 O 型 Le(b+)红细胞起反应,但不与 A_1 或 A_1B 型 Le(b+)红细胞起凝集反应。因此,在抗体检查中检出有抗 LebH,而这种抗体与 A_1 或 A_1B 型 Le(b+)红细胞交叉配血可以是相合的。

（3）在 A_2 受血者血清中有抗 A_1,这种情况受检者血清与 O 型筛检红细胞呈阴性,而与 A_1 供血者细胞呈阳性反应。

（4）受检者血清中存在低频率抗原反应的抗体,如抗 Wr^a。

（5）如受检者血清中存在仅与相应抗原的纯合子细胞起反应的抗体,这种情况可能与筛检细胞或供血者细胞发生凝集。

（八）参考区间

检出不规则抗体、未检出不规则抗体、检出自身抗体。

（九）注意事项

抗体筛查试验很有价值,但也有局限性。阴性结果不一定意味着这一血清中没有血型抗体,而只是在使用这些技术时,未检测出与筛检细胞起反应的抗体。如临床资料和其他实验室提供了另外的线索,就应扩大常规筛选方法。例如,如果 ABO 正反定型不符,就应在室温下做抗体筛查。如怀疑是溶血性输血反应、新生儿溶血病或自身免疫性贫血,有必要做酶法或以放散试验做筛检,以证明存在引起疾病的血型抗体。自身对照的设立是排除自身抗体干扰的重要措施之一。

（十）临床意义

抗体筛查试验是保障输血安全的重要手段之一,可以初筛出具有临床意义的同种抗体,后续需要进一步对抗体特异性进行鉴定,来寻找相应抗原阴性的红细胞进行输注。抗体筛查还可以发现有同种抗体的孕妇,根据抗体特异性及其对于新生儿溶血病的意义,才能决定后续孕期的监测策略。但是需要注意的是,并不是所有的红细胞同种抗体都有临床意义,即在血型不匹配输血或妊娠中,可能不会导致溶血性输血反应或新生儿溶血病。

二、直接抗球蛋白试验

（一）目的

规范应用直接抗球蛋白试验操作,确保检测结果的准确。

（二）适用范围

本文件适用于实验室对检测标本进行直接抗球蛋白试验的具体操作。

（三）材料方法

1. 标本要求　直接抗球蛋白试验所使用的标本为 3 天内抽取的静脉血标本,抗凝或不抗凝全血 3ml。标本无溶血和脂血等情况。标本上有完整的与申请单相对应的受检者姓名、标本号、检测项目等标签,标本量符合要求,外包装合格无污染。

2. 检测方法　直接抗球蛋白试验检测方法主要有试管法和微柱凝胶卡法。直接抗球蛋白检测结果阳性的样本,如有需求,还可以进一步采用单独的抗 IgG 和抗 C3 抗球蛋白试剂,用于区分具体是哪一种类型的抗体包被。

（四）仪器设备

试管离心机、凝胶技术专用离心机、37℃水浴箱、光学显微镜等。

（五）原理

直接抗球蛋白试验是检查体内致敏红细胞的一种方法,用于检查红细胞是否已被不完全抗体所致敏。将抗球蛋白血清(anti-globulin serum,AGS)加入已致敏的红细胞盐水悬液中,红细胞表面的抗球蛋白(使其致敏的 IgG 抗体)与抗球蛋白血清中的抗体发生特异性反应,使红细胞发生凝集。抗球蛋白血清除了可以测定红细胞上的 IgG 抗体外,还可以测定 IgM 和 IgA,也可以测定补体组分(C3、C4)。所谓广谱 AGS 即包括抗 IgG 和抗 C3。

（六）操作

1. 标本接收

（1）可接收标本:如前所述,为符合要求的标本。

（2）拒收标本:标本上无与申请单相对应的受检者姓名、标本号、检测项目标签,标本量不符合要求,外包装明显污染;标本有发生污染、溶血、脂血等情况。

2. 试管法直接抗球蛋白试验

（1）RhD 阳性对照红细胞悬液制备:取 3 名 O 型血健康人的红细胞等量混匀,经生理盐水洗涤后取压积红细胞,加等量 IgG 抗 D 血清或单克隆抗体,置于 37℃水浴箱中致敏 30 分钟,取出后用生理盐水洗涤 3 次,压积红细胞配成 3%~5% 红细胞生理盐水悬液。

（2）RhD 阴性对照红细胞悬液制备:取 3 名 O 型血健康人的红细胞悬液等量混匀,经生理盐水洗涤后取压积红细胞,配成 3%~5% 红细胞生理盐水悬液。

（3）取小试管 3 支,分别标记被检、阳性对照、阴性对照,按表 9-7 将各反应物加入相应试管内。

表 9-7　直接抗球蛋白试验加样表

反应物	被检管	阳性对照管	阴性对照管
3%~5% 被检红细胞生理盐水悬液	1 滴		
3%~5% 阳性对照红细胞生理盐水悬液		1 滴	
3%~5% 阴性对照红细胞生理盐水悬液			1 滴
抗球蛋白试剂	1 滴	1 滴	1 滴

（4）混匀,以 $1\,000 \times g$ 离心 15 秒。

（5）观察结果,取出试管轻轻摇动,先肉眼观察管底红细胞的凝集情况,再用低倍镜观察。

3. 微柱凝集法直接抗球蛋白试验

（1）取直接抗球蛋白分型凝胶卡 1 个,在卡上标记患者姓名、病历号等,撕开凝胶卡铝片封条。

（2）在广谱(或同时也有的抗 IgG、抗 C3 孔)以及对照(Ctl)孔内,各加入 1% 的受检红细胞 50μl。

（3）根据凝胶卡说明书提示在专用离心机中离心。

（4）根据试剂说明书提示标准判读结果。

（七）结果判定

先观察阴性和阳性对照管,阴性对照无凝集,阳性对照出现(3+)~(4+)凝集,说明检测结果可信。此时,测定管凝集判断为阳性结果,无凝集则判断为阴性结果。阳性强弱判断标准见 ABO 血型鉴定操作规程。具体分型结果如表 9-8 所示。

表 9-8　直接抗球蛋白试验结果判断表

广谱	IgG	C3	Ctl	分型结果
+	+	+	–	IgG+C3
+	+	–	–	IgG
+	–	+	–	C3
–	–	–	–	直接抗球蛋白试验阴性

（八）参考区间

分型结果在直接抗球蛋白试验阳性时,可进一步分为单独 IgG、单独 C3 阳性或 IgG 合并 C3 阳性。

（九）注意事项

1. 血样标本须无溶血、血脂和黄疸等。

2. 每次试验必须按照说明书设置阴阳性对照。一般应阳性对照,阳性;阴性对照,阴性。

3. 所使用的试剂应严格按照说明书的要求配制、保存。

4. 所有试剂使用前应充分混匀,加样时滴管应垂直。

（十）临床意义

直接抗球蛋白试验是检查体内致敏红细胞的一种方法,用于检查红细胞是否已被不完全抗体所包被,可用于新生儿溶血病(胎儿红细胞被母亲血型抗体致敏)、溶血性输血反应(输入的不相合红细胞被受血者不完全抗体致敏)、自身免疫性溶血性贫血(患者红细胞被自身抗体致敏)以及药物诱导产生的自身抗体(如甲基多巴类药物和青霉素等药物性抗体)时,红细胞表面是否包被有相应抗体的检测。当直接抗球蛋白试验阳性时,可进一步通过放散试验确定包被在红细胞上的抗体特异性。

三、血型单特异性抗体鉴定

（一）目的

规范血型单特异性抗体鉴定操作,确保检测结果的准确。

（二）适用范围

本文件适用于实验室对抗体筛查试验阳性的检测标本进一步进行特异性抗体鉴定的具体操作。

（三）材料方法

1. 标本要求　血型单特异性抗体鉴定所使用的标本为 3 天内抽取的静脉血标本,抗凝或不抗凝全血 5ml。标本无溶血和脂血等情况。标本上有完整的与申请单相对应的受检者姓名、标本号、检测项目等标签,标本量符合要求,外包装合格无污染。

2. 检测方法 目前血型单特异性抗体鉴定方法主要有:盐水介质试管法用于检测 IgM 型抗体,抗球蛋白介质的试管法或微柱凝胶卡法用于检测 IgG 型抗体。在遇到凝集强度比较弱的 IgG 抗体时,可以通过酶法增强某些抗原抗体反应的特性,来协助抗体的鉴定;在怀疑某些抗体时,可以利用酶法破坏某些抗原的特性,来协助抗体的鉴定;同时,酶法也是针对高频抗原抗体鉴定的有力手段。凝聚胺法也是检测 Rh 血型系统等 IgG 类抗体的敏感方法。

(四)仪器设备

试管离心机、凝胶技术专用离心机、37℃水浴箱、光学显微镜等。

(五)原理

抗体筛查试验阳性者应做抗体鉴定试验,以确定其特异性。利用主要血型抗原涵盖格局明确的谱试剂红细胞及其与受检血清(血浆)在不同介质中的特异性反应格局,通过排除原则确定其抗体特异性。采用蛋白酶修饰红细胞膜上抗原的酶法,可以增强某些血型系统(特别是 Rh 和 Kidd)的抗原抗体反应,同时破坏一些血型系统抗原(尤其是 M、N、Fy^a 和 Fy^b),从而使相应的抗原抗体反应消失,这些特性都可以应用于复杂抗体鉴定。同时,同一个高频抗原用不同的酶处理后,也可以表现为抗原抗体反应的差异,可以利用这种差异,进行针对高频抗原的抗体鉴定。

(六)操作

1. 标本接收

(1)可接收标本:如前所述,为符合要求的标本。

(2)拒收标本:标本上无与申请单相对应的受检者姓名、标本号、检测项目标签,标本量不符合要求,外包装明显污染;标本发生污染、溶血、稀释、脂血及留取血标本时间不合要求等情况。

2. 盐水介质法抗体鉴定试验

(1)加受检者血清 2 滴于标记好的试管中(如标记自身对照、1、2、3……)。

(2)按标记加对应的 3% 谱细胞悬液 1 滴于每个试管中混合。

(3)以 1 000×g 离心 15 秒。

(4)观察溶血和凝集反应,记录结果,溶血或凝集都是阳性结果。

3. 间接抗球蛋白试管法用于抗体鉴定

(1)加受检者血清 2 滴于标记好的试管中(如标记自身对照、1、2、3……),按标记加对应的 3% 谱细胞悬液 1 滴,混合,于 37℃水浴箱中孵育 30~60 分钟。

(2)1 000×g 离心 15 秒。肉眼观察溶血和凝集,并记录结果。

(3)彻底悬浮细胞,用盐水洗涤 3 次。

(4)最后一次洗涤后,弃掉全部盐水,将试管边缘盐水用滤纸吸干。

(5)按试剂说明加最适稀释度抗球蛋白试剂 2 滴,充分混合。

(6)1 000×g 离心 15 秒。轻轻悬浮细胞,肉眼观察凝集反应,记录结果。

(7)如果结果为阴性者,就加 IgG 包被的红细胞 1 滴,离心并观察结果。如果仍不见凝集,表示试剂无效,必须重做。

4. 微柱凝集法用于抗体鉴定(按操作说明书进行,以下为常见操作)

（1）取抗球蛋白微柱凝胶卡 1 个，在卡上标记患者姓名、病历号等，在微柱卡对应空白位置上写上谱细胞的编号（如 1、2、3……），撕开凝胶卡铝片封条。

（2）分别加入相应编号的用于抗体鉴定的 0.8% 试剂红细胞 50μl。

（3）各孔内分别加入 25μl 的受检血清。

（4）置凝胶卡于专用孵育器，根据凝胶卡说明书的孵育时间孵育。

（5）根据凝胶卡说明书的离心条件，在专用离心机中离心。

（6）按试剂说明书提示标准判读结果。

5. 酶法用于抗体鉴定

（1）取抗球蛋白微柱凝胶卡 1 个，在卡上标记患者姓名、病历号等，在微柱卡对应空白位置上写上谱细胞的编号（如 1、2、3……），撕开凝胶卡铝片封条。

（2）按标记加对应的 0.8% 木瓜酶（或菠萝酶）处理后的谱细胞悬液 50μl 于每个凝胶卡孔中。

（3）各孔内分别加入 25μl 的受检血清。

（4）根据凝胶卡说明书的孵育时间孵育。

（5）根据凝胶卡说明书提示，在专用离心机中离心。

（6）按试剂说明书提示标准判读结果。

6. 凝聚胺法用于抗体鉴定（按操作说明书进行，以下为常见操作）

（1）加受检者血清 2 滴于标记好的试管中（如标记自身对照、1、2、3……）。

（2）按标记加对应的 3% 谱细胞悬液 1 滴于相应的试管中混合。

（3）在上述已加好反应物的试管中各加入 LISS 液 0.6ml（约 12 滴），混匀后再加凝聚胺 2 滴，混匀，15 秒后以 1 000×g 离心 15 秒，弃上清液，观察管底红细胞凝集情况，若各试管中的反应物全部出现凝集，说明试剂有效。

（4）向各管中分别加入解聚液 2 滴。

（5）斜持试管轻摇或轻轻弹动，先用肉眼观察后，再在低倍镜下观察有无凝集，记录结果。

（七）结果判定

分析不同介质中的特异性反应格局，通过排除原则确定抗体特异性（以阴性排除法为原则，即以阴性反应排除相应抗原对应的抗体）。

1. 判读溶血和凝集的终点必须准确和前后一致，如果溶血和凝集都存在，离心后要立即观察上清液的溶血情况，然后轻轻地把细胞摇散以观察凝集，振摇过度可能将大的凝集块打碎或将弱结合的凝集块分散。

2. 判读实验结果时，必须记录观察到的每个细胞样本的凝集强度和溶血现象。同一实验室中的技术人员必须使用同样的解释和符号。常用判读见本章第二节血型鉴定。

3. 自身对照阳性时应排除自身抗体等因素对实验的干扰。

4. 当鉴定出特异性抗体，若有特异性抗体试剂，应验证该例受检红细胞是否缺乏该特异性抗体针对的抗原。

（八）参考区间

鉴定出抗体的特异性。

（九）注意事项

抗体鉴定试验是很有价值的,但也存在局限性。阴性结果不一定意味着这一血清中没有血型抗体,而只是在使用这些技术时,未检测出与筛检细胞起反应的抗体。在使用进口的抗体鉴定试剂红细胞时,由于可能缺乏我国人群特有的低频抗原的红细胞,造成相应抗体的漏检。混合抗体往往要在多种不同介质下,利用多种不同的方法,再结合吸收放散实验,才能准确鉴定。高频抗原对应抗体的鉴定是抗体鉴定中的难点问题,需要结合不同酶处理细胞的反应格局来进行初步判断,再利用其对应的稀有血清和抗体,甚至结合基因分型方法,进行最终的判断。

（十）临床意义

抗体鉴定试验是保障输血安全的重要手段之一,在检出有临床意义同种抗体的情况下,应匹配相应抗原阴性的红细胞进行输注。但是,并不是所有的红细胞同种抗体都有临床意义。在迄今为止发现的300余种红细胞抗原对应的同种抗体中,有一部分已经明确有临床意义,即在血型不匹配输血或妊娠中,会导致溶血性输血反应或新生儿溶血病;有一部分抗体有导致临床不良后果的报道,但是也有无临床意义的报道;还有一部分抗体,在不匹配输注时通常不会导致不良的临床后果,也不会导致新生儿溶血病。所以抗体鉴定的结果对于指导临床输血策略或孕期监测策略都是至关重要的。

四、抗体效价测定

（一）目的

规范血型抗体效价测定操作,确保检测结果的准确。

（二）适用范围

本文件适用于实验室对检测标本进行血型抗体效价测定的具体操作。

（三）材料方法

1. 标本要求　抗体效价测定所使用的标本为3天内抽取的静脉血标本,抗凝或不抗凝全血3ml。标本无溶血和脂血等情况。标本上有完整的与申请单相对应的受检者姓名、标本号、检测项目标签,标本量符合要求,外包装合格无污染。

2. 检测方法　IgM型抗体的效价测定主要采用倍比稀释后的盐水试管法;而针对孕妇等的IgG型抗体效价的测定,主要采用倍比稀释后的抗球蛋白介质试管法或抗球蛋白微柱凝胶卡法;如果混合IgM抗体时进行IgG抗体效价测定,需要用巯基乙醇(2-mercaptoethanol,2-Me)等化学试剂先破坏IgM抗体后,再进行IgG抗体效价测定。

（四）仪器设备

试管离心机、凝胶技术专用离心机、37℃水浴箱、光学显微镜等。

（五）原理

血清以巯基乙醇处理后,IgM抗体分裂为6~7S亚单位,已失去其与相应红细胞凝集的作用。IgG抗体分子则不被2-Me灭活,保持与相应红细胞致敏的血清学特性。IgA抗体分子可部分被灭活(7S单体不受影响,9S及11S多聚体被灭活)。

（六）操作

1. 标本接收

（1）可接收标本:受检的标本为3天内抽取的静脉血标本,抗凝血或不抗凝全血3ml。

标本上有完整的与申请单相对应的受检者姓名、标本号、检测项目标签,标本量符合要求,外包装合格无污染。

（2）拒收标本:标本上无与申请单相对应的受检者姓名、标本号、检测项目标签,标本量不符合要求,外包装明显污染;标本有发生污染、溶血、脂血等情况。

2. 单纯 IgM 或 IgG 抗体效价测定

（1）待测血清用盐水倍比稀释,每管 0.1ml,稀释到第 10 管。

（2）每管加待测抗体相应抗原阳性的 3%~5% 的 O 型红细胞悬液 0.1ml,1 000×g 离心 15 秒,观察并记录结果,出现凝集者,证明有 IgM 抗体存在（少数 IgG 血型抗体,如抗 A、抗 B、抗 M 等,也可以在盐水介质中凝集红细胞）,所测效价为 IgM 抗体效价。

（3）如不出现凝集,可采用间接抗球蛋白试管法进行 IgG 抗体效价测定。将混合的反应液置于 37℃水浴箱中孵育 30 分钟;1 000×g 离心 15 秒,肉眼观察溶血和凝集情况,并记录结果;再彻底悬浮红细胞,用盐水洗涤 3 次;最后一次洗涤后,弃掉全部盐水,将试管边缘盐水用滤纸吸干;按试剂说明加最适稀释度抗球蛋白试剂 2 滴,充分混合;以 1 000×g 离心 15 秒,轻轻悬浮细胞,肉眼观察凝集反应,记录结果。如结果为阴性者,加 IgG 包被的细胞 1 滴,离心并观察结果,如果仍不见凝集,表示试剂无效,必须重做。

（4）如不出现凝集,也可采用抗球蛋白微柱凝胶卡法进行 IgG 抗体效价测定。按照稀释倍数标记好抗球蛋白微柱凝胶卡相应的孔,在每孔中加入抗原对应的 1% 红细胞悬液 50μl,后加入盐水倍比稀释好的血清 25μl;根据凝胶卡说明书置凝胶卡于专用孵育器中 37℃孵育和专用离心机中离心,判读结果。

3. IgM 混合 IgG 抗体时,IgG 抗体效价的测定　巯基乙醇法灭活 IgM 抗体后,采用间接抗球蛋白试验测定 IgG 抗体效价。

（1）吸取受检者血清 0.4ml,加 2-Me 应用液（0.2M）0.4ml,混合后将试管口塞紧,置于 37℃水浴箱中 10 分钟。

（2）2-Me 处理后的血清,取 0.1ml 于试管中,加入相应的 3% 抗原阳性红细胞悬液 0.1ml。

（3）1 000×g 离心 15 秒,肉眼观察并记录凝集结果。出现凝集者为残留 IgM 抗体。可通过延长 37℃水浴时间,直至将残余的 IgM 抗体破坏。

（4）如不出现凝集,则将 2-Me 处理后的血清用盐水倍比稀释,每管 0.1ml,稀释到第 10 管,再用上述抗球蛋白试管法或微柱凝胶卡法检测 IgG 抗体。

（七）结果判定

红细胞凝集（通常指产生 1+ 肉眼凝集）最高稀释度的倒数即为所测抗体效价。

（八）参考区间

抗体效价为 1∶1（指未经稀释的血清原液）、1∶2、1∶4、1∶8、1∶16、1∶32、1∶64、1∶128、1∶256、1∶512 和 1∶1 024,以此类推。

（九）注意事项

1. 在做倍比稀释时,1∶1 稀释液表示 1 体积没有稀释的血清。1∶2 表示在最终为 2 体积的溶液中有 1 体积的血清和 1 体积的生理盐水。以此类推。

2. 为避免前带现象（指在较高浓度血清中引起的反应,比在较低浓度血清中引起的反应弱）导致的错误结果,建议最好先对最大稀释度血清的试管进行检测,再往稀释度小的进行检测。

3. 效价测定为半定量技术,所使用检测技术的灵敏度不同(如试管法与凝胶卡法的差异),以及其他因素的影响(如稀释加样的误差、使用检测细胞批次在抗原表达量方面的差异等),都可能会导致检测结果存在差异,因此应尽量使这些条件保持一致,减少对检测结果的影响。

(十)临床意义

效价测定法最常用于产前检查,以测定孕妇血清中同种抗体的相对强度,来推测其对于胎儿的影响。Rh 血型系统的同种抗 D,其有临床意义的效价阈值通常为 1∶16。对于效价高于 1∶16 的孕妇,需要通过大脑中动脉血流等技术手段在孕期监测胎儿贫血情况;而其余有临床意义的血型系统抗体,很多尚缺乏指导临床的危险阈值,所以对于检出有临床意义的同种抗体者,建议临床定期监测抗体效价,并同时进行胎儿贫血监测。如效价不断升高且出现胎儿贫血情况,需抽取脐血进行确认,必要时可进行宫内输血等干预和治疗。

(姬艳丽)

第四节　血液交叉配血操作规程

一、常规交叉配血

(一)目的

规范盐水介质、凝聚胺介质、微柱凝胶介质、抗球蛋白介质交叉配血操作,确保检测结果的准确。

(二)适用范围

本操作规程适用于实验室对受血者、供血者检测标本进行盐水介质、凝聚胺介质、微柱凝胶介质、抗球蛋白介质交叉配血的具体操作。

(三)材料方法

1. 标本要求　交叉配血所使用的标本为 3 天内抽取的静脉血标本,抗凝或不抗凝全血 3ml。标本无溶血和脂血等情况。标本上有完整的与申请单相对应的受检者姓名、标本号、检测项目等标签,标本量符合要求,外包装合格无污染。

2. 检测方法　交叉配血需要在盐水介质和另一种适合 IgG 抗体的介质中反应,如凝聚胺介质、微柱凝胶介质或抗球蛋白介质。

(四)仪器设备

试管离心机、凝胶技术专用离心机、37℃水浴箱、光学显微镜等。

(五)原理

IgG 抗体亦称免疫抗体,在盐水介质中不凝集红细胞,只能致敏相应抗原的红细胞。经 37℃孵育后,被 IgG 抗体致敏的红细胞能与抗球蛋白试剂在离心后出现凝集反应。

1. 盐水介质法　IgM 为天然抗体,在盐水介质中能直接连接含对应抗原的红细胞,使之发生肉眼可见的凝集反应。盐水介质直接离心法可用于检测待检标本血清中存在的 IgM 型血型抗体,也可采用 IgM 型抗体试剂来检测待检红细胞上的相应抗原。

2. 凝聚胺法　凝聚胺是一种多价阳离子聚合物,在溶液中有多个阳离子基团,能中和红细胞表面的负电荷,并借助正负电荷的相互作用,引起红细胞的非特异性凝聚,这种凝聚是可逆的。当红细胞与血清在低离子介质中孵育,IgG 抗体与红细胞上相应抗原结合后,在凝聚胺的作用下发生凝集,凝集和聚集外表上肉眼不能区分,再加入枸橼酸钠重悬液后,枸橼酸根的负电荷与凝聚胺上的正电荷中和,凝聚现象消失,实验结果为阴性,而真正由抗原抗体反应引起的凝集不消失,实验结果为阳性。但是凝聚胺方法对 Rh 系统抗体较为敏感,对于检出 Kell 系统的抗体不敏感。

3. 微柱凝胶法　在微柱凝胶介质中,红细胞抗原与相应抗体结合,经低速离心后,由于凝胶的分子筛作用,凝集的红细胞不能通过凝胶而悬浮在凝胶上或胶中,为阳性反应结果,而未和抗体结合的红细胞则穿过凝胶沉于凝胶底部,为阴性反应结果。

（六）操作

1. 标本接收

（1）可接收标本:一般受检的标本为输血前 3 天内抽取的静脉血标本,抗凝或不抗凝全血 3ml。但是对于近期内有输血史的患者,如 3~14 天前有输血史的患者,最好抽取本次输血前 24 小时内标本。标本上有完整的与申请单相对应的受检者姓名、标本号、检测项目等标签,标本量符合要求,外包装合格无污染。

（2）拒收标本:标本上无与申请单相对应的受检者姓名、标本号、检测项目标签,标本量不符合要求,外包装明显污染;标本发生污染、溶血、稀释、脂血及留取血标本时间不合要求等情况。

2. 输血前检查

（1）ABO 血型鉴定,见 ABO 血型鉴定操作规程。

（2）RhD 定型,见 RhD 血型鉴定操作规程。

（3）抗体筛查试验,见抗体筛查试验操作规程。

（4）抗体筛查试验阳性者需鉴定抗体特异性。按血型单特异性抗体鉴定的操作规程进行检测。当鉴定出特异性抗体时,若有特异性抗体试剂,应验证该患者红细胞是否缺乏该特异性抗体针对的抗原。

（5）特定抗原阴性的献血者筛查:当患者有特异性抗体时,可应用相应的标准抗体试剂筛查该抗原阴性的献血者。也可挑选与患者血清反应阴性的献血者红细胞,然后用特异性抗体试剂验证该献血者红细胞是否缺乏该特异性抗体针对的抗原。

1）根据抗原频率,从血库取适当数量的 ABO 血型相同或相容的合格血液。

2）每份血液在热合机上热合一段血液留样辫,在试管上标记血袋条形码,将留样辫放入试管中,同时在有关记录上填写相应条形码。

3）根据相应顺序在试管、微板或纸片及记录单中编号。

4）在编号的试管、微板或纸片中滴加抗体试剂(或患者血清)。

5）按照编号分别加入受检的献血者血样或红细胞悬液。

6）观察凝集结果,选择反应阴性的献血者血液备用。

7）纸片法筛查阴性的献血者应用试管法进行确认后方可使用。在记录单中登记反应结果,标注被选择的血液。

3. 盐水试管法交叉配血试验

（1）患者标本准备

1）分离血清，标记为 PS（patient serum）。

2）配制 5% 患者红细胞生理盐水悬液（50µl 红细胞压积 +950µl 生理盐水），标记为 PC（patient cell）。

（2）献血者标本准备

1）分离血清，标记为 DS（donor serum）。

2）配制 5% 献血者红细胞生理盐水悬液，标记为 DC（donor cell）。

（3）交叉配血（以 1 个供血者为例）：取小试管 2 支，分别标明主、次，即主侧配血管和次侧配血管。在主侧配血管中分别加 PS 2 滴、DC 1 滴，在次侧配血管分别加 DS 2 滴、PC 1 滴，混匀，$1\,000 \times g$ 离心 15 秒。

（4）观察结果：先观察试管上层液有无溶血，再斜持试管轻轻摇动或轻轻弹动，观察管底反应物有无凝集（必要时用显微镜观察）。

4. 凝聚胺法交叉配血实验

（1）患者标本准备

1）分离血清，标记为 PS。

2）配制 5% 患者红细胞生理盐水悬液，标记为 PC。

（2）献血者标本准备

1）分离血清，标记为 DS。

2）配制 5% 献血者红细胞生理盐水悬液，标记为 DC。

（3）交叉配血（以 1 个供血者为例）。取小试管 2 支，分别标明主、次，即主侧配血管和次侧配血管。在主侧配血管中分别加 PS 2 滴和 DC 1 滴，在次侧配血管中分别加 DS 和 PC 各 1 滴，混匀，$1\,000 \times g$ 离心 15 秒。

（4）加 LISS 液和凝聚胺液：在上述已加好反应物的试管中各加入 LISS 液 0.6ml（约 12 滴），混匀后再加凝聚胺 2 滴，混匀，15 秒后，以 $1\,000 \times g$ 离心 15 秒，弃上清液，观察管底红细胞凝集情况，若各试管中的反应物全部出现凝集，说明试剂有效。

（5）加重悬液：向各管中分别加入解聚液 2 滴。

（6）观察结果：先看上层液有无溶血现象，再斜持试管轻摇或轻轻弹动，先用肉眼观察后，在低倍镜下观察有无凝集。

5. 微柱凝胶法交叉配血试验

（1）患者标本准备

1）分离血清，标记为 PS。

2）配制 1% 患者红细胞生理盐水悬液，标记为 PC。

（2）献血者标本准备

1）分离血清，标记为 DS。

2）配制 1% 献血者红细胞生理盐水悬液，标记为 DC。

（3）交叉配血（以 1 个供血者为例）。取抗球蛋白凝胶卡 1 个，在卡上标记患者姓名、病历号等，在微柱对应空白位置写上主、次，即主侧配血管和次侧配血管，撕开凝胶卡铝片封条。

（4）在主侧配血管中分别加 DC 50μl，PS 25μl，在次侧配血管分别加 PC 50μl，DS 25μl。

（5）置凝胶卡于专用孵育器中，根据凝胶卡说明书的孵育时间孵育。

（6）根据凝胶卡说明书的离心条件，在其专用离心机中离心。

（7）按试剂说明书标准判读结果并记录。

6. 抗球蛋白试管法交叉配血试验

（1）患者标本准备

1）分离血清，标记为 PS。

2）配制 5% 患者红细胞生理盐水悬液，标记为 PC。

（2）献血者标本准备

1）分离血清，标记为 DS。

2）配制 5% 献血者红细胞生理盐水悬液，标记为 DC。

（3）交叉配血（以 1 个供血者为例），取小试管 2 支，分别标明主、次，即主侧配血管和次侧配血管。在主侧配血管中分别加 PS 2 滴、DC 1 滴，在次侧配血管分别加 DS 2 滴、PC 1 滴，混匀。

（4）37℃孵育 30 分钟，$1\,000 \times g$ 离心 15 秒观察结果，若阴性则继续下述试验。

（5）用等渗盐水洗红细胞 - 血清混合物至少 3 次，最后一次洗涤后，完全倒掉盐水上清。

（6）各管加 2 滴抗球蛋白试剂，混匀。

（7）$1\,000 \times g$ 离心 15 秒。

（8）轻轻振荡，悬浮沉积细胞，观察凝集结果。

（9）反应结果阴性者加入 1 滴 5% 致敏红细胞液，混匀离心后应出现凝集反应，表明试验结果可靠。反之，试验结果无效，可能是抗球蛋白试剂失效或洗涤不充分造成假阴性结果。

（七）结果判定

（1）试管法进行盐水介质、凝聚胺介质和抗球蛋白介质凝集结果判断：①凝集结果判断标准同 ABO 血型正定型试管法。②凝集强弱程度判断标准同 ABO 血型正定型试管法。

（2）微柱凝胶法凝集结果判断：凝集的红细胞不能通过凝胶柱而悬浮在凝胶上或胶中，为阳性反应结果；未和抗体结合的红细胞呈游离状态穿过凝胶柱沉于底部（管底尖部），为阴性反应结果。凝集强度判断标准：见本章第二节血型鉴定。

（3）配血是否相合判断标准：① ABO 同型配血，主侧、次侧均无溶血及凝集，配血相合；主、次侧任何一管发生溶血或凝集，配血不合，需查明原因。②异型配血时（指 O 型血输给 A、B、AB 型，或 A、B 型输给 AB 型），主侧无凝集无溶血，次侧有凝集，配血相合。如主侧、次侧均凝集或主侧凝集，则配血不合，需查找原因。

（八）参考区间

交叉配血相合；交叉配血不合（需进一步分析寻找原因，寻找解决方案）。

（九）注意事项

1. 操作者须严格按照操作说明进行试验，红细胞浓度、血滴量、反应时间、离心速度等均可影响试验结果；凝聚胺法加入悬浮液后应在 1 分钟内观察结果，悬浮液不可多加，以免降低其灵敏度。

2. 肉眼直观判断结果时,不能明确判断的可疑结果须镜检。镜下:阴性结果应是单个 RBC 均匀分布,有 RBC 凝集状散在的即为弱阳性(须重新做试验再判断)。

3. 启用 0.9% 氯化钠溶液时,及时标上启用时间;超期的溶液要及时更换。使用过程中,怀疑溶液被污染时,必须更新该溶液。

4. 5% 或 0.8% 红细胞悬液须配制准确,必要时用生理盐水洗涤红细胞后配制。

5. 进行交叉配血前应逐项核对输血申请单、受血者和供血者血样,复查受血者和供血者 ABO 血型(正、反定型),并常规检查患者 RhD 血型,正确无误时方可进行交叉配血。

6. 操作过程　①先排好试管,并做好标记;②每进行一步操作,必须核对并及时记录。结果判断必须仔细观察,必要时再进行显微镜观察。(注意观察弱凝集和排除非特异性凝集)。

(十)临床意义

交叉配血试验是保障输血安全、避免溶血性输血反应的重要手段。ABO 和 RhD 血型相容性输血对安全输血意义最大。此外还有诸多能够导致临床溶血性输血反应的红细胞同种抗体,一旦检出,要尽量选择相应抗原阴性的红细胞输注以确保安全。但并不是所有不相合的血液都不能输注,在检出自身抗体或无临床意义红细胞血型抗体的情况下,即使配血不相合,也要结合临床情况,考虑血液输注。对于 RhD 阴性患者,在未产生同种抗 D 情况下,RhD 阳性血液虽然配血相合,但也仅在紧急情况下考虑输注,非紧急情况时尽量输注同型 RhD 阴性血液。

(姬艳丽)

二、疑难交叉配血

(一)疑难交叉配血定义

疑难交叉配血是由于患者的疾病原因、患者治疗过程中产生的副作用或献血者血液的原因造成输血科在临床配血工作中主侧或次侧交叉配血试验阳性。一般疑难交叉配血主要会出现主侧配血阳性结果、次侧配血阳性结果或主次侧配血均阳性,患者不能输注该献血者的血液。

(二)交叉配血阳性的原因

导致主侧配血阳性结果的原因,一般是受血者血浆(血清)中存在导致凝集和溶血的抗体或其他影响因素,偶尔也会发生由于献血者红细胞表面已经致敏了抗体或补体导致的配血阳性结果。导致次侧配血阳性结果的原因,一般是受血者红细胞表面已经致敏了抗体或补体,或献血者血浆(血清)中存在导致凝集和溶血的抗体,从而导致配血阳性结果。导致交叉配血阳性的具体原因如下(图 9-1)。

1. 患者存在血型相关抗体　有妊娠史、输血史等免疫史的患者,可能会由于免疫产生血型相关抗体,以 IgG 抗体为主,在交叉配血过程中,如献血者相关抗原阳性,则会发生交叉配血阳性结果。无免疫史的健康人群中(如献血者),也有一定频率存在血型相关抗体,这些抗体可能是 IgM 抗体或 IgG 抗体,基本可归为天然抗体。

2. 患者存在药物抗体　患者在使用某些药物治疗期间,可能会产生针对药物的抗体,当药物与红细胞结合时,在药物的介导下,会发生红细胞凝集,导致交叉配血阳性结果。比较常见的药物为哌拉西林、头孢替坦等抗生素类药物,以及 CD38、CD47 等单抗类药物。

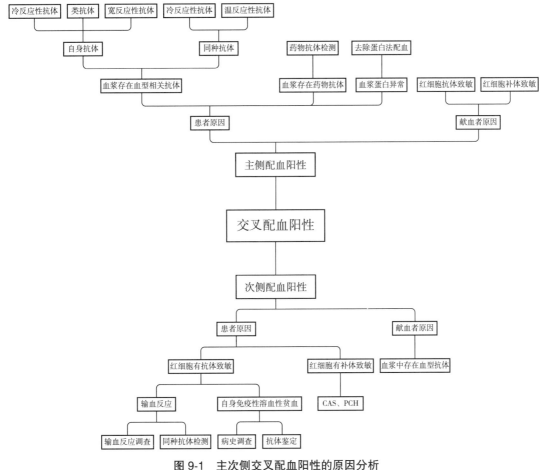

图 9-1 主次侧交叉配血阳性的原因分析

CAS 为冷凝集素综合征;PCH 为阵发性冷性血红蛋白尿症。

3. 患者血浆蛋白异常 某些疾病的患者,如巨球蛋白血症等,其血清/血浆中蛋白异常增高,会对血清学试验造成干扰,发生假凝集的现象,需要在试验中排除假凝集,选择适当的方法进行交叉配血试验。

4. 患者红细胞有抗体或补体致敏 患有自身免疫性溶血性贫血等疾病的患者,其红细胞上可能致敏抗体或补体,会导致交叉配血次侧阳性。

5. 患者有近期输血反应 近3个月内有输血史的患者,在进行输血前检测时,要关注其是否有输血反应,输血反应发生时,患者直接抗球蛋白试验可能为阳性,血清中存在不规则抗体,有时抗体较弱,需要使用较为敏感的方法才能检出,血清中存在不规则抗体的输血反应患者,需选择不含有相应抗原的献血者血液进行输注,否则会导致再次发生输血反应。

6. 患者存在自身免疫性溶血性贫血 患有自身免疫性溶血性贫血的患者,其血清中可能存在无特异性的不规则抗体,在抗体鉴定时表现为谱细胞全阳且反应强度差不多。患者细胞多表现为直接抗球蛋白试验阳性,放散实验可能存在无特异性的不规则抗体。这类患者交叉配血试验往往表现为主次侧均阳性,在必须输血的前提下,可选择交叉配血中反应最弱的血液进行输注,或挑选 Rh、Kidd、MNS、Duffy 等血型系统同型的血液进行输注。

7. 献血者红细胞上致敏了 IgG 类抗体或补体 服用过某些药物或保健品的献血者血液、库存时间较久的血液,都有可能发生直接抗球蛋白阳性的情况,包括 IgG 阳性或 C3 阳性,会造成此献血者血液与多位患者交叉配血主侧不合,此袋血液应作退血废弃处理。

8. 献血者血浆中存在血型抗体 正常人群中,有一定比例的人员血清中存在不规则抗体,包括天然抗体和女性妊娠产生的免疫抗体,这类人群所献的血液如与有相应抗原的患者进行交叉配血试验,会导致次侧不合,这类人群所献血浆应废弃处理,红细胞可洗涤后供临床使用。

9. 其他 除上述原因外,离心机转速设置、人员操作规范、试剂污染等原因也会造成交叉配血不合,需一一进行排除。

(沈伟)

第五节 胎儿新生儿溶血病的血型血清学检测操作规程

胎儿新生儿溶血病(hemolytic disease of the fetus and newborn,HDFN)为母婴血型不合引起的胎儿或新生儿免疫性溶血性疾病。本操作规程的撰写目的在于规范 ABO 血型系统、Rh 血型系统以及其他血型系统 HDFN 的血清学操作,确保检测结果的准确,以辅助临床诊断高胆红素血症。

一、ABO 血型系统 HDFN 血型血清学检测

(一)目的
规范 ABO 血型系统 HDFN(ABO HDFN)血清学检测操作,确保检测结果的准确。

(二)适用范围
本操作规程适用于实验室对检测标本进行 ABO HDFN 血清学检测的具体操作。

(三)材料方法
1. 标本要求 HDFN 血清学检测所使用的标本为 3 天内抽取的静脉血标本,抗凝或不抗凝全血 3ml。标本无溶血和脂血等情况。标本上有完整的与申请单相对应的受检者姓名、标本号、检测项目等标签,标本量符合要求,外包装合格无污染。

2. 检测方法 如果临床初步认定新生儿已患 ABO HDFN,患儿需要进行 3 项血清学检测以确定诊断,包括红细胞直接抗球蛋白试验、红细胞抗体释放试验和游离抗体试验。直接抗球蛋白试验可以采用抗球蛋白微柱凝胶卡法或直接抗球蛋白试验(试管法)进行检测;抗体释放试验可以采用热放散法或酸放散法;游离抗体试验可以采用抗球蛋白微柱凝胶卡法或间接抗球蛋白试验(试管法)进行检测。

(四)仪器设备
试管离心机、凝胶技术专用离心机、37℃水浴箱、56℃水浴箱、光学显微镜等。

(五)原理
HDFN 过程中,IgG 型的母源抗体在孕期通过胎盘进入胎儿体内,与胎儿抗原阳性红细胞结合形成免疫复合物,从而引起胎儿或新生儿发生免疫性溶血。HDFN 血清学检测主要检测新生儿血液中是否含有来自母体的可与新生儿红细胞产生反应的免疫性抗体。

（六）操作

1. 标本接收

（1）可接收标本：患儿当天抽取的静脉血标本 1 支（抗凝或不抗凝全血 3ml），需要时抽取母亲静脉血标本 1 支（不抗凝全血 3ml）。标本上有完整的与申请单相对应的患者姓名、标本号、检测项目标签，标本量符合要求，外包装合格无污染。

（2）拒收标本：标本上无与申请单相对应的患者姓名、标本号、检测项目标签，标本量不符合要求，外包装明显污染；标本发生污染、溶血、脂血等情况。

2. 患儿和 / 或母亲 ABO 血型鉴定　ABO 血型鉴定按 ABO 血型鉴定的标准操作规程进行检测。

3. 患儿和 / 或母亲 RhD 血型鉴定　RhD 血型鉴定按 Rh 血型鉴定的标准操作规程进行检测。

4. 患儿直接抗球蛋白试验（试管法）

（1）将抗凝管中的患儿红细胞用盐水洗涤 3~4 次，配成 1%~3% 红细胞盐水悬液。患儿红细胞加盐水管应不凝集，若此管发生凝集，证明细胞本身有自凝现象，试验结果无参考意义。

（2）取小试管 2 支，各加患儿红细胞悬液 1 滴，然后 1 管加入抗 IgG（或广谱）最适稀释度抗球蛋白血清 1 滴，另 1 管加盐水 1 滴混合后立即以 $1\,000 \times g$，离心 15 秒。

（3）轻轻转动试管，将混悬液倒在玻片上，在显微镜下观察结果。凡有 3~4 个红细胞的凝集，均匀分布在游离红细胞之间者为阳性，无凝集者为阴性。

5. 患儿正定型及直接抗球蛋白试验（微柱凝胶法）

（1）取新生儿溶血病微柱凝胶卡 1 个，在卡上标记患者姓名、病历号等，撕开凝胶卡铝片封条。

（2）正定型：在 A、B、AB、D、Ctl 孔内，各加入 1% 的受检红细胞 50μl。

（3）直接抗球蛋白试验：在 IgG、AHG 孔内各加入 1% 的受检红细胞 50μl。

（4）将凝胶卡置于专用离心机中离心。

（5）按试剂说明书标准判读结果并记录。

6. 患儿血清中游离抗体测定（微柱凝胶法）

（1）取抗球蛋白微柱凝胶卡 1 个，在卡上标记患者姓名、病历号等，在微柱对应空白位置写上 Ac、Bc、Oc，撕开凝胶卡铝片封条。

（2）分别加入 1% A、B、O 型红细胞盐水悬液 50μl 和患儿血清 25μl。

（3）置凝胶卡于专用孵育器中孵育。

（4）置凝胶卡于专用离心机中离心。

（5）按试剂说明书标准判读结果并记录，按表 9-9 判断结果。若结果阳性，证明存在相应的游离抗体，若结果阴性，证明不存在相应的游离抗体。

7. 患儿红细胞抗体释放试验（热放散法）

（1）患儿红细胞用盐水洗涤 3 次，取压积红细胞 1ml 左右，加等量或半量盐水，置试管中。

（2）将试管放在 56℃水浴箱中不断轻摇 10 分钟，取出后立即以 $1\,000 \times g$，离心 5 分钟，吸取上层液（即放散液）备用。

表 9-9　患儿血清中游离抗体测定结果意义

指示红细胞			意义
A	B	O	
+	−	−	游离的抗 A
−	+	−	游离的抗 B
+	+	−	游离的抗 A、抗 B 或抗 AB
+ 或 −	+ 或 −	+ 或 −	游离的 ABO 系统以外的抗体
−	−	−	无游离抗体

（3）在凝胶卡内分别加入 1% A、B、O 型红细胞盐水悬液 50μl 和患儿放散液 25μl，检测方法同游离抗体试验，按表 9-10 判断结果。

表 9-10　患儿红细胞抗体释放试验结果意义

指示红细胞			意义
A	B	O	
+	−	−	放散出 IgG 抗 A
−	+	−	放散出 IgG 抗 B
+	+	−	放散出抗 AB（交叉反应性抗体），或同时放散出 IgG 抗 A 或抗 B
−	−	−	未放散出抗体
+ 或 −	+ 或 −	+	放散出 ABO 血型以外的抗体

在放散试验的结果观察中，会遇到一种交叉反应性抗体（抗 AB），这是 O 型人血清中除抗 A、B 以外的第 3 种抗体，表示为抗 AB。抗 AB 针对的特异性是 A 和 B 抗原所共有的，因而它能凝集 A 型和 B 型红细胞。

游离试验或放散试验检测出抗体与 O 细胞凝集，可能含有 ABO 以外的抗体，按 Rh 血型系统新生儿溶血病血清学检测操作规程继续试验。

（七）结果判定

1. 凝胶卡结果判断　参照本章第二节血型鉴定。

2. ABO 血型系统 HDFN 的结果判定见表 9-11。

表 9-11　直接抗球蛋白试验、游离试验、释放试验的临床意义

直接抗球蛋白试验	游离试验	释放试验	临床意义
阴性	阴性	阴性	不能证实为由血型免疫抗体引起的新生儿溶血病
阴性	阳性	阴性	可疑新生儿 ABO 血型不合溶血病

续表

直接抗球蛋白试验	游离试验	释放试验	临床意义
阳性	阴性	阴性	可疑新生儿 ABO 血型不合溶血病
阴性	阴性	阳性	可以证实为新生儿 ABO 血型不合溶血病
阳性	阴性	阳性	可以证实为新生儿 ABO 血型不合溶血病
阴性	阳性	阳性	可以证实为新生儿 ABO 血型不合溶血病
阳性	阳性	阳性	可以证实为新生儿 ABO 血型不合溶血病

注:直接抗球蛋白试验阳性超过 1+,怀疑新生儿 Rh 血型不合溶血病时,经过游离试验和释放试验鉴定抗体特异性后,用该抗体相应抗原阴性的 A、B 型细胞排除合并新生儿 ABO 血型不合溶血病。

（八）参考区间

试验结果符合新生儿 ABO 血型不合溶血病的血清学特征;试验结果不能证实母婴血型不合 HDFN。

（九）新生儿换血或输血的血液选择注意事项

ABO 系统血型不合时,采用 O 型红细胞和 AB 型血浆的混合血液;Rh 系统(或其他系统)血型不合时,选择 Rh 与母亲同型、ABO 与患儿同型的血液;若两个血型系统均不合,选择 Rh 与母亲同型的 O 型红细胞和 AB 型血浆混合血液。

通常选用 5 天以内的新鲜去白细胞血液。

（十）临床意义

迄今为止在 300 多种红细胞抗原导致的同种抗体中,有 50 余种可以导致 HDFN。其中白种人严重的 HDFN 中,以抗 D、抗 K 和抗 c 最为常见;而在我国人群中,严重 HDFN 以 Rh 血型系统抗 D 最为常见,MNS 血型抗 M 也具有重要临床意义(其在我国和日本人群有较多严重 HDFN 报道),Diego 血型系统抗体、抗 Mi(a) 和一些稀有血型抗体导致的 HDFN 也有较多报道。新生儿 ABO 血型不合溶血病虽然通常不导致严重临床后果,但是由于其发病率高,发病人数的基数较大,最多见的是母亲为 O 型,胎儿(或婴儿)为 A 型或 B 型,第一胎即可发病,因此其导致的严重病例可能存在被低估的情况。

二、Rh 或其他血型系统 HDFN 血型血清学检测

（一）目的

规范 Rh 或其他血型系统抗体所致的 HDFN 血清学检测操作,确保检测结果的准确。

（二）适用范围

适用于实验室对检测标本进行 Rh 或其他血型系统抗体所致的 HDFN 血清学检测的具体操作。

（三）材料方法

1. 标本要求　HDFN 血清学检测所使用的标本为 3 天内抽取的脐血或静脉血标本,抗凝或不抗凝全血 3ml。标本无溶血和脂血等情况。标本上有完整的与申请单相对应的受检者姓名、标本号、检测项目等标签,标本量符合要求,外包装合格无污染。

2. 检测方法　如果临床已初步认定胎儿或新生儿可能患有 HDFN,此时需要结合母亲

血浆的抗体筛查及抗体鉴定的结果,来进一步对患儿进行 3 项血清学检测以确定诊断,包括红细胞直接抗球蛋白试验、红细胞抗体释放试验和游离抗体试验。直接抗球蛋白试验可以采用抗球蛋白微柱凝胶卡法或直接抗球蛋白试验(试管法)进行检测;抗体释放试验可以采用热放散法或酸放散法;游离抗体试验可以采用抗球蛋白微柱凝胶卡法或间接抗球蛋白试验(试管法)进行检测。

(四) 仪器设备

试管离心机、凝胶技术专用离心机、37℃水浴箱、56℃水浴箱、光学显微镜等。

(五) 原理

母婴 Rh 血型不合引起的 HDFN(Rh HDFN),胎儿和新生儿红细胞被来自母亲的 IgG Rh 抗体所包被,并在婴儿的网状内皮系统内受到免疫性破坏。迄今为止,在红细胞表面发现的 300 余种红细胞抗原对应的抗体中,有 50 余种可以导致 HDFN,并且不同种族常见的导致严重 HDFN 的抗体种类也有所不同。

(六) 操作

1. 标本接收

(1) 可接收标本:胎儿或新生儿当天抽取的脐血或静脉血标本 1 支(抗凝或不抗凝全血 3ml)。母亲静脉血标本 1 支(抗凝全血 3ml)。必要时抽取父亲静脉血标本 1 支(抗凝全血 3ml)。

标本上有完整的与申请单相对应的患者姓名、标本号、检测项目等标签,标本量符合要求,外包装合格无污染。

(2) 拒收标本:标本上无与申请单相对应的患者姓名、标本号、检测项目标签,标本量不符合要求,外包装明显污染;标本发生污染、溶血、脂血等情况。

2. 胎儿或新生儿及其父母 ABO 血型鉴定　ABO 血型鉴定按 ABO 血型鉴定的标准操作规程进行检测。

3. 胎儿或新生儿及其父母 Rh 血型鉴定　Rh 血型鉴定按 Rh 血型其他抗原鉴定的标准操作规程进行检测。

4. 胎儿或新生儿及其父母特殊血型抗原鉴定　如果在母亲血浆中检出能够导致 HDFN 的同种抗体,此时有必要对婴儿及其父母进行相关特殊血型抗原的鉴定,操作按特殊血型抗原鉴定的标准操作规程进行。

5. 患儿母亲血清学检查　如果夫妇或母婴的 ABO 血型配合,可以将母亲血清直接与其丈夫或胎儿 / 新生儿的红细胞及抗体筛查细胞,用盐水和抗球蛋白方法进行配血试验。如筛选细胞和丈夫或患儿的红细胞均为阳性,就需要进一步用谱细胞鉴定此抗体的特异性,确认抗体的特异性后,检查母亲红细胞上是否缺乏与其相对应的抗原,以验证抗体鉴定的可靠性,并需要进一步测定抗体的效价。

(1) 患儿母亲抗体筛查试验:取抗球蛋白微柱凝胶卡 1 个,在卡上标记患者姓名、病历号等,在微柱对应空白位置写上筛选红细胞编号,丈夫红细胞、胎儿 / 新生儿红细胞和自身红细胞标记,撕开凝胶卡铝片封条。分别加入 1% 筛选红细胞、丈夫红细胞、胎儿 / 新生儿红细胞和自身红细胞盐水悬液 50μl,再给每个孔中分别加入产妇血清 25μl。置凝胶卡于专用孵育器中孵育,于凝胶卡专用离心机中离心。按试剂说明书标准判读结果并记录。

(2) 患儿母亲抗体鉴定试验:如果抗体筛查试验阳性,证明存在相应的 IgG 抗体,需要进一步做抗体鉴定试验,按血型单特异性抗体鉴定的操作规程进行检测。

6. 胎儿或新生儿的血清学检测　Rh HDFN 下列 3 项试验阳性,便可证实婴儿的红细胞被来自母亲的 IgG 抗体致敏。

（1）直接抗球蛋白试验:按直接抗球蛋白试验操作规程进行检测。

（2）游离抗体试验:按抗体筛查试验操作规程进行检测。抗体筛查试验阳性者,继续做抗体鉴定试验,按血型单特异性抗体鉴定操作规程进行检测。

（3）放散实验（酸放散法）:将患儿红细胞用盐水洗涤 3 次,离心压积。取 1 体积红细胞（约 0.5ml）加 1 体积（约 0.5ml）酸放散液,用滴管上下吹打 3~5 次混匀,然后以 2 000×g 离心 1 分钟。离心后液体即分成两层,上层含有抗体的放散液,下层是红细胞基质。用清洁的吸管吸出上层放散液。加入 3~5 滴中和液,至溶液颜色转为淡蓝色（即 pH 调至中性）。若有混浊,可离心 1 次,取上清液。

如果释放液抗体需要做抗体筛查和血型特异性抗体鉴定,则需要用更多量的红细胞压积进行酸放散试验,按抗体筛查试验的操作规程进行检测。抗体筛查试验阳性,继续做抗体鉴定试验,按血型特异性抗体鉴定的操作规程进行检测。

7. 抗体效价实验　IgG 抗体效价测定按血型抗体效价测定的操作规程进行检测。

8. 填写实验记录表

（1）将相关检测记录填写在相应记录表格上,交科室质控员核对。

（2）编写报告书,交科室主任或授权者审核并签名。

（3）检测原始记录按年度保存。

（七）结果判定

Rh HDFN 一般直接抗球蛋白试验、释放试验、游离试验 3 项均阳性,且直接抗球蛋白反应强度一般都在 3+ 以上。

其他血型系统抗体相关的 HDFN:释放试验阳性是最直接的证据。很多抗体导致的 HDFN,直接抗球蛋白试验阴性。而单纯游离试验阳性,只能表明母亲体内存在的同种抗体经过胎盘进入胎儿/新生儿体内,其是否结合到了相应抗原阳性胎儿/新生儿的红细胞表面,需要通过放散试验来证实。

（八）参考区间

结果符合 Rh HDFN 的血清学结果;试验结果不能证实母婴血型不合 HDFN;试验结果仅供参考,需要结合临床来进一步诊断。

（九）注意事项

如果遇到直接抗球蛋白反应强度较弱,如 1+ 或 W+,则需要仔细询问母亲是否在孕期注射过抗 D 免疫球蛋白,如果有抗 D 免疫球蛋白注射史,则需要与临床沟通黄疸等检验指标,在临床无明显 HDFN 症状的情况下,虽然 3 项试验均阳性,但是并不能下 Rh HDFN 的结论,试验结果仅供参考,应结合临床症状进行诊断。

（十）临床意义

Rh HDFN 在我国的发病率较低,但是在需要宫内输血治疗和新生儿换血治疗等严重 HDFN 病例中,抗 D 引起的 Rh 溶血病仍是常见病因。除抗 D 外,高效价的抗 E 和抗 c 也能引起严重 HDFN。

抗 D 引起的 HDFN 通常是母亲为 RhD 阴性,胎儿为 RhD 阳性血型不合,并引起溶血,一般第一胎不发病,而从第二胎起发病,但如果 RhD 阴性的母亲在第一胎前曾接受过 RhD 阳性者的血液,则第一胎也可发病。中国人群中由于 RhD 阴性孕妇,其丈夫为 RhD 阴性基因携带者的概率较低(仅为 7% 左右),所以其胎儿有超过 95% 的概率为 RhD 阳性血型,基本存在母婴血型不合。初筛 RhD 阴性孕妇中有约 25% 实为亚洲型 DEL 血型,但无法通过常规方法检出,但该血型孕妇无 RhD 溶血病风险,故可以作为 RhD 阳性孕妇来管理,所以建议初筛 RhD 阴性孕妇常规进行亚洲型 DEL 血型鉴定。

而抗 E 和抗 c 等 Rh 血型抗体引起的 HDFN 通常发生于 RhD 阳性孕妇,由父亲双方 RhCE 血型不合所引起。因此,RhD 阳性孕妇也有必要进行抗体筛查试验,以及早发现高危孕妇,进行孕期检测。

(姬艳丽)

第六节　输血疑难检测项目操作规程及外送流程

一、ABO 血型正反定型不符疑难鉴定

造成 ABO 血型正反定型不符的有 4 种情况:正定型有多余的阳性反应;正定型反应减弱或消失;反定型有多余的阳性反应;反定型反应减弱或消失。

(一)正定型有多余的阳性反应

造成正定型有多余阳性反应的原因有红细胞未洗涤、红细胞表面有类 B 物质、红细胞存在多凝集现象等。解决方案如下。

1. 红细胞未洗涤造成的假阳性,可以用生理盐水洗涤被检红细胞,再进行正定型检测。

2. 被检者由于疾病造成红细胞表面存在类 B 物质造成的假凝集,可将被检红细胞乙酰化处理后再进行正定型抗 B 试验。

3. 被检红细胞存在多凝集现象,通过被检红细胞与正常的 AB 型血清(不含有血型同种抗体)是否反应进行判定,可以通过 AB 型脐血清进行阴性质控,如果成人血清依然发生凝集现象而脐血清不凝集,则被检红细胞属于多凝集现象,需要送上级实验室进行进一步鉴定,如果没有发生凝集现象,则观察反定型是否有多余的阳性反应,重新进行鉴定。

(二)正定型反应减弱或消失

造成正定型反应减弱或消失的原因有被检红细胞是 ABO 亚型、被检者可能为血液病患者。解决方案如下。

1. 检测 ABO 是否是亚型,可以通过抗 A1、抗 H 与红细胞的反应结果进行分析判定,也可以通过分子生物学进行判定。

2. 血液病患者的正定型反应减弱,需要调查患者病史,可以通过分子生物学鉴定,也可以等待患者缓解后再次进行检测。

(三)反定型有多余的阳性反应

造成反定型有多余阳性反应的原因有被检血清中存在血型抗体或非特异性的蛋白干扰等。解决方案如下。

1. 血清中存在的血型抗体干扰反定型结果造成的多余阳性反应,同种抗体或自身抗体

均会导致这种结果的发生,一般为冷反应性抗体,如抗 M、抗 N、抗 P 等冷反应性同种异型抗体或抗 H、抗 I、抗 HI 等冷反应性自身抗体。可以通过不同温度条件下盐水介质的抗体筛查和自身对照试验进一步鉴定,或送上级实验室进行鉴定。

2. 蛋白干扰造成的反定型结果有多余阳性反应,可将试管法结果通过显微镜观察凝集形态进行判读。

(四)反定型反应减弱或消失

造成反定型反应减弱或消失的原因有被检者免疫抗体减少或缺乏等。可以通过加大被检血清量、增加反应时间和降低反应温度进行判定,试验过程中只需要加入 O 细胞做平行对照即可。

二、Rh 血型疑难鉴定

在 Rh 血型定型试验中,对于初筛阴性或弱阳性的标本,应进行 Rh 阴性确认试验,使用 1~3 批不同克隆株的 IgG 抗 D,用试管抗球蛋白法或微柱凝集卡进行检测,确认标本为 Rh 阴性或 D 变异型,必要时需加做直接抗球蛋白试验,确保 IgG 抗 D 反应阳性不是由待检标本直接抗球蛋白试验阳性引起。

三、抗体筛查阳性疑难检测

抗体筛查阳性结果需要通过盐水介质和非盐水介质两种实验条件进行判定。同时,在抗体筛查试验过程中需要加入自身对照试验,自身对照试验阴性可以判为同种抗体,否则是自身抗体。如果是同种抗体,则需要进一步进行抗体鉴定试验,可使用市售谱细胞或自制谱细胞,谱细胞抗原的分布须确保可检出大部分常见不规则抗体,常用检测方法有:盐水法(室温、4℃、37℃)、试管抗球蛋白法、凝聚胺法、微柱凝集法等,根据谱细胞反应格局确定抗体特异性。如果是自身对照试验阳性结果,可以判定为自身抗体。根据反应温度不同可以分为 4℃ 反应的冷反应性自身抗体和 30℃ 反应的温反应性自身抗体。如果 4℃ 自身对照与抗体筛查反应都是阳性结果,当温度为 30℃ 以上,自身对照和抗体筛查均为阴性结果时,则该抗体为无临床意义的冷反应性自身抗体;反之则血清中的抗体都需要进一步送上级实验室进行鉴定。

1. 直接抗球蛋白试验阳性的疑难检测　直接抗球蛋白试验阳性是指红细胞表面有 IgG 型抗体或补体致敏。直接抗球蛋白试验可以通过多特异性抗球蛋白试验、单抗 IgG 试验和单抗 C3 试验同时进行判定。

(1)单抗 IgG 阳性处理方案:需要对患者红细胞进行放散试验,可根据实际多特异性抗球蛋白的凝集强度选择热放散、乙醚放散、氯仿放散、酸放散等方法。检测放散液中抗体的特异性,即红细胞上致敏抗体的特异性。

有很多原因会造成单抗 IgG 结果阳性,例如:①被检者有近期输血史并发生迟发性溶血性输血反应;②被检者为自身免疫性溶血性贫血患者;③被检者有近期服用药物史,被检者存在药物抗体。

原因①的处理方案:被检者除需要进行红细胞放散液进行抗体鉴定外,还需要检测血清抗体特异性,有条件的实验室可以将被检者红细胞高速离心进行新旧细胞分离,获取近心端被检者红细胞与远心端被检者输注的红细胞。

原因②的处理方案:可以查看被检者病史,被检者为自身免疫性溶血性贫血患者的情况,仔细调查其免疫史(妊娠史、输血史)。对患者进行血清和放散液的抗体鉴定。血清中抗体鉴定时,需要使用自身对照(自身血清＋自身红细胞),根据细胞谱与自身细胞的强弱比较判断是否具有抗体特异性;放散液的抗体鉴定是用放散液与谱细胞反应,如果放散液与谱细胞都表现出强阳性,建议将放散液稀释,然后根据放散液稀释液与谱细胞反应的强弱格局判断是否放散液具有抗体特异性。鉴定出抗体特异性时,应选择抗体特异性阴性的红细胞进行输注。

原因③的处理方案:可以查看被检者病史,被检者有感染或者其他症状,正在使用抗生素或其他药物治疗,建议检测药物抗体,或停药后 3~5 天重新检测。

(2)单抗 C3 阳性的处理方案:说明被检红细胞表面有补体致敏。被检者如有冷反应性自身抗体,则交叉配血或输血时须注意保温输注,如在室温或 30℃ 以上交叉配血仍有反应,请谨慎输血。

2. 交叉配血阳性的疑难检测　交叉配血阳性的主要原因是发生主侧配血阳性或次侧配血阳性。

(1)交叉配血主侧阳性:首先考虑患者血清中存在不规则抗体、药物抗体或患者血清中蛋白异常增高干扰试验结果;其次考虑献血者红细胞是否为直接抗球蛋白试验阳性,按上述要求一一进行排除。

(2)交叉配血次侧阳性:首先患者自身直接抗球蛋白试验阳性,需对患者进行直接抗球蛋白检测,如为阳性,则无法避免交叉配血次侧阳性结果;其次考虑献血者血浆中存在不规则抗体,更换献血者重新配血为阴性或对献血者血浆进行抗体筛查,证实献血者血浆中没有抗体,即可给患者输注。

3. 人员比对操作规程　人员比对试验需要在使用同一标本(已经确认的样本或质控品)、试剂、方法、仪器等前提下,比较各个操作人员的试验结果,包括反应强度、反应阴阳性以及结论等,最终得出人员比对结果。

4. 外送流程　需要外送的标本,根据接收实验室提出的要求,仔细填写送检单,注明患者的基本信息及相关病史及免疫史,同时根据接收实验室要求抽取被检者血样,一般需要抽取被检者血液 2 管(EDTA 抗凝血及血清管血样各 5ml),送检单应注明联系方式,建议填写床位医师和被检者本人或家属的联系方式,以方便接收实验室工作人员的询问(被检者诊断、目前治疗状况以及被检者既往病史或免疫史)。

(沈伟)

第七节　全自动血型分析仪器操作规程

一、卡式全自动血型配血系统操作规程

输血作为一种治疗手段应用于临床已很长时间,随着研究的不断深入,输血学已发展成综合性的,为多种疾病提供支持治疗的一门独立学科。

ABO 和 RhD 血型的鉴定是确保临床输血安全的重要环节,准确的血型鉴定及交叉配血是安全输血的重要前提和保障。临床上进行血型鉴定的方法有玻片法、试管法等,这些方法的灵敏度较差,操作难以实现规范化,结果的判读人为影响因素较多,不适合批量操作。微

柱凝胶试验技术可应用于 ABO 和 RhD 定型、交叉配血和不规则抗体筛查,操作简单、快速、结果客观,适用于大批量操作,实现血型鉴定的自动化、标准化、信息化,节省人力,消除人为因素对检测结果的影响。长期以来,基层医院多数应用经典手工盐水法检测血型,操作耗时耗力,由于是手工操作,整个过程中受外界因素干扰较多,结果观察受主观因素影响较大,因此容易产生差错。卡式全自动化血型系统的使用可以降低人为误差以及操作者暴露于危险物的风险,结果可以批量操作、长期保存于信息系统。

（一）目的

指导相关人员正确操作卡式全自动血型配血系统。

（二）仪器使用环境要求

1. 室内温度　10~30℃。

2. 室内湿度　相对湿度 85%,在无冷凝的情况下最小相对湿度 15%。

3. 电源电压　交流电:220V ± 22V。

4. 通风条件　良好,不应有风直接吹到仪器,避免阳光直射。

（三）操作程序

1. 开启　打开电脑,打开全自动血库系统的副开关电源,打开控制软件,仪器将进入自动自检过程。

2. 操作者识别　在访问控制界面中激活密码操作,然后输入用户名和密码,进入应用程序。

3. 仪器的初步检查　①充足的洗液;②废液瓶有充足的空间;③废卡容器有充足的空间。

4. 试剂的引入　将各种实验所需的试剂卡引入,可将试剂卡管理区放满。

5. 样本的引入　通过样品装载区连续装载和卸出样品。

当仪器自动识别样品时,直接放置相对应的试管架里,条码朝向识别位置。如果手工识别样品,用相同的方式放置试管。若出现识别错误,用键盘输入试管条码,另外操作员必须保证试管中含有足够进行吸液操作的样品(血红细胞和/或血清),即可检测的最少样品量(不同仪器可能不同,具体询问供应商)。

6. 运行试验　仪器自动检测试管及试剂的存在。更新工作表,可在工作表的状态栏中查到样品信息,按照图 9-2 完成样品运行。

（四）试验结果处理

结果评估:如图 9-3 所示。

（五）关机程序

1. 关闭操作软件,然后关闭仪器的副开关电源。

2. 及时将试剂取出放入冰箱,微孔板要及时补充,废卡及时丢弃。

（六）仪器维护

维护过程是一套操作步骤,它需要定期地进行以保持全自动血型/配血系统的性能和可靠性。有各种形式的维护操作,包括仪器外表面清洁、屏幕清洁、样本和试剂试管架清洁、仪器内部清洁、液路清洁、探针清洁、样品和/或试剂架清洁等,具体操作应以相关仪器说明书为准。

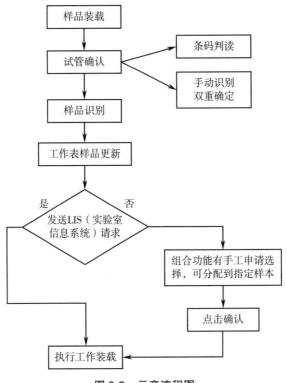

图 9-2 示意流程图

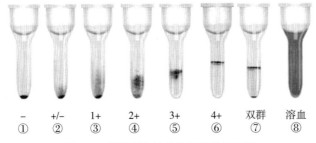

图 9-3 微柱凝集法的结果评估示意图

①－:100% 的红细胞沉在微管的底部；② +/－:100% 的红细胞沉在微管的下端 1/3 之内；③ 1+:80% 的红细胞在微管下端 2/3 之内；④ 2+:80% 的红细胞在微管上端 2/3 之内；⑤ 3+:80% 的红细胞在微管上端 1/3 之内；⑥ 4+:凝集的细胞处于微管的顶端；⑦ DP:双群；⑧ H:溶血。

二、微孔板式全自动血型配血系统操作规程

(一)目的

指导相关人员正确操作微孔板式全自动配血系统。

(二)仪器使用环境要求

1. 室内温度 15~30℃。

2. 室内湿度 40%~85%。

3. 电源电压 交流电:220V ± 22V。

4. 通风条件 良好,不应有风直接吹到仪器。

5. 有保护性接地(接地电阻 10Ω 以下)。

(三) 操作程序

1. 开启 打开电脑,打开全自动血库系统的副开关电源,打开控制软件,仪器将进入自动自检过程。

2. 操作者识别 在访问控制界面中激活密码操作,然后输入用户名和密码,进入应用程序(间接抗球蛋白试验)。

3. 样本的引入 准备好离心后的血液样本,去掉试管盖。血液样本容量要求通常最少1.5ml,最大 4ml,血浆量保证至少 1ml,否则实验时吸取血浆会吸到红细胞。

4. 试剂和微孔板的引入 准备好稀释液(生理盐水)、检测用试剂(上样前注意混匀红细胞悬液),装载微孔板、稀释液、试剂和微孔板应满足实验所需的用量。

5. 在仪器成功识别样本条码后,选择检测项目类型(血型和抗体筛查、交叉配血),点击运行后,仪器将自动进行检测。

(四) 结果审核及上传

在 "实验结果" 中选择所查类型的项目名称,确定所做实验的日期,进行结果查询,以前的结果需选择日期进行查询。

交叉配血主侧凝集,结果不能发,应进行手工复验;次侧凝集视情况而定;具体操作方法参见本章第六节。实验结果如有未能直接判读的,可进行手动修改,直接将未能识别的凝集情况进行手动输入,然后点击鼠标右键,出现 "重新保存",点击即可完成修改。

(五) 关机程序

1. 关闭操作软件,然后关闭仪器的副开关电源。

2. 及时将试剂取出放入冰箱,换下稀释板,及时清洗。

(六) 仪器维护

1. 设备的日常维护 设备每次完成实验后需要进行日常维护,包括清理废针盒、实验后的反应槽。使用酒精擦拭设备台面进行消毒。定期对设备面板进行擦拭清洁。防止长时间不进行清洁影响设备美观。

2. 设备的定期维护 设备的定期维护由厂家工程师负责。

3. 维护流程 设备台面面板清洁→设备螺丝点检→运行轨道清洁→加样器清洁疏通→运行轨道擦拭润滑油→检查电器部分接线头是否松动→设备部件参数重新校准。

4. 设备的常规保养

(1) 台面清理维护:在实验结束后由实验室操作人员对设备上的试剂盒等不属于设备本身的容器和剩余的试剂等进行清理。对台面进行简单清洗,防止由于意外洒落的试剂对设备台面造成腐蚀。

(2) 废实验耗材的清理:试验结束后将废 Tip 头、微孔板等废弃物进行清理,以免影响下次实验的进行。

(七) 注意事项

1. 实验前,检查一次性吸头、微孔板是否能够满足实验需求,如果吸头盒重新安放,稀释板为新的,可以开机后在设备管理界面点击 "重置稀释板" "重置吸头"。

2. 实验前,检查台面上是否存在上次关机前未清理的微孔板和稀释板、配平卡是否存在、离心机中是否有残留的微孔板。

3. 实验过程中,正确处理报警信息,切勿将头、手等身体任何部件伸入设备内。

4. 实验后,将剩余的试剂及时冷藏。

5. 请勿在任何时候拔下设备和电脑的任何数据线,以免造成报警或故障。

三、仪器间实验结果比对操作规程

(一) 目的

随着输血技术的不断发展,追求自动化、标准化以及批量化已经成为实验室血型鉴定的一种趋势。如果实验室使用两台以上仪器检测相同的项目,应执行实验室内部分割样品仪器间检验程序,即仪器比对,保证血型检测的精密度和准确度。

(二) 适用范围

本操作规程通常适用于新进入实验室的仪器或未参加 EQA 的仪器。仪器比对一般是将已参加 EQA 的检测仪器作为标准,将其他仪器检测结果与标准仪器检测结果进行比较,评估不同检测仪器检测结果的一致性。必要时,仪器比对需要参照相关准则、规范或标准进行。

(三) 材料与方法

针对输血相容性检验的方法或仪器对比,在使用不同仪器时,应至少每年进行 1 次,每次检测至少 5 份样品,进行不同方法、仪器(或检测系统)间的比对。例如,比对血型实验应至少包括 ABO 血型系统的 4 种血型、Rh 阴性和阳性血型。值得注意的是,在血型鉴定中质控品的选择,可以按照以下情况设置。

1. 抗 A、抗 B 标准血清(用于正定型)试剂的质控　2 个商品质控标本,即 A 型全血质控品(分别为 RhD 阴性和阳性),或 A 型红细胞及 B 型红细胞质控品(分别为 RhD 阴性和阳性),使用实验室自己常用的实验方法检测 ABO 和 Rh 血型,评估反应强度。

2. A 型、B 型红细胞(反定型)试剂的质控　2 个商品质控标本,即 A、B 型全血质控品(分别为 RhD 阴性和阳性),或者 A 型血浆及 B 型血浆质控品,使用实验室自己的实验方法(反定型不能使用玻片法)检验 ABO 和 Rh 血型,评估反应的强度。

3. Rh 血型鉴定试剂的质控　上述 RhD 阳性和阴性的全血质控品,或 RhD 阳性和阴性的红细胞质控品,使用实验室自己的方法检测 RhD 血型,评估反应强度,判定血型。

针对抗体筛查,可以选择本实验室常用的商用不规则抗体筛查实验质控品,注意需要有不同的凝集程度且较好的稳定性。针对交叉配血,可以选择来自当地血站的多名健康献血者,要求标本无肉眼可见的凝集、溶血或细菌生长,配血结果包含主次侧相合、次侧不合及主侧不合。以上实验均要做好记录,观察批内稳定性以及重复性检测。

(四) 原理

以微板法为例,全自动血型仪的原理是利用红细胞的自然沉降对 ABO 和 RhD 血型进行检测,由于共价键和范德华力等作用使有抗原抗体反应的细胞均匀分布在有梯度的 V 形孔底,呈现凝集。无抗体抗原反应的细胞集中沉降在孔底中央,形成一个原点,使用高精度彩色相机检测微孔板,仪器再结合小孔中心血细胞边缘的光通量的变化(sharpness of peripheral of center,SPC)、通过小孔边缘部分和中心部分的光通量的比例关系(peripheral/center,P/C)和非凝集状态图像中聚集在小孔中心的细胞区域面积(low intensity area,LIA)这 3 个参数的值进行结果判定。

（五）操作

在保证无人员操作错误、试剂污染、仪器故障等的前提下，按照本节一、二点内容中的仪器标准操作规程进行操作。

（六）结果判定

对比不同检测仪器在 ABO 血型系统、Rh 阴性和阳性血型、不规则抗体筛查和交叉配血中结果是否一致，血型鉴定质控规则要求能够得到正确的血型结果，并且反应强度在 3+ 以上表明在控，得出错误的血型结果则表示失控。但当血型鉴定质控品的质控定值为 4+ 时，连续出现（如 3 次以上）血型鉴定反应强度为 3+ 及以下，则需要注意，寻找失控原因；若不规则抗体筛查结果不一致，凝集强度区别过大，交叉配血试验不完全相合，也属于失控，也需要寻找失控原因。可能导致失控的原因有操作者失误、仪器状况不佳、检验试剂或质控品污染等，需要逐一排除，质控需要留存记录。

（七）注意事项

根据 ISO 15189:2022 及《血站技术操作规程（2019 版）》的相关要求，血型检测仪器每年均要进行性能验证以及优化参数设置、常规仪器的维护与保养、试剂的更换、实验参数的设置、参与室间质评。

为了保证血型结果的准确性、稳定性、可靠性，提高检验质量，实验室工作人员应对仪器进行日、周、月、半年以及 1 年的维护保养，并做好翔实的记录，仪器发生故障时应积极与厂家工程师进行沟通联系，尽快解决问题。

四、人员和仪器结果比对操作规程

（一）目的

血型检测的每一个环节都至关重要，如果出现问题会造成非常严重的后果，因此需要加强人员的培训，让其掌握仪器检测血型的要点和过程，以保障实验的准确性和可靠性。

（二）适用范围

本操作规程适用于实验室人员和实验室血型检测仪器之间进行对比。

（三）材料设备

材料设备同上述"仪器间实验结果比对操作规程"中所使用的质控品及仪器设备。

（四）原理

采用相同质控品或样本时，实验室人员可采用试管法、玻片法等进行检测；血型仪器则按照标准操作规程进行实验。

（五）操作

在同一时间段内，由实验室人员手工和使用血型仪器对同一质控品进行血型鉴定，包括 ABO、RhD 血型系统，不规则抗体筛查和交叉配血。

（六）结果判定

针对输血相容性检验的人员比对，ABO、RhD 检验应至少每年进行 1 次，每次至少使用 5 份样品进行比对。血型实验应至少包括 A、B、O、AB 和 RhD 阴性、阳性血型，对比结果应全部一致。针对不规则抗体筛查和交叉配血试验，可以在参加室间质评和室内质评时进行。不同的检验人员操作有可能结果不一致，此时需要由经验最为丰富的人员进行操作后比对结果。

（七）注意事项

1. 全自动化血型检测系统能实现几个不同的实验项目或所有实验步骤的一体化检测，避免手工法操作带来的人为误差问题，大大提高了工作效率，逐渐应用于各采供血机构和医疗机构的输血科（血库）。但是，也会存在机器自身问题、操作者操作不当、疑难血型所带来的一系列问题。人员比对、实验室采用手工操作或人为因素对检验结果可能有明显影响时，应执行实验室内部分割样品人员比对程序。人员比对通常以实验室最富有经验（包括结果的判读）的操作技术人员为标准，其他人员的检验结果与标准结果进行比较，评估不同检验人员检测结果的一致性。出现不一致，应分析原因，采取必要的纠正措施，通常需要对人员进行进一步的培训，并且评估纠正措施的有效性。比对记录应由实验室负责人审核并且签字，记录通常保留至少 2 年。

2. 针对仪器检测血型，目前主要以微柱凝胶法为准，其优点在于易于操作、结果准确，适用于大批量标本，结果可以长期保存。但是在检测过程中，如果红细胞悬液中有颗粒物质，或血标本的血浆中存在冷抗体、蛋白异常，就会干扰结果的判读，并且采用微柱凝胶法鉴定血型有可能难以鉴别出或漏检某些 ABO 亚型抗原。在机器无法准确判读血型结果时，需要人为进行血型鉴定和结果判读。目前，当血型出现正反定不符合时，需要人为进行分析，并且判读结果。在不规则抗体和交叉配血试验中，可能存在一定的假阴性和假阳性结果，如纤维蛋白的影响、标本质量不佳等会造成误判，此时仍需要人工进行判读，因此机器仍然无法完全取代人工。

（冉茜）

第十章

血小板和白细胞血型抗原抗体检测操作规程

第一节　血小板抗原抗体检测操作规程

血小板输注是临床预防和治疗血小板数量减少或功能异常引起出血的一种重要支持疗法。血小板表面具有复杂的抗原系统,其表面携带的抗原可分为两大类型:一类是与其他细胞或组织共有的抗原,如 ABH、Lewis 和 P 等红细胞抗原以及人类白细胞抗原(human leukocyte antigen,HLA)Ⅰ类(HLA Ⅰ)等;一类是血小板特异性抗原,由血小板特有的抗原决定簇组成,是并不存在于其他细胞和组织上的抗原,即人类血小板抗原(human platelet antigen,HPA),目前已知的 HPA 共有 41 个。输血、妊娠或骨髓移植等都能刺激机体产生免疫反应,从而产生大量血小板抗体,引起复杂的免疫相关性疾病,如血小板输注无效、输血后紫癜、胎儿 - 新生儿同种免疫血小板减少症、原发免疫性血小板减少症等。血小板抗体主要分为针对 ABO 血型抗原的抗体、抗 HLA 抗体和抗 HPA 抗体 3 类。而红细胞抗体已成为临床输血前相容性检测的常规项目,故血小板抗体检测主要是抗 HLA 和抗 HPA 抗体的检测,对于血小板的安全有效输注非常重要。而血小板抗体检测后的血小板配型是解决由血小板抗体引起相关输血反应的最佳手段。

一、血小板抗体检测

(一)目的

制定本操作规程的目的在于进行血小板抗体筛查及抗体特异性鉴定,有利于进行配合型血小板输注,保障患者输血的疗效和安全,辅助诊断血小板抗体相关免疫性疾病。

(二)适用范围

1. 血小板输注患者。

2. 发热性非溶血性输血反应(FNHTR)、特发性血小板减少性紫癜(idiopathic thrombo-cytopenic purpura,ITP)、继发性免疫性血小板减少性紫癜(secondary immune thrombocytopenic purpura,SITP)、输血后紫癜(post-transfusion purpura,PTP)患者。

3. 不明原因性反复流产患者。

4. 有输血史、妊娠史、器官移植、血液病、自身免疫性疾病、肿瘤等需要输血的患者。

5. 可疑胎儿和新生儿同种免疫性血小板减少症(fetal and neonatal alloimmune thrombo-cytopenia,FNAIT)患儿和 / 或怀有可疑 FNAIT 胎儿的孕妇。

6. 血小板计数降低原因不明患者。

7. 其他输血不良反应(如输血相关急性肺损伤等)的原因调查患者。

(三)材料方法

1. 标本要求　血小板抗体检测所使用的标本为惰性分离胶促凝管采集的血清或枸橼酸钠、EDTA 抗凝的血浆,无溶血、脂血和黄疸等。全血 2ml 左右。

2. 检测方法　目前的血小板抗体检测方法主要有两类:一类是基于血清学的检测方法,如抗原捕获酶联免疫吸附试验(modified antigen capture ELISA,MACE)、固相红细胞黏附(solid-phase red cell adherence,SPRCA)、单克隆抗体特异性捕获血小板抗原试验(monoclonal antibody-specific immobilization of platelet antigen test,MAIPA)、流式细胞术(flow cytometry,FCM)等;一类是基于基因学的检测方法。其中应用最广的是基于血清学的 SPRCA 法。

(四)仪器设备

平板离心机、血型血清学专用离心机、电热恒温水浴箱。

(五)原理

以目前应用最广的血清学检测方法 SPRCA 法为例,该方法的基本检测原理:反应条微孔中包被有抗血小板单克隆抗体(针对血小板表面糖蛋白 Ⅱb/Ⅲa、Ⅰb/Ⅴ/Ⅸ);血小板悬液经过离心洗涤后可在微孔底部表面形成血小板单层。加入受检血清或血浆,在孔中经过孵育后,若该血清或血浆中含有血小板抗体,则该抗体和微孔中的单层血小板结合,未结合的成分通过洗涤被去除。然后再加入 IgG 及 IgG 致敏红细胞(指示红细胞),经过离心后指示红细胞经抗 IgG 的桥连与单层血小板上的抗体结合,因此阳性反应为指示红细胞平铺黏附在微孔底部表面;而阴性反应则为指示红细胞在离心力的作用下聚集于微孔底部中央,呈纽扣环形。

(六)操作

SPRCA 法的具体操作如下。

1. 标本采集与处理

(1)采集患者静脉血 2ml,用乙二胺四乙酸二钾(EDTA-K2)或枸橼酸钠抗凝,经 $1\,006 \times g$ 离心 5 分钟,分离出血浆。

(2)若标本为不抗凝标本,则经 $1\,006 \times g$ 离心 5~10 分钟,取上清液。

2. 试剂平衡至室温　取出检测试剂盒、血小板抗体检测指示红细胞、血小板抗体筛查细胞(干粉)平衡至室温。

3. 制备血小板悬液

(1)商品化血小板抗体筛查细胞(干粉)配制成血小板细胞浓度为 $(50~150) \times 10^9/L$ 的血小板悬液,20~25℃可保存 8 小时。

(2)若无商品化血小板抗体筛查细胞,可选取 3 人份 O 型机采血小板,等比例混合,并用生理盐水进行 5~10 倍稀释[血小板浓度为 $(50~150) \times 10^9/L$]。

4. 配制洗涤液　将试剂盒自带浓缩洗涤液以 1∶24 的比例与蒸馏水混合。

5. 标识　根据检测样本量取出相应的反应板条,并分别标记患者孔、阳性对照孔及阴性对照孔。

6. 包被

(1)向所有反应条微孔中各滴加 1 滴(约 50μl)混匀的血小板悬液,并轻轻振动反应条约 10 秒钟。

（2）将反应条用平板离心机以 $60 \times g$ 离心 5 分钟,使血小板固定在反应孔底部。

7. 洗涤 将反应条用洗涤液反复洗涤 3~4 次,洗涤过程中轻轻振动板条,最后一次洗涤后将残留的液体使用吸水纸蘸干。

8. 加样 先向各孔中滴加 2 滴低离子强度溶液,再按照标记分别滴加 1 滴待检血清或血浆、阳性对照及阴性对照。

9. 孵育 将反应条用封口膜封好,轻摇混匀后置于湿盒中 37℃孵育 30 分钟。

10. 洗涤 用洗涤液反复洗涤 5 次。

11. 加指示细胞 向各孔中分别滴加 1 滴抗人 IgG 试剂和 1 滴混匀的指示红细胞悬液,轻轻振动混匀。

12. 离心 将反应条以 $240 \times g$ 离心 5 分钟。

（七）结果判定

将检测孔与对照孔的结果进行比较,判读并做好试验记录。

1. 阳性结果 阳性反应为指示红细胞黏附在反应孔底部表面。

2. 阴性结果 阴性反应为指示红细胞在离心力的作用下聚集于反应孔底部中央。

（八）参考区间

阴性。

（九）注意事项

1. 血样标本须无溶血、血脂和黄疸等。

2. 每次试验必须按照说明书设置阴阳性对照。

3. 所使用的试剂应严格按照说明书的要求配制、保存。

4. 血小板悬液的浓度过低或过高均会导致错误结果,且悬液应随配随使用,不能放置时间过长。

5. 所有试剂使用前应充分混匀,加样时滴管应垂直。

（十）临床意义

血小板抗体阳性常见于患者反复输注血小板导致 PTR、ITP 或 PTP 的患者,以及 FNAIT 的患儿或母亲。血小板抗体检测可辅助诊断上述病症。

二、血小板交叉配血

（一）目的

本操作规程的制定目的在于为产生 HLA Ⅰ类抗体和 / 或 HPA 抗体而导致血小板无效输注或输血后紫癜的患者提供安全有效的血小板输注。

（二）适用范围

1. 需要血小板交叉配血的患者。

2. 血小板免疫性输注无效的患者。

3. 发生过输血后紫癜的患者。

4. FNAIT 患儿。

5. 血小板抗体检测阳性患者。

6. 需要长期依赖血小板输注的患者。

（三）材料方法

标本要求：血小板抗体检测所使用的标本为惰性分离胶促凝管采集的血清或枸橼酸钠、EDTA 抗凝的血浆，无溶血、脂血和黄疸等。全血 2ml 左右。

血小板交叉配血又称血小板配型，是指通过血清学试验或基因分型以及有关技术策略为患者选择相容性血小板的方法，可分为血清学交叉配型、基因型分型、规避抗体对应抗原配型以及联合模式配型。

1. 血清学交叉配型 采用血清学方法对供者血小板、患者血清进行交叉反应，当检测结果为阴性时，则可判定为相容性血小板；主要针对需要长期依赖血小板输注、潜在血小板输注无效或临床紧急输注等患者，目前主要使用固相红细胞黏附试验。

2. 基因型分型 是通过检测供患者双方的 HLA 或 HPA 基因型，并根据双方基因型进行匹配选择的方法，又可分为 HLA 抗原交叉反应组配型和 HLA 抗原表位配型方法两类。该方法针对存在多次输注或血小板免疫性无效输注、同种免疫性血小板减少症、抗体特性不明、血清学交叉配型困难等患者。该类方法需要提前建立血小板的供者基因型数据库。

3. 规避抗体对应抗原配型 是根据患者体内的特异性抗体鉴定结果，选择抗体对应抗原阴性的供者血小板的方法，适用于已明确抗体特异性的患者。

4. 联合模式配型 是联合应用血小板血清学交叉配型、基因型配型和规避抗体对应抗原配型方法的选择相容性方法，适用于患者存在多种血小板抗体的情况。

（四）仪器设备

平板离心机、血型血清学专用离心机、电热恒温水浴箱、热合机。

（五）原理

血清学交叉配型采用固相红细胞黏附试验，其试验过程参考血小板抗体血清学检测方法 SPRCA，其中包被步骤包被的血小板改为需要进行交叉配型的供者血小板悬液，原理同 SPRCA 在血小板抗体检测中的原理。

（六）操作

1. 标本采集与处理

（1）采集患者静脉血 2ml，用乙二胺四乙酸二钾（EDTA-K2）或枸橼酸钠抗凝，经 $1\,006\times g$ 离心 5 分钟，分离出血浆。

（2）若标本为不抗凝标本，则经 $1\,006\times g$ 离心 5~10 分钟，取上清液。

（3）若标本为血清或血浆，以 $1\,006\times g$ 离心 5~10 分钟。

2. 试剂平衡至室温 取出检测试剂盒、血小板抗体检测指示红细胞平衡至室温。

3. 制备血小板悬液 根据患者 ABO 血型，选择 ABO 血型同型的 6 人份供者血小板，且在无菌环境下各取 2ml 左右血小板，并配制成浓度为（50~150）× 10^9/L 浓度的血小板悬液，并标记为 1~6 号。

4. 配制洗涤液 将试剂盒自带浓缩洗涤液以 1∶24 的比例与蒸馏水混合。

5. 标识 根据需要进行交叉配型的患者数量，取出相应的反应板条（每名患者需要 6 孔），并分别标记供者编号。

6. 包被

（1）分别向每孔中滴加 1 滴（约 50μl）相应的血小板悬液，并轻轻振动反应条约 10 秒。

（2）将反应条用平板离心机以 $60\times g$ 离心 5 分钟，使血小板固定在反应孔底部。

7. 洗涤　将反应条用洗涤液反复洗涤 3~4 次,洗涤过程中轻轻振动板条,最后一次洗涤后将残留的液体用吸水纸蘸干。

8. 加样　先向各孔中滴加 2 滴低离子强度溶液,再向每孔中滴加 1 滴患者血清或血浆。

9. 孵育　将反应条用封口膜封好,轻摇混匀后置于湿盒中 37℃孵育 30 分钟。

10. 洗涤　用洗涤液反复洗涤 5 次。

11. 加指示细胞　向各孔中分别滴加 1 滴抗人 IgG 试剂和 1 滴混匀的指示红细胞悬液,轻轻振动混匀。

12. 离心　将反应条以 $240 \times g$ 离心 5 分钟。

(七) 结果判定

1. 阳性反应　阳性反应为指示红细胞黏附在反应孔底部表面,表明交叉配型不合,该孔对应的供者血小板不可用。

2. 阴性反应　阴性反应为指示红细胞在离心力的作用下聚集于反应孔底部中央,表明交叉配型相合,该孔对应的供者血小板可供患者使用。

(八) 参考区间

阴性。

(九) 注意事项

1. 血样标本须无溶血、血脂和黄疸等。

2. 所使用的试剂应严格按照说明书的要求配制、保存。

3. 血小板悬液的浓度过低或过高均会导致错误结果,且悬液应随配随使用,不能放置时间过长。

4. 所选供者 ABO 血型应与患者 ABO 血型一致。

5. 所有试剂使用前应充分混匀,加样时滴管应垂直。

(十) 临床意义

对于有指征的患者(如血小板抗体阳性),输注通过血小板配型后获得的配合性血小板,可有效避免血小板无效输注等不良反应,提高患者的血小板输注疗效。

（雷航　蔡晓红）

第二节　组织配型相关检测操作规程

人类主要组织相容性复合体(major histocompatibility complex,MHC)又称人类白细胞抗原(HLA)基因复合体,是一组决定移植组织是否相容、紧密连锁的基因群。*HLA* 位于第 6 号染色体短臂 26.3 区域。全长 3 600kb,根据编码分子特性不同,*HLA* 基因可分为Ⅰ类、Ⅱ类和Ⅲ类基因。*HLA* 具有显著的多态性,与同种异体移植受者的排斥反应密切相关,具有重要的生物学作用和临床意义,进行 *HLA* 分型有助于了解其功能和临床应用。*HLA* 基因型主要是指 *HLA* Ⅰ类的 *HLA-A*、*HLA-B*、*HLA-C* 和 *HLA* Ⅱ类的 *HLA-DRB1*、*HLA-DQB1*、*HLA-DPB1* 6 个基因位点类型。*HLA* 分型技术主要有血清学分型方法、基因分析方法等,血清学方法和基因分析方法的侧重点不同,血清学方法可检测抗原或抗体,主要用于交叉配血和抗体筛查、确认；而基因分型方法是检测其基因多态性，主要侧重于抗原指定情况，如干细胞移植等。HLA 抗原可引起免疫应答产生 HLA 抗体，HLA 抗体在临床上有重要意义，可诱发实体器官移植的超急性排斥反应、发热性非溶血性输血反应、血小板无效输注、输血相关急性肺损伤等。HLA 抗体检测常见的方法有补体依赖的细胞毒性（complement dependent cytotoxicity，CDC）试验、流式细胞术、ELISA 以及 Luminex 技术。故临床可依据检测目的的不同选择相应的检测方法。

一、HLA 基因分型

（一）目的

HLA 基因分型的目的是对需要移植治疗的患者和供者的 HLA 基因的 *HLA-A*、*HLA-B*、*HLA-C*、*HLA-DRB1*、*HLA-DQB1*、*HLA-DPB1* 等位点进行定型分析，以寻找匹配的移植供者，并对预后进行预判。

（二）适用范围

HLA 基因分型适用于需要进行实体器官移植或骨髓移植的患者和供者。

（三）材料方法

1. 材料　样本为 2ml 抗凝外周血。

2. 方法　近年来，HLA 基因分型的检测技术主要包括聚合酶链反应 - 序列特异性引物（polymerase chain reaction-sequence specific primers，PCR-SSP）、聚合酶链反应 - 序列特异性寡核苷酸探针杂交（PCR with sequence-specific oligonucleotide probe，PCR-SSOP）、DNA 序列测定（DNA sequencing）。而新近兴起的二代测序（next generation sequencing，NGS）技术在筛选高致敏受者方面显示出独有的优势。目前 HLA 分型技术中使用最广的是 PCR-SSOP 法。

（四）仪器设备

流式点阵仪、振荡器、离心机、PCR 仪、电泳仪、水浴箱、电泳槽。

（五）原理

Luminex 技术利用核酸互补的杂交技术，采用特定微球磁珠为结合载体。首先在微球磁珠上固定已知序列的特异性探针，每一种微球磁珠上只有一种探针，由于每一种微球磁珠上标记的颜色比例不同，故在检测过程中可对每一种微球磁珠进行识别，从而有效地识别探针种类。在对目的 DNA 片段进行扩增后，将扩增产物与各种微球磁珠进行特异性杂交，洗涤后再加入荧光显色剂，然后利用检测仪光束检测杂交信号并区分探针种类。当扩增产物与探针不互补时，在微球磁珠上无荧光显示；当扩增产物与探针互补时，该微球磁珠上有荧光显示，根据荧光值强度大小可判断待测片段是否与探针互补，从而推测其碱基特异性，进而依据多个探针杂交信号结果判定 HLA 分型。此处以一种反向的 SSOP DNA 分型方法为例。

（六）操作

基本操作如下，具体各种试剂加入的量可因供应商不同而有差异，须参考试剂盒说明书。

1. 提取样本基因组 DNA，并立即使用或 –20℃冻存。

2. 设置 PCR 程序。

3. 打开 PCR 仪，预热加热板。

4. 配制扩增混合物(通常含有 PCR 缓冲液、引物、Taq 酶等)。

5. 在 96 孔板的每孔中加入浓度 20ng/μl 以上的 DNA 模板。

6. 每孔加入扩增混合物,混匀。

7. 运行预设的 PCR 程序。

8. 加入变性缓冲液至新的 96 孔板底部。

9. 加入扩增产物,并与变性缓冲液混匀,静置反应 10 分钟。

10. 每孔加入中和缓冲液,振荡混匀,注意观察颜色变至澄清或淡黄。

11. 按照比例每人份加入杂交缓冲液和磁珠配制磁珠混合物。

12. 每孔加入混匀的磁珠混合物。

13. 贴上封板膜,确保各孔边缘密封完好。

14. 将 96 孔板放入已预热至 60℃的 PCR 仪中,孵育 15 分钟。

15. 每孔快速加入洗脱缓冲液,密封后离心,轻轻甩掉洗脱缓冲液。

16. 重复洗脱数次。

17. 每孔加入链霉亲和素藻红蛋白偶联物,密封后低速振荡混匀。

18. 将 96 孔板放入已预热至 60℃的 PCR 仪中,孵育 5 分钟。

19. 重复 3 次步骤 15。

20. 每孔加入洗脱液,混匀后转移至读板中,上机读取数据。

(七)结果判定

1. 阳性反应 探针的阳性百分比值高于探针的"cut-off"值为阳性反应。

2. 阴性反应 探针的阳性百分比值低于探针的"cut-off"值为阴性反应。

(八)参考区间

阴性。

(九)注意事项

1. 磁珠一旦被融化就要将其储存在 2~8℃环境中,并且在 3 个月内用完,不可反复冻融。

2. 待检 DNA 的浓度需要在 20ng/μl 以上。

3. 每次试验必须设置阴阳性对照,用已知 HLA 等位基因型的 DNA 样本作为阳性对照、去离子水作为阴性对照。

4. 试验过程中涉及致癌剂或腐蚀剂时,要注意安全。

5. 磁珠混合物对光敏感,应避光保存。

(十)临床意义

HLA 基因分型技术可为移植患者或供者鉴定 HLA 基因型,为患者寻找 HLA 相匹配的供者。

二、补体依赖的细胞毒性试验

(一)目的

补体依赖的细胞毒性(CDC)试验用于肾脏、肝脏等实体器官或组织移植前的交叉配型。

(二)适用范围

补体依赖的细胞毒性试验适用于需要进行肾脏、肝脏等实体器官或组织移植的患者。

（三）材料方法

1. 样品　器官或组织供者肝素抗凝外周血 5ml，受者血清 5ml。

2. 方法　目前补体依赖的细胞毒性试验主要有微量淋巴细胞毒性试验和流式细胞术 -CDC 两种。微量淋巴细胞毒性试验是应用最广的一种。

（四）仪器设备

37℃水浴箱、离心机、倒置相差显微镜。

（五）原理

患者血清与供者淋巴细胞反应，当待检血清中无 HLA 抗体或抗体不能识别供者淋巴细胞表面相应 HLA 抗原时，则不发生抗原抗体反应，此时供者淋巴细胞为活细胞，染色后镜检时因不能被着色而明亮、折光性强。当血清中存在的抗体可识别供者淋巴细胞相应 HLA 抗原时则会形成抗原抗体复合物，在补体参与下可破坏淋巴细胞膜，使细胞膜通透性增加，细胞经染料染色后镜检时呈现灰黑色，无折光性。根据淋巴细胞死亡数量百分比判断交叉配型结果。

（六）操作

1. 提取供者外周血淋巴细胞并计数。

2. 用 RPMI-1640 培养基将细胞浓度调至 2×10^8/ml 备用。

3. 在泰萨奇板的每孔中加入矿物油 10μl 和供者淋巴细胞 1μl，设置 5 孔。

4. 5 孔分别标记为细胞对照组、补体对照组、血清对照组、阳性对照组和样本组。

5. 依次分别加入 PBS 缓冲液 2μl、1μl、1μl，受者血清 1μl、阳性血清 1μl 和受者血清 1μl。

6. 轻轻晃动混匀，37℃孵育 30 分钟。

7. 第 2、4、5 组中分别加入兔补体 1μl，37℃继续孵育 60 分钟。

8. 加入 50μl 0.5% 台盼蓝生理盐水溶液，并置于倒置相差显微镜中观察结果。

（七）结果判定

阳性结果：淋巴细胞死亡率 >20%；阴性结果：淋巴细胞死亡率 <10%。

（八）参考区间

阴性。

（九）注意事项

1. 每次试验必须设置阴阳性对照，且阳性对照组淋巴细胞死亡率 >20%，阴性对照组的淋巴细胞死亡率 <10%，试验成立。

2. 阳性对照血清需要避免反复冻融。

（十）临床意义

CDC 检测特异性对预测实体器官或组织移植患者的超级排斥反应、加速排斥、急性排斥和 / 或导致术后生存期慢性排斥等有重大意义。

三、群体反应性抗体检测

（一）目的

群体反应性抗体（panel reactive antibody，PRA）技术主要是采用百分比的形式量化 HLA 抗体含量，以判断致敏程度，预测移植结果。

（二）适用范围

群反应性抗体检测适用于器官移植前或移植后受者血清中 HLA 特异性抗体的检测。

（三）材料方法

1. 样品　患者血清 2ml。

2. 方法　PRA 检测方法主要有基于酶联免疫吸附试验（enzyme-linked immunoadsordent assay，ELISA）的 PRA 检测方法、基于流式细胞仪的 PRA 检测法（FLOW-PRA）、LABScreen 法等。

（四）仪器设备

流式细胞仪、振荡器、离心机、恒温水浴箱。

（五）原理

PRA 是指受者血清中产生的针对 HLA 的一系列抗体。LABScreen 法是利用反应板中包被有纯化 HLA 抗原的磁珠进行检测，待检血清先与磁珠进行孵育，待测血清中每个 HLA 抗体都与抗原结合，磁珠则可被标有 R- 藻红蛋白（R-phycoerythrin，R-PE）的羊抗人 IgG 标记。流式细胞仪检测每个被 PE 标记磁珠的荧光强度，实时采集数据。将待检血清的荧光强度与设定好的血清荧光强度进行比较，判定 PRA 格局和 HLA 特异性。

（六）操作

基本操作如下，具体各种试剂加入的量可因供应商不同而有差异，请参考试剂盒说明书。

1. 荧光微球需要轻柔振荡，并在使用前充分混匀。

2. 将荧光微球和待测血清依次加入 1.5ml EP 管中，其中需要设置一个阴性对照，并于 20~25℃避光孵育。

3. EP 管中加入洗涤缓冲液，混匀，离心，丢弃上清液。重复数次。

4. 按比例稀释 PE- 羊抗人 IgG 至抗体工作液中。

5. 每孔加入上述羊抗人 IgG-PE，混匀，20~25℃避光孵育。重复数次步骤 3。

6. 每管加入 PBS 缓冲液，覆盖新的密封膜后振荡混匀，上机读取数据并分析结果。

（七）结果判定

1. 每一个 HLA 包被微球的标准化荧光强度值等于该微球的荧光强度值除以阴性对照微球的荧光强度值。且待检血清对每一号微球的反应强度可通过比较区分为强阳性、弱阳性和阴性反应。

2. PRA 强度以阳性百分比表示，即以该血清样品阳性反应微球数量除以有效反应的微球数量。

（八）参考区间

阴性。

（九）注意事项

1. 磁珠一旦解冻，不可反复冻融。

2. PE- 羊抗人 IgG 需要在 2~8℃条件下储存，且开封后尽快用完。

3. 阴性对照血清在 –20℃条件下储存。

4. 血清或血浆不可作热灭活处理，否则易导致高背景。

5. 一般实验使用未经稀释的血清，但若将高背景的血清样品进行稀释，阴性对照血清也应稀释相同倍数。

6. 尽量使用试剂盒自带阴性对照血清,且一般情况下阴性对照微球的荧光强度值应小于 500。

(十)临床意义

群体反应性抗体检测可有效地预测高 PRA 的移植患者和需要血小板输入的高致敏患者的交叉反应。

四、供者特异性抗体检测

(一)目的

供者特异性抗体(donor specific antibody,DSA)检测的目的是监测器官移植受者针对供者组织抗原的特异性抗体。

(二)适用范围

供者特异性抗体检测适用于需要器官移植治疗的患者(术前、术后)。

(三)材料方法

1. 样本　患者血清 2ml。

2. 方法　DSA 的检测方法主要为基于单抗原微珠法的检测技术。

(四)仪器设备

Luminex、高速离心机、振动器、超低温冰箱。

(五)原理

供者特异性抗体(DSA)是指受者接受器官组织和非自体的(造血)干细胞移植前,移植物受者体内产生针对供者移植物抗原的特异性抗体。DSA 是导致抗体介导的排斥反应的主要原因,根据其所针对供者来源的抗原特异性,DSA 被分为 HLA 类和非 HLA 类。单抗原免疫微珠法先将基因重组体外表达纯化的 HLA 抗原分别包被于不同标记的微珠上,然后与待检血清孵育,对抗体进行捕获并标记荧光素,最后采用双色激光进行微珠的识别和荧光值的读取。对于检测到的荧光值,采用数据分析软件去除背景值并进行计算,最终得到不同 HLA 位点的平均荧光强度值。

(六)操作

基本操作如下,具体各种试剂加入的量可因供应商不同而有差异,请参考试剂盒说明书。

1. 轻柔振荡荧光微珠,并在使用前充分混匀。

2. 将荧光微珠和待测血清依次加入 1.5ml EP 管中,其中需要设置一个阴性对照,并于 20~25℃避光孵育。

3. EP 管中加入洗涤缓冲液,混匀,离心,丢弃上清液。重复数次。

4. 按比例稀释 PE- 羊抗人 IgG 至抗体工作液中。

5. 每孔加入上述羊抗人 IgG-PE,混匀,20~25℃避光孵育。重复数次步骤 3。

6. 每管加入 PBS 缓冲液,覆盖新的密封膜后振荡混匀,上机读取数据并分析结果。

7. 将特异性 HLA 抗体结果与供者 HLA 基因型进行比对,即可间接判断受者体内是否存在 DSA。

（七）结果判定

平均荧光强度（mean fluorescence intensity，MFI）代表了微珠的反应强度。MFI<500 为阴性；MFI 在 500~4 000 为阳性；MFI 在 4 001~10 000 为中度阳性；MFI>10 000 为强阳性。将特异性 HLA 抗体结果与供者 HLA 基因型进行比对，即可间接判断受者体内是否存在 DSA。

（八）参考区间

阴性。

（九）注意事项

1. 微珠一旦解冻，不可反复冻融。

2. PE- 羊抗人 IgG 需要在 2~8℃条件下储存，且开封后应尽快用完。

3. 阴性对照血清在 –20℃条件下储存。

4. 血清或血浆不可作热灭活处理，可导致高背景。

5. 一般实验使用未经稀释的血清，但若将高背景的血清样品进行稀释，阴性对照血清也应稀释相同倍数。

（十）临床意义

供者特异性抗体检测可用于移植前 / 术后患者体内 DSA 的动态监测，可为临床早期诊断、合理制定个体化治疗方案以及评估治疗效果提供客观的参考依据。

五、组织配型的室内质控

（一）目的

规范室内质量控制过程，以保证室内质控品的检测时间、频次及具体操作等符合要求，规范质控结果审核流程，正确查找失控原因，及时处理，从而保证患者标本检验结果的准确性。

（二）适用范围

本操作规程适用于 HLA 基因分型和 HLA 抗体检测室内质控工作，对检验前、检验中及检验后过程进行控制。

（三）质控实施

目前国内尚无统一的组织配型相关检测室内质量控制管理规范及实施细则。但实验室应根据实际采用的检测系统制定相应的室内质量控制规程。

1. 质控规则

（1）对于定量性质检测（HLA 抗体检测），建议采用 Westgard 多规则控制方法对质控结果进行控制，质控规则推荐采用 1_{2S} 为警告、$1_{3S}/2_{2S}/R_{4S}$ 为失控；对于有量级的阳性结果（HLA 抗体检测），在控时，偏差不超过 1 个等级，且阴性不可为阳性，阳性不可为阴性。

（2）定性试验可分为用肉眼和经验判断结果的纯定性试验以及根据 cut off 值或阈值判定结果的量值化定性试验（HLA 基因分型）。当检测值大于 cut off 值则为阳性。质控也建议采用 Westgard 多规则控制方法，质控规则与定量性检测一致。

2. 质控品要求

（1）室内质控品的选择：由于目前国内尚无合规的商品化室内质控品，可从已检标本中留存，该留存质控标本应当选取有准确可信检测结果和完整检测记录的，且标本量应满足 30 次以上使用量；针对 HLA 分型也可挑选 1 例标本，对相关检测靶基因进行测序，以作为质控品。

（2）室内质控的实施频次：常规试验应在每次检测的第1批次试验同时进行质控检测。若试验中途更换试剂批号或新进批次，应在新的检测批次中增加1次质控检测。检验完成后随机抽取2%检测样本，随下一批次进行复检。

3. 质控均值和标准差的确定

（1）初始化数据：每年1月的前10天，同时用2个水平质控品按检测方法测定10天，每天上下午各1次，将检测数据输入电脑，累积20个数据完成初始化，电脑将自动计算其均值和标准差，以此均值和标准差来监控以后输入的质控数据是否在控。

（2）标准差和变异系数在月末完成数据录入并确认后生成标值自动传递给下一月进行积累，这样每个月进行标值累积，直至累积达到指定月数（3~5个月），计算累积均值和累积标准差，以此作为室内质控的均值和标准差。

4. 质控品检测

（1）室内质控的操作与实验室相应常规检测项目的操作一致，具体操作可根据检测项目参照相关操作过程进行。

（2）更换新批号质控品时，应在旧批号质控品使用结束前，同时测定新、旧质控品，获取新批号质控品检测数据。

5. 质控结果审核　质控检测后应及时查看质控结果，一旦发现失控，应查找原因并及时纠正，纠正合格后要填写修正值，记录失控原因、处理方法并保存。质控在控后才能进行日常标本检测和检测报告发放。

6. 质控数据汇总及保存　质控数据按月或按批次汇总成报表，各项目的月变异系数值应符合行业标准及相关规定要求，由科主任签字。相关数据至少保存2年，包括原始质控数据、失控分析记录、月质控总结等。

（四）注意事项

1. 质控品的储存要严格按照相关要求，避免质控品失效。

2. 质控品检测需要与待检样品在同样的环境和程序下进行。

（五）其他

可参加上级临床检验中心组织的室间质量评价活动。

（雷航　蔡晓红）

第十一章

输血治疗技术操作规程

第一节　病理性血液成分去除与置换操作规程

病理性血液成分去除是通过治疗性血细胞单采术的方式离心分离去除患者循环血液中的某些病理成分,如红细胞、白细胞或血小板。回输其正常成分,并补充一定量的溶液或正常血浆,以达到疾病治疗的目的,这种操作可应用于有症状的红细胞增多症、白细胞增多症或血小板增多症。其中血浆置换(plasma exchange,PE)是将全血引出体外分离成血浆和细胞成分,将患者的血浆舍弃,然后以同等速度将新鲜血浆、白蛋白溶液、平衡液等血浆代用品代替分离出的血浆回输进体内的过程,以减轻病理损害,清除病理性抗原、抗体、免疫复合物、蛋白质、炎症介质、毒素、毒物等成分。全血置换是一种结合红细胞单采分离和血浆置换的治疗方案,将患者体内含自身抗体的血浆和致敏红细胞去除并补充异体血浆和红细胞,从而清除患者体内大部分自身抗体,减少溶血,迅速缓解病情及挽救生命。

一、红细胞去除术

(一)目的

去除患者体内异常增多的病理性红细胞,尽快使血容量及红细胞接近正常,减轻血液黏滞度,减少血栓等并发症。

需要进行红细胞去除的有:①遗传性血色病;②原发性或继发性红细胞增多症伴高黏滞血症,Hb>180g/L,RBC>6×10^{12}/L,伴有高血压、头痛、出血、呼吸急促、血栓形成等。

(二)术前监测指标

心、肝、肾功能检查,红细胞计数、血红蛋白、红细胞压积,血小板及血液黏度检测。

(三)治疗前准备及要求

首先核实患者的姓名、床号,简单询问病史、病因、持续时间、用药情况、年龄、体重、输血史、旅居史、是否有糖尿病或高血压等,简单介绍治疗目的、方法、疗效等。

进行治疗前生命体征的测量,包括心率、呼吸、血氧饱和度、血压,生命体征在正常范围内方可进行治疗。

(四)仪器设备

治疗所需要准备的耗材及药品如下。

1. 一次性使用单采红细胞分离器,核对有效期。

2. 一袋 500ml 血液保存液,核对有效期。

3. 一袋 500ml 0.9% 氯化钠注射液,核对有效期。

4. 葡萄糖酸钙口服液,核对有效期。

(五)方案

根据患者的诊断和检测结果制定采集方案,每次单采实际清除红细胞容量可以通过如下公式计算。

$$VR(清除容量)=(起始-目标)\div 血容量(ml)\times 体重(kg)$$

(六)操作

具体操作如下:开机(血液成分分离机)→选择分离红细胞→选择检查设备→选择设置参数(总循环血量、分离红细胞总量、每循环分离量、血浆采集系数、采血速度、回输速度、抗凝血比、袖带压力)→按确认键,返回工作项目菜单→选择分离血液成分→检查并安装耗材→确保管路探测器中管路安装正确→按"确认"键继续→检查管路安装是否正确→正确后按"确认"键继续→按"充液"键自动安装泵管→确保管路已入泵,按"确认"键继续→机器自动自检 1 次→确保抗凝剂袋已穿刺,按"充液"键进行充液排气→采血准备(开始采集红细胞治疗)。

(七)术后监测指标

观察临床症状和体征是否得到改善。检验指标:每次去除 200ml 红细胞可使血红蛋白下降 8~12g/L,平均下降 10g/L,红细胞小于 6×10^{12}/L,全血黏度改善。症状指标:头晕、头疼,头发胀及面色红紫症状减轻或消失。对于真性红细胞增多症的患者,操作需持续至正常(HCT<0.45)。对于继发性红细胞增多症患者,目标是减轻症状,单采后的红细胞计数维持组织灌注和氧输送达到最佳状态即可。对于肺缺氧或高氧亲和力血红蛋白病患者,操作后HCT 在 0.5~0.52 比较合适。对于发绀型先天性心脏病患者,HCT 为 0.55~0.6 最佳。

二、白细胞去除术

(一)目的

去除患者体内异常增多的病理性白细胞,防止病理性白细胞过高导致的血管栓塞、脑出血等并发症。

需要进行白细胞去除的有:①高白细胞计数急性白血病或慢性白血病,白细胞计数 > 100×10^9/L,并发白细胞栓塞,脏器缺血或脑、肺功能不全;②炎症性肠病。

(二)术前监测指标

心、肺、肾功能检查,血常规及相关凝血检测,尤其是白细胞计数。

(三)治疗前准备及要求

1. 首先核实患者的姓名、床号,简单询问病史、病因、持续时间、用药情况、年龄、体重、输血史、旅居史,是否有糖尿病或高血压等,简单介绍治疗目的、方法、疗效等。

2. 进行治疗前生命体征的测量,包括心率、呼吸、血氧饱和度、血压,生命体征在正常范围内方可进行治疗。

(四)方案

单个操作处理 1.5~2 个血容量通常可减少白细胞计数 30%~60%,高白细胞血症增加患者病死率,也增加髓外白血病的发病率和复发率,因此当白细胞计数 >100×10^9/L 时,就应紧急使用血细胞分离机,单采清除过高的白细胞。对于高白细胞白血病患者,需处理 1.5~2 个血容量,每天单采 1 次,如遇危重患者每天需要单采 2 次,过程中可选用晶体液、白蛋白、血浆作为置换液。

(五)术后监测指标

观察临床症状和体征是否得到改善。检验指标:当白细胞计数 $<100 \times 10^9/L$ 时,可以暂停白细胞单采术。症状指标:白细胞淤滞引起的脑梗死和脑出血、肺栓塞和肺出血的症状,以及肝脾大的体征减轻。

三、血小板去除术

(一)目的

去除患者体内异常增多的血小板,预防血小板过高导致血液栓塞引起的并发症。

需要进行血小板去除的有:①罕见家族性血小板增多症、原发性血小板增多症;②脾切除相关的反应性血小板增多症,血小板计数 $>1\,000 \times 10^9/L$ 伴有出血和血栓形成。

(二)术前监测指标

心、肝、肾功能检查,血常规与凝血相关监测,尤其是血小板计数。

(三)治疗前准备及要求

1. 首先核实患者的姓名、床号,简单询问病史、病因、持续时间、用药情况、年龄、体重、输血史、旅居史、家族史,是否患心脏病、高血压等,简单介绍治疗目的、方法、疗效等。

2. 进行治疗前生命体征的测量,包括心率、呼吸、血氧饱和度、血压,生命体征在正常范围内方可进行治疗。

(四)仪器设备

治疗所需要准备的耗材及药品如下。

1. 一次性使用单采血小板分离器,核对有效期。

2. 一袋 500ml 血液保存液,核对有效期。

3. 一袋 500ml 0.9% 氯化钠注射液,核对有效期。

4. 葡萄糖酸钙口服溶液,核对有效期。

(五)方案

根据患者的诊断和检测结果制定采集方案,每次单采实际去除血小板总量可以通过如下公式计算。

实际去除血小板总量 =(术前血小板浓度 − 术后目标血小板浓度)× 全身血容量(ml)

(六)操作

具体操作如下:开机(血液成分分离机)→选择分离血小板→选择检查设备→选择设置参数(总循环血量、血浆最大循环量、血浆采集量、每循环采集量、总循环次数、血小板工作系数、采血速度、回输速度、抗凝血比、袖带压力)→按确认键,返回工作项目菜单→选择分离血液成分→检查并安装耗材→确保管路探测器中管路安装正确,按"确认"键继续→检查管路安装是否正确,正确后按"确认"键继续→按"充液"键自动安装泵管,确保管路已入泵,按"确认"键继续→机器自动自检 1 次→确保抗凝剂袋已穿刺,按"充液"键进行充液排气→采血准备(开始采集血小板治疗)。

（七）术后监测指标

观察临床症状和体征是否得到改善。检验指标：复查血常规与凝血相关检测，处置全血量为患者血容量的 1.5 倍时，可减少血小板数 40% 左右。症状指标：患者头晕、乏力、血栓、出血、肝脾大等症状和体征是否减轻。

四、血浆置换

（一）目的

去除血液中的致病成分，如抗原、抗体、免疫复合物、炎性介质、异常免疫球蛋白、低密度脂蛋白。去除内外源性中毒物质，消除或减轻病理成分对靶组织或器官的直接损害，使临床症状迅速缓解。

根据美国血浆透析学会（ASFA）指南中、高证据等级的推荐，需要进行血浆置换术的疾病如下。

1. 血液相关免疫性疾病（血栓性血小板减少性紫癜、巨球蛋白血症、多发性骨髓瘤、溶血性尿毒综合征等）。

2. 神经系统疾病（重症肌无力、吉兰 - 巴雷综合征、多发性神经病变等）。

3. 肾脏系统疾病（抗肾小球基底膜抗体病、局灶节段性肾小球硬化）。

4. 风湿性疾病（系统性红斑狼疮、抗磷脂综合征、血管炎病）。

5. 中毒及代谢性疾病等。

（二）术前监测指标

针对不同的病因设置对应的术前检测项目，如心、肝、肾功能检查，血常规及凝血相关检测，自身抗体效价，尿素氮、肌酐，血液黏滞度，相关免疫性抗体，如抗核抗体、抗双链 DNA 抗体、抗 SM 抗体、抗 GQ1b 抗体、抗乙酰胆碱受体抗体、抗肾小球基底膜抗体、神经电生理检查。

（三）治疗前准备及要求

1. 首先核实患者的姓名、床号，简单询问病史、发病时间、持续时间、用药情况、年龄、体重、输血史，是否知晓血型，是否有糖尿病或高血压等，简单介绍治疗目的、方法、疗效等。

2. 进行治疗前生命体征的测量，包括心率、呼吸、血氧饱和度、血压，生命体征在正常范围内方可进行治疗。

（四）仪器设备

治疗所需要准备的耗材及药品如下。

1. 一次性使用单采血浆分离器，核对有效期。

2. 一袋 500ml 血液保存液，核对有效期。

3. 两袋 500ml 0.9% 氯化钠注射液，核对有效期。

4. 低分子右旋糖酐注射液 250ml，核对有效期。

5. 1 200~1 800ml 同型血浆，根据患者病情选择新鲜或普通血浆，核对有效期。

6. 5mg 地塞米松注射液，核对有效期。

7. 25mg 异丙嗪注射液，核对有效期。

8. 100ml 葡萄糖注射液和 30ml 葡萄糖酸钙注射液，核对有效期。

（五）方案

清除多少血浆取决于累计的血浆因子，一般每清除 1 个血浆容量可置换患者原血浆容量的 62%,最有效的是清除 1~1.5 个血浆容量。

(六) 操作

1. 开机,按"确认",进入菜单,选择"单采分离血浆"程序,选择"检查设备",此时机器会逐一进行每个操作部件的检查,如果通过会显示"*",有问题会提示"?"完成此操作后机器会自动回到主菜单。

2. 设置工作参数,根据病人的疾病、体重、年龄以及血常规、凝血四项等,来制定参数及置换量和输入量。

逐一设置以下几个参数:血浆处理总量、盐水补充量、转移量、每循环处理量、每循环盐水量、血浆采集系数、采血速度、回输速度、抗凝比例、袖带压力。

3. 设置好参数后回到主菜单,按"0"进入血浆分离程序。

(1) 安装耗材,打开耗材前应仔细观察有无过期、破损,拆开耗材后仔细检查管路有无扭结、袋子有无破损、离心杯有无破裂、杯内有无碎屑、接口有无脱落等。

(2) 逐一安装离心杯、血液管路、收集血浆管路 3 部分,每个管路必须安装到位,无扭结,根据屏幕显示仔细检查管路在探测器中是否安装正确,完成后"确认"继续。此时屏幕显示按"充液"自动安装泵管,待管路入泵后再继续"自检 1 次",检查抗凝剂,确保挂好,按"充液"进行排气,这时先检查抗凝剂外观、失效期、液体量、有无混浊等,挂好连接管路,排气充液。

(3) 采血:采血前最好先询问患者的基本情况再进行操作,选择肘正中静脉或贵要静脉进行穿刺,在无菌操作下建立好静脉通道后按"采血"进行循环,循环 200ml 血浆大约需要采集患者全血 270ml,这是根据每个患者的红细胞压积而定的。

(4) 建立静脉通道,选择手背静脉即可。通常血浆采集至 400~600ml 后应当补充血浆或代血浆,根据患者的病理特征、体重、凝血情况等选择置换液的补充。

(5) 治疗中随时监测患者的病情变化及生命体征,根据需求调整采集血浆的量,并做好记录。治疗结束后叮嘱患者做好穿刺部位的护理。

(七) 术后监测指标

针对不同病因监测临床症状和体征是否得到改善。

(八) 常见并发症及处理方式

1. 穿刺静脉处的血肿 由于不能保证每次都能"一针见血",如遇到穿刺部位破裂产生血肿,应立即拔出穿刺针,按压伤口止血或冰敷止血,待止血后 24 小时可用 50% 硫酸镁湿热敷消肿。

2. 最常见的血浆过敏处理 因血浆置换需要大量补充血浆,易引起过敏,可术前预防性给予抗过敏药物(如地塞米松 5mg 静脉推注),如患者归属神经内科且凝血功能正常,尽量选择普通血浆或代血浆进行置换液输入,如遇到血液科的患者,如血栓性血小板减少性紫癜患者,以新鲜血浆作为首要置换液,如遇到神经内科的巨球蛋白血症患者,尽量以代血浆为主。每种患者均需先经评估再决定置换液,如出现常见的荨麻疹,首先需要立即停止输血,以生理盐水冲洗管路,再给予 25mg 异丙嗪肌内注射或加推 5mg 地塞米松,待情况好转后再换取另一袋血浆进行输注,注意时刻观察患者,严防严重的过敏反应,如喉头水肿。

3. 枸橼酸毒性反应 因为整个血浆置换过程需要用枸橼酸进行抗凝,当枸橼酸进入血液中会与钙离子结合,引起短暂的低血钙,患者常表现为口唇、手指麻木,所以应先让患者预防性地口服两支葡萄糖酸钙口服溶液,整个过程缓慢滴注 5% 葡萄糖 100ml+10% 葡萄糖酸钙 30ml,以每分钟 20~30 滴的速度维持补钙,如出现严重低钙反应,应当将采集速度减慢,同时升高抗凝剂比例,减慢回输速度,或加推葡萄糖酸钙注射液。

4. 循环出入量不平衡　如在操作中没能及时补充血浆,特别是老人和小孩等容易出现低血压等循环症状的患者,需有效、及时补充晶体液、胶体液及血浆,以免造成低血压及心肺水肿等。

五、全血置换

(一)目的

全血置换是一种结合血细胞分离单采和血浆置换的新的治疗方案,可以将患者体内含自身抗体的血浆和致敏红细胞去除,并补充异体血浆和红细胞,从而清除患者体内大部分自身抗体及自身免疫复合物等,减少溶血,迅速缓解病情,改善红细胞变形性和携氧能力,减少毒性因子(如溶血相关的细胞因子)。

需进行全血置换的有:①重度新生儿溶血病;②重度溶血性贫血、温抗体型自身免疫性溶血性贫血、冷抗体型自身免疫性溶血性贫血;③急性血管内溶血、错误输血导致的急性溶血性输血反应。

(二)术前监测指标

血常规、胆红素、输血前 9 项、交叉合血、电解质、血培养、血气分析。

(三)治疗前准备及要求

1. 首先核实患者的姓名、床号,简单询问病史、病因、持续时间、用药情况、年龄、体重、输血史、血型、旅居史、是否有糖尿病或高血压等,简单介绍治疗目的、方法、疗效等。

2. 进行治疗前生命体征的测量,包括心率、呼吸、血氧饱和度、血压,生命体征在正常范围内方可进行治疗。

(四)仪器设备

治疗所需要准备的耗材及药品如下。

1. 一次性输液泵,核对有效期。

2. 血液加温仪。

3. 悬浮红细胞,核对有效期。

4. 新鲜血浆,核对有效期。

5. 肝素,核对有效期。

(五)方案

输血科根据临床科室提交的会诊单,进行评估审核,对审核达标的患者,输血科及时与临床科室经治医师根据病情制定方案,确定换血指征及签署同意书。对于 Rh 溶血的患者,需输注 Rh 血型同母亲、ABO 血型同患儿的血液。对于 ABO 溶血的患者,需输注 O 型红细胞悬液 /O 型洗涤红细胞、AB 型血浆。对于不明原因的高胆红素血症患者,需要用同型血。换血前应评估患者的基本情况,如外周静脉血管、血常规、胆红素、凝血 6 项、肝肾功能、交叉合血等,换血量为 150~180ml/kg,按换血总量红细胞与血浆比例 2∶1 分配。治疗中需要随时观察患者的生命体征,治疗后复查血常规、胆红素、电解质、肝肾功能。

（六）操作

由于全血置换临床应用较少,目前主要应用于新生儿换血,具体操作参见相应的仪器设备说明书。

（七）术后监测指标

针对不同病因监测临床症状和体征是否得到改善。

（冉茜）

第二节　自体输血操作规程

一、储存式自体输血

储存式自体输血是指术前一定时间采集患者自身的血液进行保存,在手术期间输用,适用于平诊患者和择期手术患者的自体输血。

（一）适应证

1. 患者身体一般情况好,Hb>110g/L、HCT>0.33 行择期手术的患者。

2. 准备剖宫产的孕妇(选择性应用)。

3. 稀有血型或曾经配血困难者。

4. 曾有严重输血不良反应病史者。

（二）禁忌证

1. Hb<100g/L 的患者。

2. 并发细菌感染者。

3. 严重主动脉狭窄、新近的心肌梗死、不稳定型心绞痛、严重的高血压病、充血性心力衰竭患者。

4. 有活动性癫痫病史者。

5. 出血或血压偏低者。

6. 肝肾功能不全者。

（三）操作流程

1. 门诊患者　门诊接诊需要输血治疗(含择期手术且需要输血治疗)的患者时,由门诊医师开具血常规、心电图等必要检查项目,评估患者是否符合自体输血要求,并填写自体输血评估表。符合储存式自体输血的患者,由门诊医师负责动员患者选择自体输血技术,征求患者或其家属意见,在门诊病历中详细记录。

同意自体输血的患者,由患者持门诊病历、血常规、心电图等检验检查报告及自体输血评估表,前往输血科采血。

输血科根据患者提交的门诊病历、血常规、心电图等检验检查报告及自体输血评估表,按《临床输血技术规范》进行评估审核,对于审核达标的患者,由输血科负责向患者说明自体输血的目的及优点,在输血治疗知情同意书中选择"自体输血"并签字,门诊输血患者的自体输血评估表、输血治疗知情同意书由输血科保管,需要住院后再回输自体血的患者,自体输血评估表、输血治疗知情同意书由输血科代为保管,待临床科室取血时交给临床科室放入病历归档。

2. 住院患者　临床科室在收治择期手术,且术中可能输血的患者时,均应合理制订诊疗和备血计划,经治医师须完整填写自体输血评估表,经上级医师签字后,将其提前送至输血科。

输血科根据临床科室提交的自体输血评估表,按《临床输血技术规范》进行评估审核,对于审核达标的患者,输血科及时与临床科室经治医师根据术前时间长短、术中预计失血量等共同制定采血方案,输血科负责采血和储血,采血后复查血型,标明为自体血并单独存放。

回输前经治医师下达血型鉴定医嘱,复查血型。回输时,由医护人员携带病历到输血科取血,双方认真核对患者与血袋上的信息及血型完全一致,并签名确认后方可发血。输血时由经治医师、护士负责输血过程的医疗观察。

(四)采血时间、频次和方法

采血时间和频次:一般为每周或隔周采血 1 次,每次采血 1~2U(200ml 全血为 1U),单次采集不超过 500ml,采血可持续到手术前 1~3 天,两次采血间隔不应少于 3 天。

采集血液应严格按照《临床输血技术规范》《医院感染管理办法》及《消毒技术规范》进行操作,确保患者安全。血袋管路热合执行封管热合器(SE250 型)的标准操作规程。

每次采血前患者 Hb>110g/L、HCT>0.33 时方能采血。对于儿童或体重轻的患者,采血量不宜过多,通常不超过血容量的 10%~15%。对体重低于 50kg 的患者,采血量减少 4ml/0.5kg,抗凝剂使用量按比例减少。

采集血液时,必须在血袋上注明患者姓名、采血日期、血型,并注明"仅供自体输血用"字样。

(五)不良反应

1. 采血时可能发生的不良反应　采血过程中可能出现血管迷走神经反应,可诱发低血压和心动过缓,在采血时若患者感觉不适,要及时测量血压和心率,并将患者置于头低仰卧位,用芳香氨脂类吸入治疗或服用适量温糖水给予对症处理。

2. 回输时可能发生的不良反应

(1)溶血反应:多见于回输已解冻的冰冻红细胞。

(2)循环超负荷:回输血液的速度过快所致,比较少见。

(3)其他:细菌污染导致菌血症等。

3. 在采血前后可给患者口服铁剂、维生素 C 及叶酸,铁剂从第 1 次采血前 1 周开始,也可应用重组人促红细胞生成素。采血前 24 小时,患者不得饮含有酒精的饮料,采血前 1 天晚 8 时起至采血前不吃油腻食物。

二、稀释式自体输血

稀释式自体输血是指患者麻醉后、手术前,抽取患者一定量自身血液在室温下保存备用,同时输入胶体液或等渗晶体液补充血容量,使血液适度稀释,降低红细胞压积,避免手术出血时血液的有形成分丢失,根据术中失血及患者情况将自身血液回输给患者。

(一)适应证

1. 患者身体一般情况好,无明显肝肾功能障碍及心肺疾病,Hb>110g/L(HCT>0.33),血小板计数 >100×10^9/L,PT 正常,估计手术中有大量失血。

2. 手术需要降低血液黏度,改善微循环灌注。

(二)禁忌证

Hb<110g/L、低蛋白血症、凝血功能障碍、静脉输液通路不畅和不具备监护条件者均不得进行血液稀释。

(三)操作流程

1. 采血　在麻醉后,待患者血压、心率等一般情况稳定,手术尚未开始时采血。按采供血机构的采血方法进行无菌操作,选择 2 条较粗的静脉,用 16G 穿刺针穿刺。采血速度以动脉血压、心电图监护维持正常为条件。成人以 20~40ml/min 的速度抽取血液。血液收集于枸橼酸钠葡萄糖(ACD)保存液的血袋中,在室温下保存备用。若手术时间较长也可置于 4℃冰箱中保存。采血量根据患者的体重、HCT 及预期的失血量确定。身体状况较好的患者可采全身总血容量的 20%~30%。

2. 血液稀释　采血时要输入等量的胶体液和晶体液,以使血容量维持正常。稀释剂常用琥珀酰明胶注射液、羟乙基淀粉 130/0.4 氯化钠注射液、5% 白蛋白、平衡盐液、复方电解质注射液等,根据不同的病情选用稀释剂。血液稀释度以 HCT 为观察指标,一般以 HCT 不低于 0.25 为宜。

3. 回输　手术前期,患者出血量超过 600ml 时,以相反顺序回输自体血液,即先输最后采集的稀释血,最先采集的血液富含红细胞、血小板和凝血因子,应留置在手术将结束时回输,以增加红细胞量,减少术后出血。

4. 监测　术中必须密切监测血压、脉搏、血氧饱和度、HCT 和尿量的变化,必要时监测中心静脉压。

(四)不良反应及预防措施

1. 不良反应　采血速度过快可引起血压下降,甚至低血容量性休克;采血与输注不同步可引起心肌缺血导致心律失常;输注量过多可因心脏负荷过重发生急性肺水肿。

2. 预防措施

(1)控制稀释度,HCT 不低于 0.25。

(2)晶体液和胶体液的用量适当超过采血量。

(3)保持供氧,维持良好的通气。

(4)加强监测。

三、回收式自体输血

回收式自体输血指应用血液回收装置,将患者体腔积血、手术中失血及术后引流血液经过处理再回输给患者。根据回收时间不同可分为术中回收式自体输血、术后回收式自体输血、创伤时回收式自体输血。

(一)适应证

1. 预计术中出血 >1 000ml 的择期手术。

2. 脾闭合性损伤破裂、异位妊娠破裂、动脉瘤破裂等大出血患者。

3. 血源供应不足的战伤、外伤手术。

(二)禁忌证

1. 恶性肿瘤手术,术野中恶性肿瘤细胞污染。

2. 手术创面有感染或胃肠液、胆汁污染。

（三）操作流程

按照自体血液回输机的标准操作规程进行操作。

1. 血液的收集

（1）用负压和双腔吸引管把患者术野、创面的出血吸入储血器内。纱布吸附的血用生理盐水浸泡、洗涤后可回收。

（2）控制吸引负压不要低于 –200mmHg（一般以 –150~–100mmHg 为宜）以减少红细胞在吸引管和储血罐中的破坏。

（3）大出血时可增加 1~2 条负压吸引管。

2. 抗凝

（1）抗凝剂可选用肝素或 ACD 保存液。

（2）抗凝剂滴入量与吸入血量之比为 1∶5，常用的滴速为 80~100 滴 /min。在大出血时，应及时加快抗凝剂的滴速。

（3）若抗凝不足，回收的血液在储血罐中凝固，回输给患者可造成严重后果。若抗凝过度，则抗凝剂在清洗过程中绝大部分可被清除。

3. 滤过　储血器内有多层过滤网膜，其网眼直径为 20~150μm，比血细胞大的杂质（血凝块、组织碎片等）均可滤除。

4. 储存　储血罐的容积为 200~400ml 不等，容积过小可能在出血量大时满溢而丢失血液，储血罐的容积为 300ml 较为实用。

5. 浓缩

（1）当回收储存的血液到达一定的量后启动血液回收机，以 200~600ml/min 的速度将血液泵入高速旋转的离心杯中进行离心。

（2）血细胞等有形成分因离心作用存于离心杯底部，而血浆、游离血红蛋白、抗凝剂及部分血小板等则被分流到废液袋内。

（3）随着进血量的增加，血层逐渐增加，直到被内置的红外光血层探测仪感知，仪器自动停止泵血，开放清洗管路，用生理盐水进行清洗。

6. 清洗

（1）清洗液的用量因术野血液的干净程度、离心杯的大小特性而异，通常清洗 1 杯 250ml 的浓缩血液需要 1 000ml 的生理盐水。

（2）若回收血内的杂质较多，需要用大量生理盐水进行彻底清洗时，可改用手控操作，延长清洗时间，增加有害物质和游离血红蛋白的清除率。

7. 回输　经洗涤后的悬浮红细胞（HCT 0.30~0.40）通过 40μm 的血液滤器回输，1 个循环所需时间随回收机而定。

8. 注意事项

（1）必须严格按无菌技术进行收集与回输。

（2）在收集血液时必须在血液瓶上贴好标签。

（3）为了防止误输，收集到的血液不得远离患者，以免错输给其他患者。

（4）回收的血液应尽快回输，室温下储存时间不能超过 6 小时。

（四）不良反应

1. 洗涤回收式自体输血罕见不良反应，但回输量超过 2 500ml 时可能发生出血倾向。

2. 在非洗涤回收式自体血的回输量超过 1 500ml 时可能发生：①出血倾向；②血红蛋白尿；③肾功能不全。

（冉茜）

第三节　外周血造血干细胞采集、制备、储存操作规程

造血干细胞（hematopoietic stem cell，HSC）所具有的高度自我更新能力，是维持造血干细胞数量稳定最主要的因素。造血干细胞在体内能够长期或永久重建造血。

目前一般情况下不存在伦理争议的造血干细胞移植主要是骨髓移植（bone marrow transplantation，BMT）、脐血造血干细胞移植（umbilical cord blood transplant，UCBT）、外周血造血干细胞移植（peripheral blood stem cell transplantation，PBSCT）3 类。其中 PBSCT 是目前最常用和最容易被患者接受的移植方法。外周血造血干细胞的体外保存是 PBSCT 的重要组成部分。在移植过程中如何经济高效地体外维持外周血造血干细胞的活力，直接关系到移植的成败。

一、外周血造血干细胞采集

（一）目的

使用血细胞分离机连续体外分离和收集人体外周血造血干细胞成分，并输给患者，从而达到治疗目的。制定完整、正确的操作标准和维护、监控程序，维持其良好的运行状态是准确完成分离工作和设备安全的保证。

（二）原理

血细胞分离机利用离心原理。由于红细胞、白细胞、血小板等成分各自有不同的大小和密度，当它们在一定的离心介质中同时离心时，其沉降速率各不相同，由此将它们分离在不同的界面，然后根据所需的细胞成分进行收集。造血干细胞收集时使用血细胞分离机的单个核细胞（mononuclear cells，MNC）程序，经过一定时间的离心，循环处理足够的血液，建立平衡后，各细胞成分分为红细胞界面、血浆界面，两者间有一层白膜，其中分布有血小板、淋巴细胞、单核细胞和粒细胞等。外周血造血干细胞的密度、大小类似于单个核细胞，CD34$^+$是目前公认的造血干细胞的标志，所以采集外周血干细胞就是要采集单个核细胞。操作过程中实时地调整收集界面是保证收集产品质量和提高收集效率的关键。

（三）职责

1. 操作人员　必须经过操作培训，严格按照本规程操作，对分离机进行日常维护，登记使用。

2. 科室负责人　负责机器的综合管理。

（四）评估

评估患者 / 供者是否适合采集由主治医师完成，主要内容如下。

1. 患者的疾病是否缓解，是否适合移植，供者和患者的 HLA 配型结果是否符合相关移

植条件。

2. 患者 / 供者静脉血管是否能满足采集条件，是否需要置管。

3. 患者 / 供者是否有其他慢性疾病，能否耐受长时间的采集工作。

4. 患者 / 供者体重小于 30kg，是否需要用红细胞预充管路。

5. 患者 / 供者动员效果是否达到采集条件。血液病患者给予化疗 + 粒细胞集落刺激因子（granulocyte colony-stimulating factor，G-CSF）动员，正常供者给予 G-CSF 动员，一般 4~5 天，外周血 WBC 计数 $>10 \times 10^9/L$，MNC>10% 可进行采集。有条件者在采集外周血造血干细胞前，测定一个基础的 CD34$^+$ 有利于评价采集效果、预测采集数量。

6. 采集前应充分全面地对患者 / 供者进行身体检查，包括脉搏和血压、呼吸系统相关指标、影像学检查、血液学检查、生化检查、微生物检查。

（五）操作方法

1. 采集前准备

（1）环境要求：放置血细胞分离机的空间应当是专门、独立的房间；房间的大小应当能满足常规工作以及能够进行心肺复苏和其他抢救工作；采集室保证无污染、安静，每日进行消毒灭菌处理；治疗车内应配备相应的急救药品、物品。

（2）仪器安全性检查：为了保证在分离采集中患者的安全及整个治疗计划的顺利进行，平时应当根据血细胞分离机的维护要求，定期进行保养、检修，尽可能使血细胞分离机始终处于良好的运行状态。

2. 采集中血细胞分离机的操作步骤

（1）开机。

（2）安装套材：安装套材前，首先根据所需采集的产品，选择不同的程序，然后按步骤安装套材，连接生理盐水和抗凝剂。

（3）初始化：机器安装完成后机器自动进行预冲、自检。

（4）分离状态的准备：再次检查安装套路、生理盐水及抗凝剂连接是否正确，调整液面。连接一次性使用穿刺针、排气，特别注意检查是否有残余的空气。建立静脉通道，连接患者，按医嘱收集采集前样本。

（5）运行：采集开始后随时观察运行状态，调整最佳采集界面。

（6）冲洗：当达到终点量值时完成分离程序，回输冲管，回输完成后断开患者连接。

（7）取出产品，留取样本。卸下套材，关机。

（六）采集注意事项

1. 蠕动泵受微电脑自动控制。安装在蠕动泵上面的保护装置用于保护操作人员，不要让手、头发、物品接近蠕动泵。

2. 老年人、幼儿、女性和肝肾疾病患者在采集过程中出现枸橼酸反应的可能性比较大。对于这种情况，在分离过程中，应给予钙剂，口服或缓慢静脉滴注，并严密观察。

3. 采集通路的建立选用肘正中静脉，以免分离过程中因进路压过低发生报警。严密观察穿刺部位，发生局部血肿应及时处理。

4. 为了避免空气栓塞，穿刺前必须清除进血管路中的气体。

5. 为了确保抗凝剂的用量，在分离过程中每间隔 10~15 分钟检查抗凝剂滴数。

6. 如果蠕动泵停止转动，不允许离心机运行持续超过 1 分钟。

7. 主管医师应根据患者的临床条件,决定体外最大循环量。

8. 虽然分离机的运行在自动模式下进行,但在运行过程中,操作人员应始终监视机器,不得离开。

9. 如果分离过程中有血液污染机器,应用 75% 酒精擦拭。清洗离心机仓内,在下一次使用前,仓内必须完全干燥,以保证湿度传感器正常工作。

(七) 采集过程中的主要不良反应及处理措施

1. 返回通路压力高

(1) 原因:局部血肿、阻塞,管路扭曲、打折,回路阀关闭。

(2) 处理措施:重新穿刺,检查管路,重新梳理管路,检查回路阀,降低血液流速。

2. 入血通路压力低

(1) 原因:血管过细供血不足、针头贴血管壁、不稳、滑脱。

(2) 处理措施:重新固定针头,停止程序、重新穿刺。

3. 低钙血症

(1) 原因:采集中使用的 ACD-A 液体中含有能与钙螯合的物质枸橼酸,随着采集的进行,供者或患者血液中的游离钙离子不断被消耗而导致血清钙水平降低。年老患者、妇女、儿童较常发生低钙血症。

(2) 临床表现:轻者可有牙周、牙龈刺痛,会发生不自主的肌肉震颤,口周、手指、足趾感觉异常和麻木,甚至手足抽搐。

(3) 处理措施:口服牛奶、葡萄糖酸钙,缓慢静脉滴注葡萄糖酸钙,症状严重者可缓慢推注葡萄糖酸钙。做好患者的心理护理。

4. 低血容量

(1) 原因:血细胞分离机的管路需要一定量的血液在体外循环,体重 <30kg 的患者和儿童容易出现低血容量。

(2) 临床表现:乏力、胸闷、头晕、脸色苍白、出冷汗、血压下降。

(3) 处理措施:停止采集程序,保持静脉输液通畅,补充液体,回输管内血液,恢复血容量平衡。对于体重较轻者,可在采集前用与患者同血型、经交叉配血结果为阴性的辐照少白细胞悬浮红细胞预冲管路,可防止低血容量的发生。

二、外周血造血干细胞制备

(一) 目的

对收集的外周血造血干细胞进行实验检测,评估质量,确定采集的细胞数量是否满足移植要求,能否安全用于患者,能否维持长期造血重建。

(二) 检测项目

采集结束后收集 1ml 终产品做相关实验检测,检测项目如下。

1. 血常规:白细胞、红细胞、HCT、血小板。

2. 白细胞分类计数(手工)。

3. CD34+ 细胞计数(流式细胞仪计数收集产品中的 CD34+ 细胞数量是目前评价外周血造血干细胞最好的指标)。

4. 细胞活力(台盼蓝染色法)。

5. 肿瘤细胞污染（自体移植患者收集产品微小残留病变的检测具有重要意义）。

（三）产品计算公式

1. 单个核细胞（10^8/kg）= 产品 WBC（10^9/L）× 产品体积（L）× 单个核细胞比例 × 10 ÷ 患者体重（kg）

2. CD34$^+$ 细胞数（10^6/kg）= 产品 WBC（10^9/L）× 产品体积（L）× CD34$^+$ 细胞数比例 × 10 ÷ 患者体重（kg）

3. 评估外周血造血干细胞是否合格的参数

（1）MNC>5×10^8/kg（按患者体重计算）。

（2）CD34$^+$>2×10^6/kg（按患者体重计算）。

三、外周血造血干细胞储存

（一）目的

造血干细胞分为自体和异体来源，异体干细胞采集后需要立即输注，而在自体造血干细胞移植中，首先需进行造血干细胞的动员、采集，移植可能在 1~3 个月甚至半年后进行，此时造血干细胞需要在 –80℃低温冻存，且需要加入细胞冰冻保存液防止细胞死亡。

（二）材料

1. 细胞保存液 二甲基亚砜（dimethyl sulfoxide，DMSO）、羟乙基淀粉（hydroxyethyl starch，HES）、白蛋白。

2. 低温超净工作台。

3. 热合机。

4. 75% 酒精。

5. 无菌手套若干。

6. 无菌纱布若干。

7. 无菌剪刀。

8. 止血钳。

9. 冻存袋。

10. 一次性使用无菌注射器。

（三）流程

1. 造血干细胞的交接以及查对。干细胞处理技术人员核对患者信息，肉眼观察造血干细胞是否存在凝集情况以及袋子有无破损，如发现异常，及时通知造血干细胞采集人员。

2. 留样 2ml 进行单个核细胞、CD34$^+$ 等检测。

3. 造血干细胞分装处理。将 DMSO、HES 和人血清白蛋白作为细胞冰冻保存液，在超净工作台中将冰冻保存液缓慢注入外周血干细胞采集袋中，同时轻轻晃动采集袋使保存液与干细胞充分混合，再将混合后采集袋中的干细胞分装到 200ml 低温保存血袋中，每袋装入量不超过 50ml，将每个袋中空气排尽后封口，在冻存袋上标记患者姓名、采集时间等信息。可采用阶段降温：4℃放置半小时，–20℃放置 1 小时，–40℃放置 2 小时，最后置于 –80℃低温冰箱或液氮中保存。还可采用程控降温，在计算机控制下，准确控制冷冻的速率，到达精确降温。

4. 整个操作应在无菌条件下进行，尽量缩短操作时间，避免干细胞的损失。

5. 在电脑系统中记录患者的信息、冻存日期、冻存袋数及保存位置等。

（冉茜）

第四节　富血小板血浆采集、制备、储存操作规程

富血小板血浆（platelet rich plasma，PRP）是由新鲜抗凝全血经离心分离制备而获得的富含高浓度血小板的血浆制品，血小板浓度通常是正常全血中血小板浓度的 3~5 倍，通过激活或不激活的方式用于患者。提取的 PRP 以涂抹或注射的方式应用于患者，通过加速人体的自然愈合过程促进组织和骨组织生长。

富血小板血浆富含生长因子和细胞因子，可促进伤口愈合，形成血凝块中富含纤维结合蛋白和纤维蛋白等多种细胞黏附分子，可促进细胞迁移，诱导支架形成。

富血小板血浆可用于急性损伤、慢性难愈合创面修复、烧伤、运动损伤、骨损伤、整形美容以及神经外科、泌尿外科、心胸外科、额面外科等患者的组织损伤修复。

术前监测指标包括实验室检查，血常规、凝血 6 项。评估采集者血管及监测血小板基础浓度是否满足采集条件。要求血红蛋白 >120g/L，血小板计数 >150×10^9/L。采集者近期未服用影响凝血功能的阿司匹林等药物。无相关血液疾病，如血友病、维生素 K 缺乏症、败血症；无心血管疾病、肝肾衰竭；无恶性肿瘤，如白血病。

术后监测指标即血常规检测，包括白细胞、红细胞、血小板计数等指标，根据这些指标进行制备，保证终产品 PRP 中血小板计数为患者采集前的 4~5 倍。

一、富血小板血浆采集

（一）目的
采集富血小板血浆。

（二）范围
适用于单采血小板的采集。

（三）职责
1. 由具有相应资质并经岗位培训合格的医护人员或经培训合格的卫生技术人员承担。
2. 负责采集血小板，血小板质量符合 GB 18469—2012《全血及成分血质量要求》。
3. 负责对患者的全程护理和献血反应的处理。

（四）治疗前准备及要求
1. 查询患者病历资料，核实患者的姓名、床号，简单询问病史、病因、持续时间、用药情况、年龄、体重、输血史、旅居史、家族史，是否患心脏病、高血压等，简单介绍治疗目的、方法、疗效等。在手术前查询患者相关化验记录及体征并填写自体血小板采集记录表。

2. 临床科室提出 PRP 采集需求，患者术前外周血小板计数 >150×10^9/L，无血液病病史，15 天内无血小板采集史及其他禁忌证。进行治疗前生命体征的测量，包括心率、呼吸、血氧饱和度、血压等，评估患者的病情和血管情况以及检验结果是否符合仪器单采的要求。

3. 检查治疗车上物品和文件，包括耗材管路、抗凝剂、生理盐水、葡萄糖酸钙、黄色医疗废物垃圾袋、止血钳、热合机、自体血小板采集记录表、无菌接驳机、8 联分装小袋。

（五）操作

具体操作如下。

1. 打开电源开关,屏幕显示安装的软件版本信息。点击"继续",进入程序选择界面。用↑和↓键选择"血小板捐献",按"OK"键,再用↑和↓键选择"PLT-5d"程序,顺序点击屏幕左侧白色按键:2、4、1,点击确认,进入耗材安装界面。

2. 检查耗材包装完整性,沿白色封口撕开,将血液管路置于右侧,拿出耗材放置于机器上。

3. 打开泵盖,拿起血液管路,夹闭远端的2个白色夹子和1个红色夹子,保持蓝色夹子开放,置于挂钩右侧。拿起2个产品袋,关闭下端的2个白色夹子,置于挂钩左侧。悬挂血浆袋和盐水转移袋,并保持黄色夹子开放。

4. 检查泵,确认其保持在12点钟方向,若不在,可点击"旋转泵",让其复位,将对应颜色的泵头装入泵上方的出口位置,点击屏幕左上角的"旋转泵",装载泵管,完毕后关闭泵盖。

5. 安装液滴壶,避免触摸液滴壶中部,保证安装时液滴壶顶部管路与屏幕平行,装载位置与面板平齐,随后安装液滴壶上方的4、5号夹子,将液滴壶下方的回输管路安装于1号夹子处,将带有黄色标签的血浆管路安装在溶血探测器处。将红色、蓝色生理盐水管路分别安装于2、3号夹子处。将细胞输入管路放入细胞检测传感器中。

6. 将ACD滴壶安装在ACD探测器处,安装ACD泵管,点击"旋转泵",泵管自动装载完成,保持绿色夹子开放,将蓝色、红色压力阀顺时针分别安装在回输端和采血端压力感受器处,拧紧压力阀避免漏气。

7. 选择耗材分离腔固定器,将分离腔对应固定器的凹槽形状卡入,下压金属开关,打开分离腔固定器的铰链门,将环形的分离腔适配器推进到中央漏斗的凹槽处,关闭铰链门,点击屏幕上"打开门"键,自然下垂分离盘,确保分离腔管路无绞缠,右手反握拿起分离盘和离心管路,准备安装。

8. 安装前检查大转子位置,如不在平行位,则逆时针转动离心机大转子,将平板锁贴紧大转子,将分离盘卡入大转子底部轨道,水平推入直至底端,将平板锁按下,锁住分离盘,将离心管道穿过离心管导槽,将离心适配器安装在适配器固定器处,手动逆时针旋转大转子以确保正确安装。

9. 关闭离心仓门,整理离心仓上方管路,放入托槽内。

10. 点击"继续",准备预充用生理盐水,连接红蓝生理盐水管路,绿色抗凝剂管路连接血液保存液Ⅰ。调节ACD滴壶液面,保持液面高度在5mm左右。

11. 将红色、蓝色生理盐水滚轮调至最大,然后点击"预充",机器进入80秒自检,自检完成后开始自动预充。

12. 预充结束,调整红色、蓝色生理盐水滚轮至50%,再次核对患者身份,点击"菜单",输入"献血员数值"及"程序菜单"的各项参数,点击"继续"。

13. 推荐起始参数设置 全血流速:50ml/min;ACD:全血:1:（7~8);血小板浓度设置为4~5倍自体血小板浓度;采集体积根据临床需求设置。

14. 分离。

15. 连接患者。

16. 将红色、蓝色生理盐水滚轮调至 50%，关闭血液回输管路的两个蓝色夹子，断开回输管路与采血管路之间的鲁尔接口，连接穿刺针，针头排气。

17. 连接完毕，打开红色进液夹和蓝色回输夹，点击"开始"进行采集。

18. 采集开始后，观察血小板管路内有无血小板采出，如果超过 10 分钟还未见血小板流出，进入"Service"菜单，下调"IF DN"值（默认值 35），直至可见血小板。

19. 自体血采集标签的粘贴 再次进行核对无误后将患者标签粘贴于血小板收集袋上。

20. 达到目标产量时，分离将自动停止。如果需要提前终止，点击选项，选择直接回输。

21. 回输冲管。

22. 分离结束后，关闭进液管路的红色夹子，将红色生理盐水滚轮调至最大，关闭血浆收集袋的黄色夹子，断开患者与红色进液管路的连接，点击"开始"。

23. 回输结束后，若想使管道内的红细胞尽量输入献血者体内，可以重复按"开始"键继续回输，每次回输 30ml。若无须继续回输，点击"暂停"。

24. 关闭蓝色回输夹子，断开回输管路与患者连接，点击"继续"。

25. 采集完成，填写自体血小板采集记录表。

26. 终产品保存及回输。

27. 用热合机在距离储存袋 20~30cm 处热合产品袋得到所收集血小板。按"0"键关闭机器。

28. 拆除分离套件，点击打开舱门，逆时针旋转转子，使转子处于水平位置，按顺序拆除离心管路适配器，将管路去除导槽，移除分离盘，关闭舱门，拆开耗材与分离盘，并保存好分离盘。打开泵盖，按旋转泵使转子复位至 12 点钟位置，拆除泵管，移除其余管路。

29. 单采结束对采集终产品进行分装，贴上采集标签，核对无误后，除当天需要注射的PRP 外，其余小袋放置于 −80℃冰箱中保存。

30. 单采不顺利时，应对不合格的血液制品进行报废处理并填写不合格品报告单。耗材的报废应写明报废原因，须经两人审核。

31. 献血场所的废弃物应按各单位（医院）的《医疗废物管理制度》分类收集、包装、标记交后勤人员，双方签字。

32. 按机采信息管理的标准操作规程录入患者信息。

33. 血小板储存和交接根据血液储存、运输及交接的操作规程执行。

34. 做好相关记录。

（六）不良反应处置

为预防采血中引发被采集者的采血反应，须预先备齐急救处置的药品和器材，建立采血不良反应的处置预案，并由具备采血反应处置能力的医护人员负责保障。临床将采血反应分为轻度反应、中度反应和重度反应。①轻度反应：出现头晕、面色苍白、口周麻木、心跳加快等；②中度反应：除轻度症状外还伴有胸闷、心悸、恶心呕吐、出冷汗、血压下降等；③重度反应：发生意识障碍，晕厥、抽搐、心律不齐、血压下降、脉搏细速、大小便失禁等。

对于轻、中度反应，只需要立即停止采血，且叮嘱献血者精神放松，并在原地平卧休息，饮用适量的口服葡萄糖或牛奶等饮料，同时与被采集者进行交流沟通、安抚其情绪，加强对针眼的护理，大部分献血者在一段时间内均可得到缓解。对于重度反应者，密切监测其血压、心率及脉搏等多项生命体征指标,并采取轻、中度反应的处理措施,必要时给予吸氧或应用镇静剂。

(七)注意事项

1. 机采开始前和机采过程中均应向患者解释机采的原理、血小板的用途、机采的间隔期及捐献过程中的注意事项等。

2. 机采前先询问患者是否空腹,有无过量饮酒或进食过于油腻的食品,睡眠是否充足。

3. 严格执行无菌操作技术。穿刺不顺利或血流不畅时,分析原因并采取相应措施及时纠正。

4. 上机前要严格检查一次性耗材是否密闭,有无破损、漏液、过期,抗凝剂是否澄清和足量,有无变色,如有问题不得使用。

5. 如出现采血反应,应针对情况进行处理,并填写采血反应登记表,于当天和次日对患者进行随访。

6. 每天 1 次清洁外表面和患者压力检测器,清洁气泡检测器、光学感知器。每年由厂家工程师进行 1 次校验。

二、富血小板血浆制备

(一)治疗前准备及要求

1. 首先核实患者的姓名、床号,简单询问病史、病因、持续时间、用药情况、年龄、体重、输血史、旅居史、家族史,是否患心脏病、高血压等,简单介绍治疗目的、方法、疗效等。

2. 进行治疗前生命体征的测量,包括心率、呼吸、血氧饱和度、血压等生命体征,评估患者的病情和血管情况以及检验结果是否符合要求。

(二)仪器设备

治疗需要准备专用 PRP 分离制备器材,包括一次性采血针、一次性注射器、无菌采血管、离心管等,核对有效期。

(三)操作

具体操作如下。

1. 操作前先用紫外灯照射消毒 1 小时,并定期对紫外灯管进行监测,凡强度 <70μm/cm^2,给予更换并记录,操作前用 75% 酒精或中性消毒液擦拭工作台。

2. 根据患者血小板浓度及治疗要求抽取血液,在无菌操作台中进行分离,制备。

3. 向患者简单介绍制备方式及治疗情况,并签署知情同意书,嘱咐患者采血前一天忌食油腻、高蛋白食物,避免大量饮酒。

4. 目前国内建议使用 60ml 离心管采血,采血总量(全血 + 抗凝剂)不超过 50ml;40ml 离心管的采血总量(全血 + 抗凝剂)不超过 40ml。

5. 检查相应器材并做好标示。

6. 按照无菌操作规程进行静脉采血。

7. 计数,得到初始血小板浓度。

8. 第 1 次离心 $510 \times g$ 离心 10 分钟,使血液分成 3 层,用吸管吸取上、中层血浆和血小板,将其移入新的无菌离心管中,混合均匀,准备进行第 2 次离心。

9. 进行第 2 次计数。

10. 第 2 次离心　2 200×*g* 离心 20 分钟,吸出离心管上层的血浆,将其移入新的无菌试管中,标记 PRP,计数。

11. 根据患者的治疗次数和伤口情况,利用预留的血浆重悬沉淀的血小板,计数,即获得富血小板血浆。

12. 操作结束后收拾台面并做好相应消毒及清理。当血小板计数为(800~1 000)×10^9/L,对成纤维细胞和成骨细胞的增殖作用最显著,如 PRP 中的血小板浓度 <500×10^9/L,很难达到治疗效果。

三、富血小板血浆储存

(一) 目的

常规运用血液成分分离机采集 PRP,一次采集约 50ml,根据临床需求分装冻存,可供多次使用。因 PRP 富含生长因子、细胞因子和抗菌肽等多种生物活性物质,可以促进各种组织细胞增殖分化;促进软骨和骨的修复,加速愈合;促进胶原蛋白、细胞基质合成;促进新生血管形成,重建微环境;吸引多种成分迁移,抵御炎症感染;增强细胞间质再生,修复创面;刺激上皮再生,加速伤口愈合等。但随着时间的增加,其中生长因子的流失和生长因子的功能丧失越来越多,所以建议制备完 PRP 后尽快使用,勿超过 2 小时,防止生长因子提前释放。如计划超过 2 小时,需根据临床需求采用一次性无菌分血袋在无菌工作台分装后放置于 –80℃超低温冰箱中储存。

(二) 材料

所需仪器和材料包括低温超净工作台、热合机、75% 酒精、无菌手套若干、无菌纱布若干、无菌剪刀、止血钳、一次性无菌分血袋、一次性使用无菌注射器、无菌接管机、电子秤。

(三) 流程

1. PRP 采集完成后须再次核对患者信息,缓慢摇匀产品及肉眼观察是否存在聚集情况并检查袋子有无破损。

2. 留样 1ml 产品进行血常规检测,确保产品达到预期浓度。

3. PRP 分装处理。根据临床需求采用一次性无菌分血袋在低温超净工作台分装,每袋装入量根据医生手术要求采用电子秤准确分装,将每个袋中空气排尽后封口,在分血袋上标记产品名称、患者姓名、采集时间、循环次数、采集量等信息,并准确录入血液成分出入库系统,2 小时内使用时需置于血小板振荡保存箱中保存,如计划超过 2 小时需放置于 –80℃超低温冰箱中储存。

4. 整个操作应在无菌条件下进行,尽量缩短操作时间,避免 PRP 中的生长因子、细胞因子等多种生物活性物质的损失。

5. 在血液成分管理系统及操作登记表中准确记录患者的基本信息、采集前血常规、循环次数、采集量、采集后血常规、采集日期、冻存袋数及保存位置等。

(冉茜)

第十二章

凝血功能检测操作规程

第一节 室内质控和室间质评标准操作规程

室内质量控制（internal quality control，IQC）是指检验人员按照一定的频度连续测定稳定样品中的特定组分，并采用一系列方法进行分析，按照统计学规律推断和评价本批次测量结果的可靠程度，以此判断检验报告是否可发出，及时发现并排除质量环节中的不满意因素。室间质量评价（external quality assessment，EQA），是多家实验室分析同一标本，并由外部独立机构收集和反馈实验室上报的结果，以此评价实验室操作的过程。通过实验室间的比对，判定实验室的校准、检测能力以及监控其持续能力。

一、室内质量控制

（一）目的

规范室内质量控制过程，以保证室内质控品的检测时间、频次及具体操作等符合要求，规范质控结果审核流程，正确查找失控原因，及时处理，从而保证患者标本检验结果的准确性。

（二）适用范围

本操作规程适用于血凝、血栓弹力图室内质控工作，项目包括凝血酶原时间（PT）、活化部分凝血活酶时间（APTT）、纤维蛋白原（FIB）测定、凝血酶时间（thrombin time，TT）、D-二聚体（DD）测定、纤维蛋白降解产物（fibrin degradation product，FDP）测定等，对检验前过程、检验中及检验后过程进行控制。

（三）质控实施

1. 质控图　建议使用可将不同浓度水平绘制在同一图上的Z-分数图作为绘制质控图。

2. 质控规则　推荐采用1_{2S}为警告，$1_{3S}/2_{2S}/R_{4S}$为失控。

3. 质控品要求

（1）质控品选取：可使用厂家配套质控物，也可以使用独立的第三方质控物作为配套质控物的替代或补充，但至少包含2个浓度水平（正常水平、异常水平）。

（2）质控品检测频次：每日开机后患者标本上样前进行检测，检测频次可依据常规标本检测过程中或完成后的标本量多少进行适当调整，质控合格后才可以进行患者标本检测。

4. 质控均值和标准差的确定

（1）初始化数据：每年的 1 月，同时用至少包含 2 个浓度水平的质控品按检测方法至少测定 10 天，每天上下午各 1 次，将检测数据输入电脑，累积至少 20 个数据（剔除超过 3 个标准差的数据）完成初始化，电脑将自动计算其均值和标准差，以此作为暂定均值和标准差。

（2）标准差、变异系数：在月末完成数据录入并确认后生成标值，自动传递给下一月进行积累，这样每个月进行标值累积，直至累积达到指定月数（3~5 个月），计算累积均值和累积标准差，以此作为室内质控均值和标准差。

5. 质控品检测 应按日常患者检测样品的处理方式处理，由日常工作人员使用实验室常规检测系统（仪器、试剂和方法等）检测，检测次数应与常规检测患者样本的次数相同。

（1）将质控品取出，平衡至室温 20~25℃，小心开启瓶盖，按瓶身要求加入相应量蒸馏水复融；盖上瓶盖，约需要融解 30 分钟；其间轻轻混匀数次（每隔 5~10 分钟充分混匀 1 次），使内容物完全混匀，不要振摇，避免产生气泡。

（2）用加样枪吸取一定量上样进行检测。

（3）剩余质控品分装于 –20℃冰箱中冷冻保存。

（4）用冷冻保存的质控品检测时，需要尽快使之融解（可于 37℃水浴箱中快速融解，或手心捂热帮助快速融解），混匀后及时上样检测。

（5）机器检测剩余的质控品应按照《医疗废物管理条例》和《医疗卫生机构医疗废物管理办法》处理。

（6）更换新批号质控品时，应在旧批号质控品使用结束前，同时测定新、旧质控品，获取新批号质控物的检测数据。

6. 质控结果审核 质控检测后及时查看质控结果，一旦发现失控，应查找原因并及时纠正，纠正合格后要填写修正值，记录失控原因、处理方法并保存。质控在控后才能进行日常标本检测和检测报告发放。

7. 质控数据汇总及保存 质控数据按月或按批次汇总成报表，各项目的月变异系数值应符合行业标准及相关规定要求，由科主任签字。相关数据至少保存 2 年，包括原始质控数据、失控分析记录、月质控总结等。

（四）注意事项

质控品多由经筛选、检测乙型肝炎病毒表面抗原（HBsAg）、丙型肝炎病毒（HCV）抗体和人类免疫缺陷病毒（HIV）抗体均呈非反应性（阴性）的人源性血液制备而成。虽然这些材料已采用灭活方案以使其无传染性，但是不能保证消除了其潜在传播传染性病原体的可能。因此，质控品的处理应视同疾病传染性制品，按照实验室生物安全防护指南的相关要求操作，预防和处理措施如下。

（1）开启容器前应佩戴手套，在样品处理期间应一直佩戴。若手套破损或被污染，应更换手套。摘除手套后和离开试验区前应洗手。

（2）严禁在实验室内用餐、饮水或吸烟。

（3）所有样品和试剂应与其他含有输注用血液或血液成分的样本分开保存。

（4）当发生意外暴露，包括伤口和黏膜或不完整皮肤被污染时，应按照实验室意外暴露应急方案处理。

二、室间质量评价

（一）目的

规范室间质评工作,保证合理参加和顺利完成室间质评活动,有助于了解自身实验室在参评单位中的检测水平,还能够发现自身实验室存在的问题和缺陷,为进一步的质量改进提供依据和方向,从而确保检验结果的可接受性。

（二）适用范围

本操作规程适用于血凝、血栓弹力图的室间质评工作各环节,包括项目申请,质评物接收和保存,质评物及时检测,质评结果及时上报,室间质评结果反馈和及时审核、评估。

（三）质评实施

1. 质评计划制订

（1）室间质评项目计划申请:室间质评项目负责人每年根据实际工作要求不断增加、更新质评项目,并填写室间质评计划表,交由科主任审批。计划应包括质评的类型、质评的项目、质评的发放频率和发放时间等。

（2）室间质评的类型:可参加国家、省临床检验中心组织的室间质量评价活动。

2. 质评物的接收与保存　由室间质评项目负责人指定专人负责接收室间质评物,接收时仔细核对相关信息,包括质评物的数量、质评物的编号及质评物的状态,核对无误后按照说明书上的条件储存,若核对发现有误及时与质评机构联系处理。

3. 质评检测　应按日常患者检测样品的处理方式处理,由室间质评项目负责人使用实验室常规检测系统(仪器、试剂和方法等)检测,检测次数应与常规检测患者样本的次数相同。不可将 EQA 样品或部分样品送到其他实验室分析。

（1）将质评样品冻干物瓶取出,平衡至室温 20~25℃,小心开启瓶盖,按瓶身要求加入相应量蒸馏水复融;盖上瓶盖,约需融解 30 分钟;其间轻轻混匀数次(每隔 5~10 分钟充分混匀 1 次)使内容物完全混匀,不要振摇,避免产生气泡。

（2）将混匀的质评物溶液倒入样品杯中,进行检测。

（3）检测结束后,根据室间质评活动说明书的各质评物保存条件和有效期进行适当保存。

4. 质评数据上报　室间质评项目负责人按检测结果认真填写回报表,科主任审核数据后由室间质评负责人上报结果,保留原始数据。

5. 质评回报结果审核

（1）室间质评结果回报后,可由负责人及时进行下载保存并查看回报结果,应注意监测结果的趋势性变化。

（2）本次质评回报结果不理想:质评项目负责人需要认真分析结果,找出不合格的原因,并提出针对性的整改方案。

（3）连续发生质评结果不合格:科主任需对检测项目进行调整,必要时应停止相应检测项目,查找相关原因,提出并实施相应改进措施后,经过严格评审合格后方可恢复相应检测项目。

6. 质评数据汇总及保存　质评回报结果需要科主任签字,相关记录至少保存 2 年,包括原始数据、纠正措施、质评分析报告等记录。

（四）注意事项

1. 应在规定时间内上报室间质评结果,上报前务必仔细核对避免填写错误。

2. 不可将 EQA 样品或部分样品送到其他实验室分析,也不可与其他实验室进行关于室间质评样品的结果交流。

（五）支持文件和记录

室间质评结果分析报告表(附表 11-33)。

第二节　凝血常规检测操作规程

凝血检测是对人体的凝血系统和纤溶系统进行检查的一种方法。凝血常规检测能够了解人体的凝血系统和纤溶系统是否存在问题,并找出问题的原因,从而指导临床治疗。凝血常规检测包括 PT、APTT、FIB、TT、DD、FDP 测定等。

一、凝血酶原时间测定

（一）目的

规范凝血酶原时间测定的操作过程,保证检测结果的准确性。

（二）适用范围

本操作规程适用于外源性凝血系统的筛查,还可作为口服抗凝剂的监控。

（三）原理

在乏血小板血浆中,加入足够量的组织凝血活酶,如组织因子(tissue factor,TF)和适量的钙离子,使凝血酶原转变成凝血酶,凝血酶使纤维蛋白原转变成纤维蛋白,从而促使血浆凝固。凝血酶原时间测定不仅反映凝血酶原水平,而且反映因子 V、Ⅶ、X 和纤维蛋白原在血浆中的水平,因此是外源性凝血系统的筛查试验。

（四）样品要求

1. 依照 WS/T 359—2024《血栓与止血检验常用项目的标本采集与处理》的要求进行标本采集,采用枸橼酸钠抗凝管,血液与抗凝剂比值应为 9:1。

2. HCT≥0.55(55%) 时,需要对患者血液中枸橼酸钠的终浓度进行调节,调节公式如下。

$$X=(100-HCT)/(595-HCT)$$

X 表示单位体积血液所需的抗凝剂体积数;HCT 表示红细胞压积。

注:对于 HCT≤0.20(20%) 的标本,目前还无足够的数据证明其可用于确定枸橼酸盐浓度的调节。

3. 实验室应制定鉴别不合格标本的标准,标本有凝块、抗凝剂使用错误或采血量不够(与标示量相差大于 10%)时,应拒收标本。

4. 标本采集后宜在 1 小时内送检,采用规定的离心速度和离心时间(室温、2 000×*g*、不少于 10 分钟)分离血浆,以获得乏血小板血浆(血小板计数 <10×10⁹/L),宜 4 小时内完成血浆标本检测。若不能及时检测,应在分离血浆后置于 –20℃冰箱(最多可保存 2 周)或 –70℃冰箱(最多可保存 6 个月)中。

（五）试剂与仪器

试剂与仪器包括组织凝血活酶、氯化钙溶液、全自动凝血分析仪。

（六）校准

1. 仪器的校准应每年执行 1 次或在需要时加做。

2. 定标 每次更换新批号时，需要查看并更改仪器内的国际灵敏度指数（international sensitivity index，ISI）值。

（七）室内质量控制

详见室内质量控制的标准操作规程。

（八）操作方法

不同品牌的全自动凝血分析仪有不同的操作规程，可根据实验的品牌型号具体操作。

（九）结果判断

1. 凝血酶原时间（PT） 超过正常对照 3 秒为延长。

2. 国际标准化比值（INR）（受检 PT/ 参比血浆 PT）^{ISI}。

（十）参考区间

1. 不同品牌及试剂结果差异较大，各实验室应根据自己的特定人群、仪器及试剂，确立自己的参考区间。

2. 可报告区间、复检条件和危急值范围由各实验室根据仪器设备、试剂、人群特征和科室情况自行确立，合理应用。

（十一）注意事项

1. 采用对凝血因子无激活作用的塑料制品、硅化玻璃管或其他不沾湿的容器，不可使组织液混入血液中。

2. 标本采集后宜在 1 小时内送检，4 小时内完成血浆标本检测，若不能及时检测，应在分离血浆后置于 −20℃冰箱（最多可保存 2 周）或 −70℃冰箱（最多可保存 6 个月）中。

3. HCT>0.55 时，抗凝剂的用量应作适当的调整。

4. 血液中含有某些高浓度的抗生素如 β- 内酰胺类药物，也能导致 PT 时间延长。

5. 更换新批号试剂时，如果试剂灵敏度差异明显，应重新验证生物参考区间，试剂灵敏度接近时，可使用 5 份健康人标本进行结果比对，以确认参考区间的适用性。

（十二）临床意义

1. PT 延长 可见于先天性因子Ⅱ、Ⅴ、Ⅶ、Ⅹ缺乏症或低（无）纤维蛋白原血症；获得性 PT 延长见于 DIC、原发性纤溶亢进、维生素 K 缺乏；血液循环中有抗凝物质如口服抗凝剂、肝素和 FDP 存在。

2. PT 缩短 见于高凝状态、血栓疾病、口服避孕药、Ⅴ因子增多症等。

3. 口服抗凝剂监控 我国人群 INR 以 1.8~2.5 为宜，一般不超过 3.0。

二、活化部分凝血活酶时间测定

（一）目的

规范活化部分凝血活酶时间测定的操作规程，保证检测结果的准确性。

（二）适用范围

本操作规程适用于内源性凝血系统的筛查。

（三）原理

在 37℃下以白陶土激活因子ⅩⅡ和ⅩⅠ,以脑磷脂（部分凝血活酶）代替血小板提供凝血的催化表面,在 Ca^{2+} 参与下,观察乏血小板血浆凝固所需时间。

（四）样品要求

1. 依照 WS/T 359—2024《血栓与止血检验常用项目的标本采集与处理》的要求进行标本采集,采用枸橼酸钠抗凝管,血液与抗凝剂比值应为 9∶1。

2. HCT≥0.55（55%）时,需要对患者血液中枸橼酸钠的终浓度进行调节,调节公式如下。

$$X=（100-HCT）/（595-HCT）$$

X 表示单位体积血液所需的抗凝剂体积数;HCT 表示红细胞压积。

注:对于 HCT≤0.20（20%）的标本,目前还无足够的数据证明其可用于确定枸橼酸盐浓度的调节。

3. 实验室应制定鉴别不合格标本的标准,标本有凝块、抗凝剂使用错误或采血量不够（与标示量相差大于 10%）时,应拒收标本。

4. 标本采集后宜在 1 小时内送检,采用规定的离心速度和离心时间（室温、2 000×g、不少于 10 分钟）分离血浆,以获得乏血小板血浆（血小板计数 <10×10⁹/L）,4 小时内完成血浆标本检测。若不能及时检测,应在分离血浆后置于 4℃冰箱中,在 4 小时内完成检测,冰冻血浆在 –20℃条件下最多可保存 2 周,在 –70℃条件下最多可保存 6 个月。

（五）试剂与仪器

试剂与仪器包括白陶土 - 脑磷脂的混悬液、氯化钙溶液、全自动凝血分析仪。

（六）校准

仪器的校准应每年执行 1 次或在需要时加做。

（七）室内质量控制

详见室内质量控制的标准操作规程。

（八）操作方法

不同品牌的全自动凝血分析仪有不同的操作规程,可根据实验的品牌型号具体操作。

（九）结果判断

1. 活化部分凝血活酶时间（APTT） 超过正常对照 10 秒为延长。

2. 即时纠正试验 APTT 延长时,患者血浆与正常混合血浆 1∶1 混合后立即测定 APTT,同步检测正常混合血浆 APTT 和患者血浆 APTT。Rosner 指数 =(1∶1 混合血浆 APTT– 正常混合血浆 APTT)×100/ 患者血浆 APTT。Rosner 指数 <11 为纠正,>11 为未纠正。

3. 孵育试验 患者血浆与正常混合血浆 1∶1 混合后孵育 1 小时,测定 APTT;患者血浆与正常混合血浆分别孵育 1 小时,再立刻 1∶1 混合后测定 APTT。如果前者 APTT- 后者 APTT>3 秒,提示为时间 / 温度依赖型。

（十）参考区间

1. 不同品牌及试剂结果差异较大,各实验室应根据自己的特定人群、仪器及试剂,确立自己的参考区间。

2. 可报告区间、复检条件和危急值范围由各实验室根据仪器设备、试剂、人群特征和科室情况自行确立,合理应用。

（十一）注意事项

1. 采用对凝血因子无激活作用的塑料制品、硅化玻璃管或其他不沾湿的容器,不可使组织液混入血液中。

2. 标本采集后宜在 1 小时内送检,在 4 小时内完成血浆标本检测,若不能及时检测,应在分离血浆后置于 4℃冰箱中,在 4 小时内完成检测,冰冻血浆在 –20℃条件下最多可保存 2 周,在 –70℃条件下最多可保存 6 个月。

3. HCT>0.55 时,抗凝剂的用量应作适当的调整。

4. 血液中含有某些高浓度的抗生素,如青霉素或某些抗凝药物等,也能导致 APPT 时间延长。

5. 更换新批号试剂时,如果试剂灵敏度差异明显,应重新验证生物参考区间,试剂灵敏度接近时,可使用 5 份健康人标本进行结果比对,以确认参考区间的适用性。

（十二）临床意义

1. APTT 延长　①因子Ⅷ、Ⅸ、Ⅺ和Ⅻ血浆水平低,如血友病 A、B 及凝血因子Ⅺ、Ⅻ缺乏症;因子Ⅷ减少还见于部分血管性血友病(von Willebrand disease,vWD)患者;②严重的凝血酶原、因子Ⅴ、因子Ⅹ和纤维蛋白原缺乏,如严重肝脏疾病、阻塞性黄疸、纤维蛋白原缺乏症等;③纤溶活性增强,如继发性 DIC 等;④血液循环中有抗凝物质,如抗因子Ⅷ或Ⅸ抗体、狼疮抗凝物质等;⑤监测普通肝素治疗,APTT 延长为正常对照值的 1.5~2.0 倍。

2. APTT 缩短　高凝状态或血栓疾病。

3. 纠正试验　APTT 延长,即时纠正试验能够纠正到正常对照值附近,提示因子缺乏;即时纠正试验不能纠正,提示可能存在抗凝物,狼疮抗凝物常见;孵育试验不能纠正,提示可能存在时间 / 温度依赖性抗凝物,如Ⅷ因子抗体。

三、纤维蛋白原测定

（一）目的

规范纤维蛋白原测定的操作规程,保证检测结果的准确性。

（二）适用范围

本操作规程多用于先天性低纤维蛋白原血症、原发性和继发性纤溶引起的低纤维蛋白原血症检测。

（三）原理

根据纤维蛋白原与凝血酶作用最终形成纤维蛋白的原理,在乏血小板血浆中,加入足够量的标准化凝血酶,血浆凝固时间与纤维蛋白原含量呈负相关,以纤维蛋白原标准品做标准曲线,查阅标准曲线得出标本纤维蛋白原的含量。

（四）样品要求

1. 依照 WS/T 359—2024《血栓与止血检验常用项目的标本采集与处理》的要求进行标本采集,采用枸橼酸钠抗凝管,血液与抗凝剂比值应为 9∶1。

2. HCT≥0.55 时,需要对患者血液中枸橼酸钠的终浓度进行调节,调节公式如下。

$$X=(100-HCT)/(595-HCT)$$

X 表示单位体积血液所需的抗凝剂体积数;HCT 表示红细胞压积。

注:对于 HCT≤0.20 的标本,目前还无足够的数据证明其可用于确定枸橼酸盐浓度的

调节。

3. 实验室应制定鉴别不合格标本的标准,标本有凝块、抗凝剂使用错误或采血量不够(与标示量相差大于 10%)时,应拒收标本。

4. 标本采集后宜在 1 小时内送检,采用规定的离心速度和离心时间(室温、2 000×g、不少于 10 分钟)分离血浆,以获得乏血小板血浆(血小板计数 <10×10^9/L),在 8 小时内完成血浆标本检测。若不能及时检测,应在分离血浆后置于 4℃冰箱中保存,冰冻血浆在 −20℃条件下最多可保存 2 周,在 −70℃条件下最多可保存 6 个月。

(五)试剂与仪器
试剂与仪器包括凝血酶试剂、纤维蛋白原标准品、全自动凝血分析仪。

(六)校准
1. 仪器的校准应每年执行 1 次或在需要时加做。
2. 首次启动机器、每次更换试剂批号及大型维修后,需要重新定标。

(七)室内质量控制
详见室内质量控制的标准操作规程。

(八)操作方法
不同品牌的全自动凝血分析仪有不同的操作规程,可根据实验的品牌型号具体操作。

(九)参考区间
2~4g/L。

(十)注意事项
1. 采用对凝血因子无激活作用的塑料制品、硅化玻璃管或其他不沾湿的容器,不可使组织液混入血液中。
2. HCT>0.55 时,抗凝剂的用量应作适当的调整。
3. FIB 检测的方法学较多,Clauss 法是目前首选的方法。
4. PT 衍生法在 PT 检测值异常以及 FIB 异常等情况下并不适用。
5. 凝血酶试剂容易氧化失活,应严格按照说明书推荐的条件保存,一旦配制要尽早使用。

(十一)临床意义
1. 纤维蛋白原增高　见于糖尿病和糖尿病酸中毒、急性心肌梗死发作期、结缔组织病、急性肾炎和尿毒症、急性传染病、休克、烧伤、恶性肿瘤、妊娠晚期和妊娠期高血压疾病等。
2. 纤维蛋白原降低　见于 DIC、原发性纤溶亢进、重症肝炎、肝硬化、低或无纤维蛋白原血症等,也见于溶栓治疗,可作为溶栓治疗的监测指标。

四、凝血酶时间测定

(一)目的
规范凝血酶时间测定的操作规程,保证检测结果的准确性。

(二)适用范围
本操作规程可用于低/异常纤维蛋白原血症和类肝素物质增多的筛查,还可作为纤溶活性的筛选试验。

（三）原理

在乏血小板血浆中，加入一定量的标准化凝血酶，在凝血酶作用下，待检血浆中的纤维蛋白原转变成纤维蛋白，从而促使血浆凝固。从加入凝血酶到血浆凝固所需要的时间即称为血浆凝血酶时间。当待检血浆中抗凝物质增多时，凝血酶时间延长。

（四）样品要求

1. 依照 WS/T 359—2024《血栓与止血检验常用项目的标本采集与处理》的要求进行标本采集，采用枸橼酸钠抗凝管，血液与抗凝剂比值应为 9∶1。

2. HCT≥0.55（55%）时，需要对患者血液中枸橼酸钠的终浓度进行调节，调节公式如下。

$$X=(100-HCT)/(595-HCT)$$

X 表示单位体积血液所需的抗凝剂体积数；HCT 表示红细胞压积。

注：对于 HCT≤0.20（20%）的标本，目前还无足够的数据证明其可用于确定枸橼酸盐浓度的调节。

3. 实验室应制定鉴别不合格标本的标准，标本有凝块、抗凝剂使用错误或采血量不够（与标示量相差大于 10%）时，应拒收标本。

4. 标本采集后宜在 1 小时内送检，采用规定的离心速度和离心时间（室温、$2\,000\times g$、不少于 10 分钟）分离血浆，以获得乏血小板血浆（血小板计数 $<10\times10^9/L$），在 4 小时内完成血浆标本检测。若不能及时检测，应在分离血浆后置于 4℃冰箱中，在 4 小时内完成检测。

（五）试剂与仪器

试剂与仪器包括凝血酶试剂、全自动凝血分析仪。

（六）校准

仪器的校准应每年执行 1 次或在需要时加做。

（七）室内质量控制

详见室内质量控制的标准操作规程。

（八）操作方法

不同品牌的全自动凝血分析仪有不同的操作规程，可根据实验仪器的说明书进行具体操作。

（九）参考区间

不同品牌及试剂结果差异较大，各实验室应根据自己的特定人群、仪器及试剂，确立自己的参考区间。若超过正常对照 3 秒以上者为异常。

（十）注意事项

1. 采用对凝血因子无激活作用的塑料制品、硅化玻璃管或其他不沾湿的容器，不可使组织液混入血液中。

2. 标本采集后宜在 1 小时内送检，在 4 小时内完成血浆标本检测，若不能及时检测，可分离血浆后置于 4℃冰箱中保存，在 4 小时内完成检测，冰冻血浆在 –20℃条件下最多可保存 2 周，在 –70℃条件下最多可保存 6 个月。

3. HCT>0.55 时，抗凝剂的用量应作适当的调整。

（十一）临床意义

1. TT 延长　见于肝素／类肝素抗凝物质增多、FDP/D- 二聚体增多、低（无）纤维蛋白原血症等。肝素治疗时 TT 宜控制在参考区间的 4 倍以内,溶栓治疗 TT 宜控制在正常参考值的 1.5~2.5 倍范围内。

2. TT 缩短　常见于血液标本中有微小凝块或钙离子存在。

五、D- 二聚体测定

(一)目的
规范 D- 二聚体测定的操作规程,保证检测结果的准确性。

(二)适用范围
D- 二聚体测定是继发性纤溶亢进诊断的重要依据;有较高的阴性预测值,可用于血栓性疾病的排除;对监测抗凝治疗有指导意义。

(三)原理
多采用免疫比浊法,当待检血浆中含有 D- 二聚体时,包被的抗人 D- 二聚体单克隆抗体,与交联纤维蛋白纤溶产物(D- 二聚体)的交联区域特异性结合,触发凝集反应,随后检测反应体系浊度的增加。仪器通过对浊度改变的监测,将吸光度转换成浓度值,由此获得待检样本中 D- 二聚体的量。

(四)样品要求
1. 依照 WS/T 359—2024《血栓与止血检验常用项目的标本采集与处理》的要求进行标本采集,采用枸橼酸钠抗凝管,血液与抗凝剂比值应为 9∶1。

2. 实验室应制定鉴别不合格标本的标准,标本有凝块、抗凝剂使用错误或采血量不够(与标示量相差大于 10%)时,应拒收标本。

3. 标本采集后宜在 1 小时内送检,采用规定的离心速度和离心时间(室温、$2\,000 \times g$、不少于 10 分钟)分离血浆,以获得乏血小板血浆(血小板计数 $<10 \times 10^9/L$),若不能及时检测,应在分离血浆后置于 4℃冰箱中保存。

(五)试剂与仪器
1. 抗人 D- 二聚体单克隆抗体、稀释液、缓冲液。

2. D- 二聚体标准品。

3. 全自动凝血分析仪。

(六)校准
1. 仪器的校准应每年执行 1 次或在需要时加做。

2. 首次启动机器、每次更换试剂批号及大型维修后,需要重新定标。

(七)室内质量控制
详见室内质量控制的标准操作规程。

(八)操作方法
不同品牌的全自动凝血分析仪有不同的操作规程,可根据实验仪器的说明书进行具体操作。

(九)参考区间
不同品牌及试剂结果差异较大,各实验室应根据自己的特定人群、仪器及试剂,确立自己的参考区间。参考区限的限定对于静脉血栓形成的排除诊断至关重要。

（十）注意事项

1. 采用对凝血因子无激活作用的塑料制品、硅化玻璃管或其他不沾湿的容器,不可使组织液混入血液中。

2. 标本采集后宜在 1 小时内送检,若不能及时检测,可分离血浆后置于 4℃冰箱中保存,冰冻血浆在 –20℃条件下最多可保存 1 个月,在 –70℃条件下最多可保存 6 个月。

3. 外观混浊的脂血标本可高速离心后进行检测。

4. 凡有血块形成的出血,D- 二聚体均可阳性,故其特异度较低。另外,较高类风湿因子浓度、血浆中存在异嗜性抗体都可能使 D- 二聚体水平假性增高。

（十一）临床意义

1. D- 二聚体增高可见于深静脉血栓、DIC、肺栓塞、妊娠、恶性肿瘤患者、胆囊炎、阑尾炎、坏死性胰腺炎患者术后等。

2. 血栓前状态和血栓性疾病的 D- 二聚体都增高。D- 二聚体阴性,可排除血栓性疾病,但陈旧性血栓患者 D- 二聚体并不升高。

3. 心肌梗死患者进行溶栓治疗 1 小时后 D- 二聚体持续升高,6 小时达峰值,24 小时降到治疗前水平。如溶栓药物已达疗效,则 D- 二聚体含量迅速下降,如升高后仍维持在高水平,提示溶栓药物剂量不足。

4. 原发性纤溶亢进 D- 二聚体阴性,继发性纤溶亢进 D- 二聚体阳性。

5. 不稳定型心绞痛患者 D- 二聚体水平明显升高且增高的持续时间比临床症状持续时间更长。

6. D- 二聚体含量测定可对糖尿病伴有微血管病变患者进行监控。

六、纤维蛋白降解产物测定

（一）目的

规范纤维蛋白降解产物(FDP)测定的操作规程,保证检测结果的准确性。

（二）适用范围

纤维蛋白降解产物是原发性纤溶亢进以及 DIC 诊断、观察和治疗过程的重要指标。

（三）原理

纤维蛋白降解产物测定多采用免疫比浊法,待检血浆中 FDP 与试剂中抗人 FDP 单克隆体发生抗原抗体反应,使得反应体系浊度增加。仪器通过对浊度改变的监测,将吸光度转换成浓度值,由此获得待检样本中 FDP 的量。

（四）样品要求

1. 依照 WS/T 359—2024《血栓与止血检验常用项目的标本采集与处理》的要求进行标本采集,采用枸橼酸钠抗凝管,血液与抗凝剂比值应为 9∶1。

2. 实验室应制定鉴别不合格标本的标准,标本有凝块、抗凝剂使用错误或采血量不够(与标示量相差大于 10%)时,应拒收标本。

3. 标本采集后宜在 1 小时内送检,采用规定的离心速度和离心时间(室温、$2\,000 \times g$、不少于 10 分钟)分离血浆,以获得乏血小板血浆(血小板计数 $<10 \times 10^9/L$),若不能及时检测,应在分离血浆后置于 4℃冰箱中保存。

（五）试剂与仪器

1. 抗人 FDP 单克隆抗体、缓冲液。

2. FDP 标准品。

3. 全自动凝血分析仪。

（六）校准

1. 仪器的校准应每年执行 1 次或在需要时加做。

2. 首次启动机器、每次更换试剂批号及大型维修后，需要重新定标。

（七）室内质量控制

详见室内质量控制的标准操作规程。

（八）操作方法

不同品牌的全自动凝血分析仪有不同的操作规程，可根据实验仪器的品牌型号具体操作。

（九）参考区间

纤维蛋白降解产物通常 <5mg/L，不同品牌及试剂结果差异较大，各实验室应根据自己的特定人群、仪器及试剂，确立自己的参考区间。

（十）注意事项

1. 采用对凝血因子无激活作用的塑料制品、硅化玻璃管或其他不沾湿的容器，不可使组织液混入血液中。

2. 标本采集后宜在 1 小时内送检，若不能及时检测，可分离血浆后置于 4℃冰箱中保存，冰冻血浆在 –20℃条件下最多可保存 1 个月，在 –70℃条件下最多可保存 6 个月。

3. 高类风湿因子浓度、异嗜性抗体存在都可能使 FDP 水平假性增高。

（十一）临床意义

1. 原发性纤溶亢进时，FDP 含量可明显增高。

2. 发生深静脉血栓、肺栓塞、妊娠期高血压疾病、恶性肿瘤、外伤及外科手术、溶栓治疗等所致的继发性纤溶亢进时，FDP 含量升高。

七、危急值报告管理

（一）目的

规范实验室检验结果危急值报告的相关内容，确保准确且能及时地通知临床，使患者的危急情况得到及时处理。

（二）适用范围

危急值报告管理适用于实验室所有的危急检验结果的报告。

（三）职责

1. 实验室主任负责组织与医务科、临床科室共同制定危急检验项目的范围和危急值的界限，并商讨危急值的报告方式。

2. 实验室工作人员应熟知危急值项目及其判断标准，能有效识别和复查危急值并及时报告至临床。

3. 临床医师负责及时接收危急值报告并进行相关处理。

（四）报告管理

1. 危急值的定义　某些生理指标达到一定的阈值时,患者可能正处于有生命危险的边缘状态,此时如能给予及时、有效的治疗,患者生命可以得到挽救;否则,可能会出现不良后果,这种可以危及生命的阈值称为危急值。

2. 危急值的判断标准　危急值可因年龄、检测系统不同而不同,另各医院制定的危急值也不尽相同,实验室应与使用本实验室的临床医师协商一致后确定关键指标及其"警告 /危急"区间。

3. 危急值结果的处理

（1）当出现危急值时,在确认仪器设备正常、室内质控在控的情况下,立即找出该结果对应的标本,核查标本资料及检查标本外观,核对原始结果,并再次对结果进行复查。

（2）如果检验者对检验结果有疑问,要与临床及时联系,询问内容包括该结果是否与病情相符,临床标本采集是否规范及其他可影响该结果的因素等,必要时重新采集标本送实验室复查。

（3）确认危急值后按危急值流程报给临床,推荐用信息系统进行上报,流程如下:检验工作人员审核危急值报告→LIS 系统弹出临床危急值自动报警提示→检验人员确认后审核→计算机自动记录报告责任人、报告日期、报告时间、检验结果等相关信息,并将结果发送至临床→临床护士工作站弹出查看危急值报告提示窗口→临床医生根据危急值结果及时对患者进行处理。

（4）若临床医护人员未能在 5 分钟内接收危急值,LIS 系统会弹出提示信息,检验工作人员应立即电话联系临床,提醒临床工作人员接收危急值或电话报告危急值,电话报告的危急值应在 LIS 系统里做好记录。

（5）当 LIS 发生故障不能自动报告危急值时,通过电话方式通知临床,并填写危急值登记表。

（张慧　蔡晓红）

第三节　血栓弹力图检测操作规程

血栓弹力图（thromboelastography,TEG）能快速、准确、全面地检测血液凝固及纤维蛋白溶解的全过程。血栓弹力图可以检测凝血状态、评估血栓及出血风险;分析出血原因,指导成分输血,减少血液制品的使用;评估抗凝药物的效果,指导抗凝药物的使用。

一、普通 TEG 检测

（一）目的
确定 TEG 普通杯检测的操作方法,指导 TEG 普通杯检测的完成,保证 TEG 普通杯检测结果的准确性。

（二）适用范围
TEG 能快速提供有关整个凝血过程的资料并能进行连续监测,同时反映凝血状态及纤溶状态,适用于:①监测凝血因子不足;②诊断高凝状态;③检测血小板功能;④检测纤维蛋白原功能;⑤诊断纤溶状态;⑥指导成分输血。

（三）原理

通过表面激活机制激发内源凝血途径（ⅫⅠ因子），使血样发生凝固,随着血凝块的形成、回缩和 / 或溶解,电脑控制的 TEG 分析仪自动记录这些血样（全血、血浆、富血小板血浆）的动力学变化。因此,形成的凝血图是检测血凝块的形成、溶解及血凝块凝血功能的动态变化展示。TEG 图形能够以血样的低凝、正常凝血或高凝状态以及溶解度来进行定量或定性分析。

（四）样品要求

1. 依照 WS/T 359—2024《血栓与止血检验常用项目的标本采集与处理》的要求进行标本采集,采用枸橼酸钠抗凝管,血液与抗凝剂比值应为 9∶1。

2. 实验室应制定鉴别不合格标本的标准。标本有凝块、抗凝剂使用错误或采血量不够（与标示量相差大于 10%）时,应拒收标本。

3. 采集后的血液建议在 2 小时内检测,检测前混匀血样。

（五）试剂与仪器

1. 表面激活剂,如高岭土、鞣花酸等。

2. 氯化钙溶液。

3. 血栓弹力图仪器。

（六）校准

仪器的校准应每年执行 1 次或在需要时加做。

（七）室内质量控制

详见室内质量控制的操作规程。

（八）操作方法

不同品牌的血栓弹力图仪有不同的操作规程,可根据实验仪器的说明书进行具体操作。

（九）结果判断见表 12-1。

表 12-1　普通 TEG 检测结果判断

参数	意义	参考值
R 值	凝血反应时间,反映凝血因子活性	5~10min
K 值	血凝块形成的速度,主要反映纤维蛋白原功能水平	1~3min
ANG	血凝块形成的动力学参数,反映纤维蛋白原功能水平	53°~72°
MA	最大振幅,反映血小板功能	50~70mm
LY30	MA 后 30min 振幅减小百分率,反映纤溶状态	<7.5%
EPL	MA 后 30min 内血凝块将要溶解的百分比,反映纤溶状态	<15%
CI（凝血综合指数）	描述凝血总体情况	<-3:低凝 -3~+3:正常 >+3:高凝

（十）参考区间

主要参数指标参考区间见表12-1,不同品牌及试剂结果差异较大,各实验室应根据自己的特定人群、仪器及试剂,确立自己的参考区间。

（十一）注意事项

1. 采用对凝血因子无激活作用的塑料制品、硅化玻璃管或其他不沾湿的容器,不可使组织液混入血液中。

2. 检测过程中避免仪器震动及晃动,以免影响实验结果。

3. 试剂不使用时,应置于2~8℃冰箱中保存。

（十二）临床意义

1. R值　反映参加凝血过程（内源性、外源性和共同途径）所有凝血因子的综合作用。缩短多见于血液呈高凝状态,如血栓及血栓性疾病、妊娠等;延长见于凝血因子缺乏或使用抗凝剂,凝血因子缺乏的R值延长能通过输注新鲜冰冻血浆（FFP）纠正。

2. K值　反映纤维蛋白和血小板在凝血块开始形成时的共同作用结果。K值的长短受纤维蛋白原水平的影响,而受血小板功能的影响则较小。影响两者的抗凝剂可延长K值,K值延长可被冷沉淀或FFP纠正。

3. ANG　反映纤维蛋白和血小板在凝血块开始形成时的共同作用结果。从血凝块形成点至描记图最大曲线弧度做切线与水平线的夹角,与K值密切相关,都是反映血凝块聚合的速率。当凝血处于重度低凝状态时,血块幅度达不到20mm,此时K值无法确定。因此,ANG比K值更有价值。影响ANG的因素与K值相同。

4. MA　TEG图上的最大振幅,反映正在形成的血凝块的最大强度及血凝块形成的稳定性。MA主要受纤维蛋白原及血小板两个因素的影响,其中血小板的作用（约占80%）要比纤维蛋白原（约占20%）大,血小板质量或数量的异常都会影响到MA。

5. LY30　分别测量在MA确定后30分钟内血凝块消融（或减少）的速率。LY30>7.5%提示处于高纤溶状态,即纤溶亢进;LY30>7.5%时,若CI≤1.0提示原发性纤溶亢进,应使用抗纤溶药纠正;若CI≥3.0提示继发性纤溶亢进,需要抗凝处理。

6. CI　即凝血综合指数,用来描述患者的总体凝血状况。CI<-3为低凝状态,CI>+3为高凝状态。

7. EPL　预测在MA确定后30分钟内血凝块将要溶解的百分比,作用同LY30。

二、肝素酶对比检测

（一）目的

确定肝素酶对比检测的操作方法,指导肝素酶对比检测的完成,保证肝素酶对比检测结果的准确性。

（二）适用范围

评估使用肝素、低分子量肝素以及类肝素药物的疗效,评估是否肝素残留或反跳。

（三）原理

肝素酶杯有肝素酶涂层,可中和血样中的肝素。血栓弹力图仪描记出的图谱（曲线A）还原患者使用肝素之前的凝血状况;对于服用肝素的患者,普通杯描记的图谱（曲线B）为患者现在的凝血状况,即使用肝素后的凝血状况。将两个图谱进行对比,即可知道患者使用肝素的效果及现在的凝血状况,为下一步的临床治疗提供依据。

（四）样品要求

1. 依照 WS/T 359—2024《血栓与止血检验常用项目的标本采集与处理》的要求进行标本采集,采用枸橼酸钠抗凝管,血液与抗凝剂比值应为 9∶1。

2. 实验室应制定鉴别不合格标本的标准。标本有凝块、抗凝剂使用错误或采血量不够（与标示量相差大于 10%）时,应拒收标本。

3. 采集后的血液建议在 2 小时内检测,检测前混匀血样。

（五）试剂与仪器

1. 肝素酶杯,含 2.0IU 冻干粉肝素酶Ⅰ。

2. 表面激活剂,如高岭土等。

3. 氯化钙溶液。

4. 血栓弹力图仪。

（六）校准

仪器的校准应每年执行 1 次或在需要时加做。

（七）室内质量控制

详见室内质量控制的操作规程。

（八）操作方法

不同品牌的血栓弹力图仪有不同的操作规程,可根据实验仪器的说明书进行具体操作。

（九）结果判断

1. R 值　即凝血因子反应时间,等同于普通杯。

2. ΔR　即肝素酶杯 R 值与普通杯 R 值的差值,比较前后两次 TEG 的 R 值,ΔR 延长表示药物起效,ΔR 不变表示药物未起效（抵抗）。

（十）参考区间

1. 如果患者没有使用肝素,评估凝血情况等同于 TEG 普通样品杯。

2. ΔR 延长表示药物起效,不变表示药物未起效（抵抗）。

（十一）注意事项

1. 采用对凝血因子无激活作用的塑料制品、硅化玻璃管或其他不沾湿的容器,不可使组织液混入血液中。

2. 检测过程中避免仪器震动及晃动,以免影响实验结果。

3. 试剂不使用时,应置于 2~8℃冰箱中保存。

4. 不要触碰杯子内缘和杯盖外缘,更不要将它们暴露在空气中造成污染。

（十二）临床意义

1. 如果患者没有使用肝素,评估凝血情况等同于 TEG 普通样品杯。

2. 药物效果监测　使用肝素、低分子量肝素等抗凝药物时,比较前后两次 TEGR 值的差值,ΔR 值延长表示药物起效,ΔR 值不变表示药物未起效（抵抗）。

3. 判断患者体内是否有肝素残留　比较前后两次 TEGR 值的差值（ΔR）,即可判断患者体内是否有肝素残留,从而为出凝血治疗提供依据。一般认为普通杯 R 值大于 10 分钟,ΔR 大于 2 分钟,说明此时肝素过量,患者出血风险增加。

三、血小板聚集功能检测

（一）花生四烯酸（arachidonic acid,AA）疗效测定

1. 目的　确定操作方法,指导血小板聚集功能样本检测的完成,保证血小板聚集功能样本检测结果的准确性。

2. 适用范围

（1）评估阿司匹林的疗效。

（2）评估使用抗血小板药物后的出血原因。

（3）评估抗血小板药物的患者手术前、手术中出血的风险。

3. 原理　凝血酶是血小板 GPⅡb/Ⅲa 受体的主要直接激活剂,血小板上另外两个主要受体是二磷酸腺苷（ADP）受体和血栓素 A2（thromboxane A2,TXA$_2$）受体,一旦被激活可间接激活 GPⅡb/Ⅲa 受体,从而介导血小板聚集。环氧化酶是生成 TXA$_2$ 时需要的一种酶,它可以被阿司匹林抑制,从而抑制血小板聚集达到抗血小板治疗的目的。使用血栓弹力图 AA 检测试剂盒,患者肝素化抗凝的血样中加入激活剂和试剂 AA,激活血小板的聚集功能,形成 MA$_{AA}$,MA$_{AA}$ 值可指导临床患者抗血小板药物的调整。

4. 样品要求

（1）采用肝素化抗凝管,肝素浓度 >14.5IU/ml。

（2）实验室应制定鉴别不合格标本的标准。标本有凝块、抗凝剂使用错误或采血量不够（与标示量相差大于 10%）时,应拒收标本。

（3）采集后的血液建议在 2 小时内检测,检测前混匀血样。

5. 试剂与仪器

（1）激活剂。

（2）AA 试剂。

（3）血栓弹力图仪器。

6. 校准　仪器的校准应每年执行 1 次或在需要时加做。

7. 室内质量控制　详见室内质量控制的操作规程。

8. 操作方法　不同品牌的血栓弹力图仪有不同的操作规程,可根据实验仪器的品牌型号具体操作。

9. 结果判断　可参考试剂说明书。

10. 参考区间　MA$_{AA}$ 为 19~38mm。不同品牌及试剂结果差异较大,各实验室应根据自己的特定人群、仪器及试剂,确立自己的参考区间。

11. 注意事项

（1）采用对凝血因子无激活作用的塑料制品、硅化玻璃管或其他不沾湿的容器,不可使组织液混入血液中。

（2）检测过程中避免仪器震动及晃动,以免影响实验结果。

（3）试剂不使用时,应置于 2~8℃冰箱中保存。

（4）检测前将血样放置于室温下至少 15 分钟。

（5）AA 试剂出现黄色,表示已经发生氧化,应抛弃并使用新试剂。

12. 临床意义

（1）MA_{AA} 增高：表示患者体内血小板聚集功能增强，提示患者使用的抗血小板药物（阿司匹林）用量不足或产生抵抗。

（2）MA_{AA} 降低：表示患者体内血小板聚集功能低下，提示患者有出血风险。

（二）腺苷二磷酸（adenosine diphosphate，ADP）疗效测定

1. 目的　确定操作方法，指导血小板聚集功能样本检测的完成，保证血小板聚集功能样本检测结果的准确性。

2. 适用范围

（1）评估抗血小板药物（氯吡格雷）的疗效。

（2）评估使用抗血小板药物后的出血原因。

（3）评估抗血小板药物的患者手术前、手术中出血的风险。

3. 原理　凝血酶是血小板 GPⅡb/Ⅲa 受体的主要直接激活剂，血小板上另外两个主要受体是二磷酸腺苷（ADP）受体和血栓素 A2（TXA₂）受体，一旦被激活可间接激活 GPⅡb/Ⅲa 受体，从而介导血小板聚集。而 ADP 受体可以被 ADP 抑制药如氯吡格雷抑制，从而抑制血小板聚集，达到抗血小板治疗的目的。使用血栓弹力图 ADP 检测试剂盒，在患者肝素化抗凝的血样中加入激活剂和试剂 ADP，激活血小板的聚集功能，形成 MA_{ADP}，MA_{ADP} 值可指导临床患者抗血小板药物的调整。

4. 样品要求

（1）采用肝素化抗凝管，肝素浓度 >14.5IU/ml。

（2）实验室应制定鉴别不合格标本的标准。标本有凝块、抗凝剂使用错误或采血量不够（与标示量相差大于 10%）时，应拒收标本。

（3）采集后的血液建议在 2 小时内检测，检测前混匀血样。

5. 试剂与仪器

（1）激活剂。

（2）ADP 试剂。

（3）血栓弹力图仪。

6. 校准　仪器的校准应每年执行 1 次或在需要时加做。

7. 室内质量控制　详见室内质量控制的操作规程。

8. 操作方法　不同品牌的血栓弹力图仪有不同的操作规程，可根据实验仪器的说明书进行具体操作。

9. 结果判断　可参考试剂说明书。

10. 参考区间

MA_{ADP} 为 31~47mm。不同品牌及试剂结果差异较大，各实验室应根据自己的特定人群、仪器及试剂，确立自己的参考区间。

11. 注意事项

（1）采用对凝血因子无激活作用的塑料制品、硅化玻璃管或其他不沾湿的容器，不可使组织液混入血液中。

（2）检测过程中避免仪器震动及晃动，以免影响实验结果。

（3）试剂不使用时,应置于 2~8℃冰箱中保存。

（4）检测前将血样放置于室温下至少 15 分钟。

（5）ADP 试剂出现黄色,表示已经发生氧化,应抛弃并使用新试剂。

12. 临床意义

（1）MA_{ADP} 增高:表示患者体内血小板聚集功能增强,提示患者使用的抗血小板药物（如氯吡格雷）用量不足或产生抵抗。

（2）MA_{ADP} 降低:表示患者体内血小板聚集功能低下,提示患者有出血风险。

第四节　凝血仪器间实验结果比对操作规程

根据《医疗机构临床实验室管理办法》和 ISO 15189:2022 的要求,用于检测临床样本的每个检测系统都应进行至少每年 1 次的仪器间比对,包括采用不同的方法或仪器检验同一项目,均应进行一致性的比较,从而确保临床适宜区间内患者样品结果的可比性。

一、全自动凝血分析仪的仪器间比对

（一）目的

规范实验室内全自动凝血分析仪设备的比对工作,以保证同一检验项目在不同设备检测时检验结果的可比性,确保临床适宜区间内患者样品结果的可比性。

（二）适用范围

使用相同生物参考区间的检测项目需要实施内部比对。上述要求还适用于以下情况。

1. 采用不同的检验程序进行检测的项目。

2. 使用不同型号设备进行检测的项目。

3. 使用相同型号多台设备进行检测的项目。

4. 使用同一台仪器不同吸样模式进行检测的项目。

（三）职责

1. 专业组长负责制订每年室内全自动凝血分析仪的仪器间比对计划,经科主任审核通过。

2. 专业组长负责组织比对计划的制订、比对实验的实施、比对结果的判断标准及不具有可比性项目的整改。

3. 相关检验人员负责比对实验的操作。

（四）比对实施

1. 比对频率　新仪器使用前及仪器使用过程中至少应每 12 个月比对 1 次。

2. 比对样品　选取 20 份临床标本,包含正常水平和异常水平。

3. 比对操作　每份标本分别在使用实验室内部规范操作检测系统和需要比对的仪器设备上进行检测,并应在尽可能短的时间内检测。

4. 比对结果判断　以内部规范操作检测系统的测定结果为标准,计算相对偏差,以每个检验项目的相对偏差符合其要求的比例≥80% 判定该检验项目仪器间比对合格,反之该检验项目仪器间比对不合格(表 12-2)。

表 12-2　×××医院输血科全自动凝血分析仪比对结果判断

项目	偏差 /%	项目	偏差 /%
PT	≤ ± 7.5	TT	≤ ± 10
APTT	≤ ± 7.5	DD	≤ ± 10
FIB	≤ ± 10	FDP	≤ ± 10

注:PT 为凝血酶原时间;APTT 为活化部分凝血活酶时间;FIB 为纤维蛋白原。以上符合偏差范围要求的各项目需≥80% 方可判定该检验项目仪器间比对合格,另各项目偏差允许范围结合本科室室内质控回报数据和室间质评数据而制定。

5. 比对不合格处理措施　根据行业标准 WS/T 407—2012《医疗机构内定量检验结果的可比性验证指南》要求执行。

（1）维持结果的可比性需要以检测系统各质量保证环节的标准化为前提,必要时可通过校准提高结果的可比性。

（2）在可比性验证结果不符合要求时,需要采取相应的纠正措施,其后再将该检测系统与规范操作检测系统的结果进行比对,确保比对结果符合要求,并填写比对不符合和纠正记录。

（3）结果不可比且难以纠正时,可与临床医师沟通后,采用不同的参考区间和 / 或医学决定水平,并在检验报告单上予以明确标示。

6. 比对数据管理　打印原始比对数据,专业组长审核比对记录,科主任签字,相关数据至少保留两年。

（五）注意事项

1. 仪器间比对(可比性验证),只是确认检测系统之间同一检测项目检测结果的一致性,不能取代其他质量保证环节,如校准和室内质量控制等。

2. 比对样品首选临床标本,而且需要包括至少两个浓度水平(正常水平和异常水平)。

二、血栓弹力图仪的仪器间比对

（一）目的

规范实验室内血栓弹力图仪设备的比对工作,以保证同一检验项目在不同设备检测时检验结果的可比性,确保临床适宜区间内患者样品结果的可比性。

（二）适用范围

使用相同生物参考区间的检测项目需要实施内部比对。上述要求还适用于以下情况。

1. 采用不同的检验程序进行检测的项目。

2. 使用不同型号设备进行检测的项目。

3. 使用相同型号多台设备进行检测的项目。

4. 使用同一台仪器不同吸样模式进行检测的项目。

（三）职责

1. 专业组长负责制订每年室内血栓弹力图分析仪的仪器间比对计划,经科主任审核通过。

2. 专业组长负责组织比对计划的制订、比对实验的实施、不具有可比性项目的整改。

3. 相关检验人员负责比对实验的操作。

（四）比对实施

1. 比对频率　新仪器使用前及仪器使用过程中至少应每 12 个月比对 1 次。

2. 比对样品　选取 20 份临床标本，包含正常水平和异常水平。

3. 比对操作　每份标本分别在使用实验室内部规范操作检测系统和需要比对的仪器设备上进行检测，并应在尽可能短的时间内检测。

4. 比对结果判断　以内部规范操作检测系统的测定结果为标准，计算相对偏差，以每个检验项目的相对偏差符合其要求的比例≥80% 判定该检验项目仪器间比对合格，反之该检验项目仪器间比对不合格。

5. 比对不合格处理措施　根据行业标准 WS/T 407—2012《医疗机构内定量检验结果的可比性验证指南》要求执行。

（1）维持结果的可比性需要以检测系统各质量保证环节的标准化为前提，必要时可通过校准改善结果的可比性。

（2）在可比性验证结果不符合要求时需要采取相应的纠正措施，其后再将该检测系统与规范操作检测系统的结果进行比对，确保比对结果符合要求，并填写比对不符合和纠正记录。

（3）结果不可比且难以纠正时，可与临床医师沟通后，采用不同的参考区间和 / 或医学决定水平，并在检验报告单上予以明确标示。

6. 比对数据管理　打印原始比对数据，专业组长审核比对记录，科主任签字，相关数据至少保留两年。

（五）注意事项

1. 仪器间比对（可比性验证），只是确认检测系统之间同一检测项目检测结果的一致性，不能取代其他质量保证环节，如校准和室内质量控制等。

2. 比对样品首选临床标本，而且需要包括至少两个浓度水平（正常水平和异常水平）。

（张慧　蔡晓红）

附　录

附录1　组织结构图

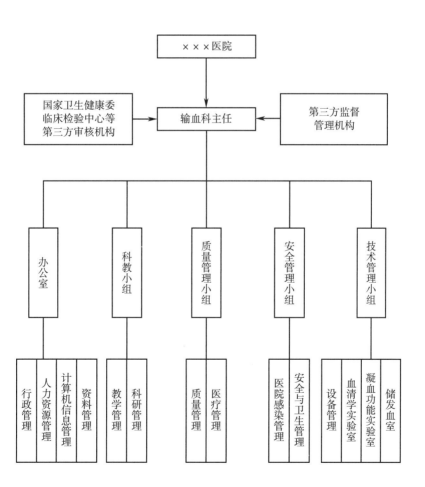

附录 2　质量管理结构图

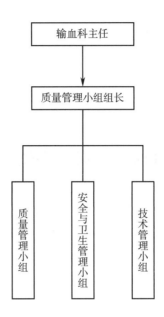

附录 3　输血科与医院各部门关系图

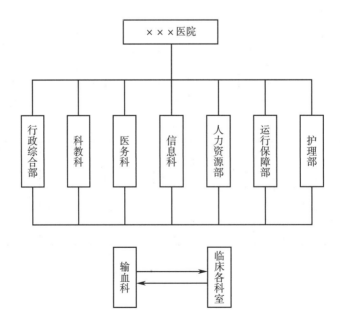

附录 4　临床输血管理流程图

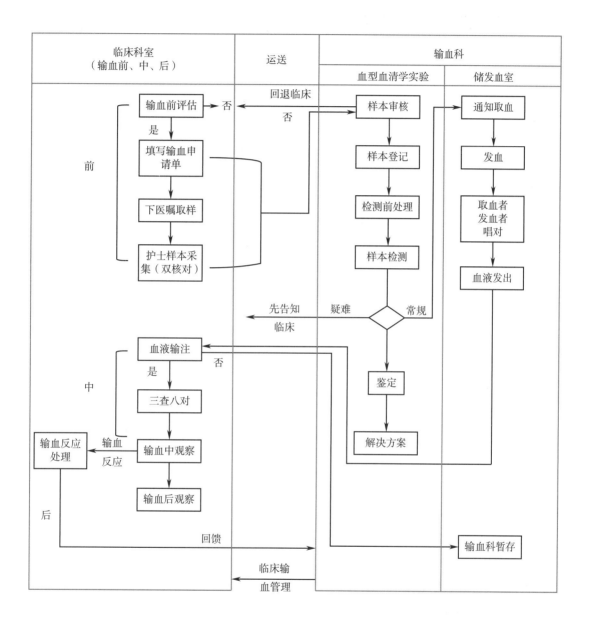

附录 5 质量管理体系职能分配表

职能、要素	领导层	办公室	质量小组	技术小组	感控小组	科研小组
1. 适用范围	☆	☆	★	★	☆	☆
2. 引用标准	☆	☆	★	★	☆	☆
3. 术语和定义	☆	☆	★	★	☆	☆
4. 质量管理体系	★	★	★	☆	☆	☆
（1）总则	★	★	★	☆	☆	☆
（2）体系文件要求	☆	☆	★	☆	☆	☆
5. 管理职责	★	☆	★	☆	☆	☆
（1）管理承诺	★	☆	★	☆	☆	☆
（2）以顾客为关注焦点	☆	★	★	☆	☆	☆
（3）质量方针	★	☆	☆	☆	☆	☆
（4）策划	★	★	★	☆	☆	☆
（5）职责、权限与沟通	★	★	★	★	☆	☆
（6）管理评审	★	★	★	☆	☆	☆
6. 资源管理	☆	★	☆	★	☆	☆
（1）设施与环境	☆	★	☆	★	☆	☆
（2）人力资源	★	★	☆	☆	☆	☆
7. 产品实现	☆	★	☆	★	★	☆
（1）临床输血全过程的识别	☆	★	☆	★	☆	☆
（2）临床输血全过程的控制	☆	★	☆	★	★	☆
（3）特殊输血管理	☆	★	☆	★	☆	☆
（4）特殊血液品种的输注	☆	☆	☆	★	☆	☆
（5）投诉与输血不良反应	☆	☆	☆	☆	★	☆
（6）标识与可追溯性	☆	☆	★	★	★	☆
（7）与顾客有关的过程	☆	★	★	★	☆	☆
（8）血液及其制品的防护	☆	☆	★	★	☆	☆
（9）关键仪器设备的管理	☆	★	☆	★	☆	☆
8. 监视、测量、分析和持续改进	☆	★	★	★	★	☆
（1）过程的监控和测量	☆	☆	★	☆	☆	☆
（2）不合格品的控制	☆	☆	★	★	☆	☆

注：★表示主要职责；☆表示相关职责。

附录 6　输血科工作人员的资质要求

岗位	学历	职称	要求
主任	大学本科及以上	正高级	从事血液管理和临床输血工作 15 年以上,有较强的沟通协调管理能力和丰富的临床输血经验,经过临床输血和血液管理的相关培训,熟悉质量管理体系的相关规定
副主任	大学本科及以上	副高级及以上	从事血液管理工作 10 年以上,有较强的组织协调和执行能力,熟悉质量管理体系的相关规定
科室秘书	大学本科及以上	初级及以上	具有 5 年以上工作经验,具有较强的协调、组织管理能力和撰写能力,文笔流畅,熟悉质量管理体系的相关规定和要求
科教秘书	硕士研究生及以上	中级及以上	具有 3 年以上工作经验,有较强的科研能力和组织协调能力,熟悉实验室的相关工作
质量小组组长	大学本科及以上	中级及以上	具有 10 年以上相关工作经验,有丰富的专业知识,熟悉相关法规和医学实验室认可的相关要求
技术小组组长	大学本科及以上	中级及以上	具有 10 年以上相关工作经验,有丰富的专业知识,熟悉行业规范、临床输血质量管理体系和医学实验室能力验证的相关规定和要求
安全与卫生管理小组组长（感染控制）	大学本科及以上	中级及以上	具有检验技师资格证,通过临床输血相关培训,熟悉临床输血质量管理体系的相关规定和要求
实验室技术人员	大学本科及以上	初级及以上	具有检验技师(士)资格证,通过临床输血相关培训,熟悉临床输血质量管理体系的相关规定和要求
血型基因检测技术人员	硕士研究生及以上	中级及以上	具有检验技师资格证、血型基因检测培训合格证,熟悉临床输血质量管理体系的相关规定和要求
信息管理员	大学专科及以上	初级及以上	熟悉计算机网络相关知识以及本科室的业务流程,熟悉临床输血质量管理体系的规定和要求
信息、统计、资料档案管理员	大学专科及以上	/	有 3 年以上的工作经验,熟悉计算机网络相关知识以及本科室的业务流程,熟悉临床输血质量管理体系的规定和要求,有较强的文档管理能力,熟悉临床输血质量管理体系相关的规定和要求
质量内审员	大学本科及以上	初级及以上	具有 5 年以上的工作经验,经过质量管理体系内部审核员的培训,熟悉本专业的业务流程,有丰富的专业知识,熟悉质量管理体系的规定和要求
实验助理员	大学专科及以上（医疗相关教育背景）	/	能熟练操作办公软件,工作责任心强

附录 7　关键管理人员指定代理人一览表

委托人		代理人	
姓名	岗位	姓名	原岗位

批准人：

批准代理日期：　　　年　　月　　　日

批准日期：　　　年　　月　　　日

附录 8　授权签字人一览表

序号	姓名(正体签名)	职务 / 职称	授权签字范围	备注
批准人	授予以上人员在授权签字领域内签发报告的权利,并按照《临床用血质量管理手册》中的岗位职责要求认真履行职责。 ×××医院输血科主任: ××年××月××日			

附录9 任 命 书

任命书

为了确保输血科的质量工作和技术工作能够按照质量管理体系的要求有效运行和持续改进,经输血科管理层讨论决定,任命下列人员担任质量管理体系各岗位职务。

质量管理小组:

　　组长:

　　副组长:

　　组员:

技术管理小组:

　　组长:

　　副组长:

　　组员:

科室秘书:

科教秘书:

任命人及职务:×××(输血科主任)

任命日期:××年××月××日

附录10 手册和标准对照表

临床用血质量管理手册	ISO 9001:2015	ISO 15189:2022
1. 适用范围	1. 范围	1. 范围
2. 引用标准	2. 规范性引用文件	2. 规范性引用文件
3. 术语和定义	3. 术语和定义	3. 术语和定义
4. 质量管理体系	4. 组织的背景	4. 总体要求
(1)总则(管理要求)	(1)理解组织及其背景	(1)公正性
(2)文件化要求	(2)理解利益相关方的需求和期望	(2)保密性
(3)手册管理		(3)患者相关的要求
(4)文件的管理	(3)质量管理体系范围的确定	
(5)记录管理	(4)质量管理体系及其过程	
5. 管理职责	5. 领导作用	5. 结构和管理要求
(1)管理承诺	(1)领导作用与承诺	(1)法律实体
(2)以顾客为关注焦点	(2)质量方针	(2)实验室主任
(3)质量方针	(3)组织的角色、职责和权限	(3)实验室活动
(4)策划		(4)结构和权限
(5)职责、权限和沟通		(5)目标和方针
		(6)风险管理

续表

临床用血质量管理手册	ISO 9001:2015	ISO 15189:2022
6. 管理评审 （1）总则 （2）定义 （3）要求 （4）记录 （5）验证	6. 策划 （1）风险和机遇的应对措施 （2）质量目标和实施策划 （3）策划变更	6. 资源要求 （1）总体要求 （2）人员 （3）设施和环境条件 （4）设备 （5）设备校准和计量溯源性 （6）试剂和耗材 （7）服务协议 （8）外部提供的产品和服务
7. 资源管理 （1）设施和环境 （2）人力资源管理	7. 支持 （1）资源 （2）能力 （3）意识 （4）沟通 （5）文件化信息	7. 过程要求 （1）总体要求 （2）检验前过程 （3）检验过程 （4）检验后过程 （5）不符合工作 （6）数据控制和信息管理 （7）投诉 （8）连续性和应急预案
8. 产品实现 （1）临床输血全过程的识别 （2）临床输血全过程控制 （3）特殊输血管理 （4）血液保护和血液的相关治疗 （5）投诉与输血不良反应的管理 （6）标识和可追溯性 （7）与顾客有关的过程（内部、外部交流） （8）血液及血液制品的防护要求 （9）关键仪器设备的管理	8. 运行 （1）运行策划和控制 （2）产品和服务的需求 （3）产品和服务的设计和开发 （4）外部提供过程、产品和服务的控制 （5）产品和服务的提供 （6）产品和服务的发布 （7）不合格输出的控制	8. 管理体系要求 （1）总体要求 （2）管理体系文件 （3）管理体系文件的控制 （4）记录控制 （5）应对风险和改进机遇的措施 （6）改进 （7）不符合及纠正措施 （8）评估 （9）管理评审
9. 监视、测量、分析和持续改进 （1）总则 （2）顾客满意 （3）内部质量审核 （4）过程的监视和测量（不合格品控制）	9. 性能评价 （1）监督、测量、分析和评价 （2）内部审核 （3）管理评审	
	10. 改进 （1）总则 （2）不符合项和纠正措施 （3）持续改进	

附录 11　质量记录表单

质量记录相关表单见附表 11-1~ 附表 11-33。

附表 11-1　文件发放 / 回收记录

编号：　　　　　　　　　　　　　　　　　　　　序号：

日期	文件名称	版本编号	发放 / 回收	发放人签名	接收人签名

保存期：5 年

附表 11-2　文件更改申请

编号：　　　　　　　　　　　　　　　　　　　序号：

申请人		申请日期		批准人		批准日期	
修改人		修改日期		修改次数		是否上报 医务科	
更改文件名称				更改文件 编号			
更改原因							
更改内容（增、减或 改版）							
更改内容评审日期							
更改内容评审结果							
评审人签名							

附表 11-3 文件销毁记录

编号：   序号：

文件销毁日期	销毁文件名	销毁人	审核人	批准人

保存期:5 年

附表 11-4　外来受控文件清单

编号：　　　　　　　　　　　　　　　　　　　　序号：

日期	文件名称	文件来源	受控状况（是／否）	备注	登记人签名

保存期：10 年

附表 11-5　质量记录清单

编号：　　　　　　　　　　　　　　　　　　　　　　　序号：

序号	质量记录名称	文件支撑	受控状态（是/否）

登记人签名：　　　　　　　　　　　　　　　　　　登记日期：

保存期：10 年

附表 11-6　文件销毁申请

编号：　　　　　　　　　　　　　　　　　　序号：

申请日期		申请销毁文件名称及文件编号	
销毁原因			
销毁内容			
审核人		审核日期	
批准人		批准日期	

保存期:3 年

附表 11-7　管理评审计划

编号：　　　　　　　　　　　　　　　　　　　　　　序号：

评审目的	
评审时间	
评审地点	
参加评审人员	

<table>
<tr><td colspan="2" align="center">评审内容</td></tr>
</table>

编制人：　　　　　　　　　　　　　　　　　审批人：

编制日期：　　　　　　　　　　　　　　　审批日期：

附表 11-8　管理评审报告

编号：　　　　　　　　　　　　　　　　　　　序号：

管理评审基本情况概述

（评审时间、地点、参加评审人员）

评审内容和评审结果详述

编制人：　　　　　　　　　　　　　　　　审批人：

编制日期：　　　　　　　　　　　　　　　审批日期：

保存期：10 年

附表 11-9　会议签到表

编号：　　　　　　　　　　　　　　　　　　　　　　序号：

会议名称					
会议日期		会议时间		主持人	
会议地点					
参会部门					
会议内容					

参会人员签名

科室 / 部门	姓名	职务 / 职称	科室 / 部门	姓名	职务 / 职称

保存期：10 年

附表 11-10　管理评审会议记录

编号：　　　　　　　　　　　　　　　　　　　　序号：

记录时间		记录人签名	
评审会议记录内容			

附表 11-11　年度内部质量审核计划

编号：　　　　　　　　　　　　　　　　　　　　　　　　序号：

审核目的	
审核依据	
审核范围	
审核频次	
审核方法	

编制人		编制日期	
审批人		审批日期	

保存期：10 年

附表 11-12　内部质量审核实施计划

编号：　　　　　　　　　　　　　　　　　　　　　序号：

审核目的	
审核范围	
审核依据	
审核方法	
参加审核人员	
审核时间	
受审核小组	
各小组 审核要点	
首次会议时间、 地点	
末次会议时间、 地点	

编制人：　　　　　　　　　　　　　　　　审批人：

编制日期：　　　　　　　　　　　　　　　审批日期：

保存期：10 年

附表 11-13　内部质量审核检查表

编号：　　　　　　　　　　　　　　　　　　　　序号：

序号	审核条款	审核方式	符合性描述（是／否）	审核结论

审核员签名：　　　　　　　　　　　　　　　　审核日期：

保存期：10 年

附表 11-14　不合格项(品)登记表

编号：　　　　　　　　　　　　　　　　　　　　　序号：

日期	不合格项(品)名	不合格理由	发现部门	登记人

保存期:10 年

附表 11-15　质量改进报告单

编号：　　　　　　　　　　　　　　　　　序号：

发生日期		责任小组（人）	
事件描述			
原因核查			
改进措施			
验证审核（改进成效）			
质量小组意见			
	签名：		日期：
科室主任意见			
	签名：		日期：

记录人：　　　　　　　　　　　　　　　　记录日期：

保存期：10 年

附表 11-16　人员需求申请表

编号：　　　　　　　　　　　　　　　　　　　　　　　序号：

申请日期		申请部门（技术小组）	
人员需求概述			
需求部门（技术小组）负责人意见			
	签名：		日期：
科室主任审批意见			
是否上报院人事部门			

保存期:5 年

附表 11-17 年度培训计划

编号：　　　　　　　　　　　　　　　　　　　　　　序号：

培训时间	培训性质 （岗前、转岗、继续教育、其他）	培训内容	培训师资	备注 （外请、院内、科内）

编制人：　　　　　　　　　　　　　　　　　　　编制日期：

审批人：　　　　　　　　　　　　　　　　　　　审批日期：

保存期：5 年

附表 11-18　输血科室内质控失控处理记录表

编号：　　　　　　　　　　　　　　　　　　　　　　　　　序号：

日期	项目	失控情况	失控原因分析	处理措施	再次质控是否通过	处理人签名	质控组长审核

保存期：10 年

附表 11-19　室间质评信息反馈记录

编号：　　　　　　　　　　　　　　　　　　　　　　　序号：

序号	参加室间质评机构	参加批次	结果是否满意

登记人签名：　　　　　　　　　　　　　　　　　　　登记日期：

保存期：10 年

附表 11-20　室间质评离群值纠正活动记录

编号：　　　　　　　　　　　　　　　　　　　　　序号：

序号	参加室间质评机构	参加批次	离群值

纠正措施	

纠正后评价	

登记人签名：　　　　　　　　　　　　　　　　　　登记日期：

保存期：10 年

附表 11-21 输血不良反应调查表

编号：   序号：

调查情况概述
（调查时间、部门、人员、事件）

调查内容和调查结果详述

记录人签名：   记录日期：

保存期:5 年

附表 11-22　输血不良反应反馈登记表

编号：

编号	日期	患者基本信息						实际输血量	输血开始时间	血袋条码	输血反应发生时间	输血反应主要症状	初步诊断	处理情况	记录者	备注
		姓名	病案号	性别	年龄	科别	床号	血型									

附表 11-23　输血科满意度测评表

尊敬的临床医护同事:

　　感谢您对输血科的帮助和支持。为了解信息,利于我科完善服务体系,有针对性地提高工作质量,更好地服务临床,践行我科"一切以临床为中心"的服务理念,提高医疗质量,更好地为患者服务,请您提出宝贵的意见或建议,谢谢您的合作!

　　请选择您的满意度(在选择项中打√)

填写时间:　　年　　月　　日　　　　　　　　　　填写科室:

编号:　　　　　　　　　　　　　　　　　　　　序号:

调查对象	调查内容	满意度			其他建议或意见
		非常满意	满意	不满意	
医生	1. 您对输血科的供血服务满意吗?				
	2. 您对输血科的服务态度、医德医风满意吗?				
	3. 您对输血科输血相关检测结果与临床的符合度满意吗?				
	4. 您对咨询服务满意吗?				
	5. 您对供血的及时性满意吗?				
	6. 您对血液品种满意吗?				
	7. 您对输血科的沟通协调能力满意吗?				
护理人员	1. 您对输血科的供血服务满意吗?				
	2. 您对输血科的窗口服务态度、医德医风满意吗?				
	3. 您对咨询服务满意吗?				
	4. 您对输血科的沟通协调能力满意吗?				

保存期:3 年

附表 11-24　纠正预防措施报告单

编号：_____　　　　　　序号：_____

事件反馈部门：_____

反馈信息：□血液及制品缺陷　□服务质量　□服务流程　□事故　□其他

日期：_____　　　时间：_____　　　反馈者：_____

反馈信息过程描述：

记录人签名：_____　　　　　　记录时间：_____

采取的纠正措施：

预防措施：

□处理信息反馈　　　反馈部门：_____　　　□不需要进行反馈
□进行通告　　　　　通告部门：_____　　　□不需要通告

评审意见：

签名：_____　　　　　　日期：_____

附表 11-25　设备确认报告

编号：　　　　　　　　　　　　　　　　　　　　　　序号：

日期		维修 / 维护人 （单位、姓名）	
仪器设备名称		采购日期	
发生故障描述			
确认方式和结论	确认人：　　　　　　　　　　　　　　日期： 审核人：　　　　　　　　　　　　　　日期： 批准人：　　　　　　　　　　　　　　日期：		

保存期：5 年

附表 11-26 临床投诉处理登记表

编号：   序号：

日期	科室	投诉原因	处理措施	处理人／接收人	

保存期:3 年

附表 11-27　输血治疗知情同意书

患者基本信息：

姓名：_____　　性别：男□　女□　　年龄：_____　　科室/病区：_____

床号：_____　　病案号：_____　　临床诊断：_____

根据《中华人民共和国民法典》《医疗机构管理条例实施细则》《医疗机构临床用血管理办法》和《临床输血技术规范》的要求，患者在输血前须签订《输血治疗知情同意书》，以下为输血前告知的内容。

一、输血目的和替代疗法

输血是临床治疗的重要措施，红细胞成分可纠正贫血，血浆、冷沉淀、血小板可纠正相应凝血因子缺乏引起的凝血功能障碍。除急性失血及重度贫血外，慢性贫血患者可通过补充叶酸、铁剂等加强肠内外营养，或通过止血药、重组人红细胞生成素、纤维蛋白原等药物进行辅助治疗。医生将根据患者病情，综合评估后选择合适的输血治疗方案。

二、输血风险

我院使用的血液由采供血机构提供，已按国家卫生健康委员会有关规定进行检测，并达到相应质量要求。受当前科技水平限制，输血仍存在不可预测的风险，主要有：①过敏反应；②发热反应；③急、慢性溶血性输血反应；④细菌污染引起的输血反应；⑤稀释性凝血因子减少，产生出血倾向；⑥输血相关急性肺损伤或肺微血管栓塞等并发症；⑦输血相关移植物抗宿主病；⑧产生同种抗体；⑨大量输血至循环超负荷及电解质酸碱平衡失调；⑩感染乙肝、丙肝、艾滋病、梅毒、疟疾等疾病；⑪输血引起的其他疾病。

鉴于输血可能传播传染性疾病，根据国家卫生健康委员会的相关要求，输血前需检测：乙肝两对半、丙肝抗体、人类免疫缺陷病毒（HIV）抗体、梅毒抗体、丙氨酸转氨酶（ALT）。

三、输血方式

输血方式主要有：异体输血、储存式自体输血、稀释式自体输血、回收式自体输血等。根据病情紧急情况及供血情况，异体输血可分为同型输血、非同型相容性输血等。根据患者病情、宗教信仰，在此次住院期间将会选择最利于患者康复的输血方式。

我已仔细阅读以上内容和听取了医护人员的解释，知悉医生经过评估后认为我本次住院期间有输血治疗的必要；知悉输血包括常规输血、备血、紧急输血、火急同型或非同型输血、非配合性输血等方式，并理解它们的含义；知悉输注的血液成分可能包括红细胞、血浆、血小板、冷沉淀和其他成分；知悉输血存在的风险。

本人经慎重考虑，□同意在此次诊疗期间进行输血治疗。

　　　　　　　　　　□拒绝接受输血治疗，并愿意承担因拒绝输血发生的一切后果。

主管医师签名：_____　　　　　　　_____年___月___日___时___分

患者（亲属/监护人）_____　与患者关系：_____　_____年___月___日___时___分

紧急抢救时医方代表签名：_____　　　　　　_____年___月___日___时___分

附表 11-28 输血科检验检测报告审查登记表

编号： 序号：

检查日期	检测项目	报告数量	合格率	备注（问题描述，报告日期、患者姓名、ID）	检查者签名

保存期：10 年

附表 11-29 输血科检验报告单质量监控表

编号：   序号：

序号	检验项目	病案号	患者姓名	申请科室	申请医生	样本接收时间	报告时间	样本接收 - 报告时间	报告是否完整准确	备注（问题描述）	检验者	审核者

保存期：10 年

附表 11-30 临床不合格样本拒收登记表

编号：   序号：

日期	科室	患者姓名	病案号	不合格原因	处理措施	处理人	接收人

保存期：3 年

附表 11-31　输血科医疗质量与安全测评目标

序号	测评项目	质量指标	达标率	备注
1	输血申请单审核率	100%		
2	输血申请单审核合格率	100%		
3	患者信息核对正确率	100%		
4	大量用血报批审核率	100%		
5	输血不良反应上报反馈率	100%		
6	血液内外包装验收合格率	100%		
7	血液出入库记录正确率	100%		
8	血液在有效期内使用率	100%		
9	献血者、受血者血型复检率	100%		
10	输血相容性检测符合率	100%		
11	ABO 和 Rh 血型鉴定正确率	100%		
12	血型正反定型检测率（6 个月内婴儿除外）	100%		
13	临床常规检测报告发放时间≤24h	100%		
14	常规检测报告发放准确率	100%		
15	常规用血发放时间不超过 2h	100%		
16	紧急用血发出血液时间不超过 30min	100%		
17	血液储存冰箱温度记录和高低温报警装置完好率	100%		
18	不同血型、品种、规格的血液分别储存，标识清楚	100%		
19	血液储存冰箱定期消毒记录完整率	100%		
20	各种试剂耗材在有效期内的使用率	100%		
21	血液样本验收率	100%		
22	室内质控完成率	100%		
23	室间质评参评率	100%		
24	成分输血率	99%		
25	临床科室服务满意率	90%		
26	血液过期报废率	<1%		
27	医疗废弃物处理率	100%		
28	仪器设备校准维护率	100%		
29	本月是否有临床科室投诉	否		
30	交接班记录完整率	100%		

保存期：3 年

附表 11-32　临床用血科室临床输血质量与安全测评指标

序号	考核指标	考核对象	评分标准	总分
1	临床输血不符合输血适应证	临床用血科室	每发现 1 例次扣 0.5 分，扣完为止	
2	临床用血申请记录不规范或未按规定权限审核	临床用血科室	每发现 1 例次扣 0.5 分，扣完为止	
3	未完善输血前检查	临床用血科室	每发现 1 例次扣 0.5 分，扣完为止	
4	未签署知情同意书或知情同意书填写不完整	临床用血科室	每发现 1 例次扣 0.5 分，扣完为止	5 分
5	未按规定书写输血记录及输血疗效评估	临床用血科室	每发现 1 例次扣 0.5 分，扣完为止	
6	输血不良反应未上报	临床用血科室	每发现 1 例次扣 0.5 分，扣完为止	
7	输血考核（试卷和现场考核）不过关	临床用血科室	每发现 1 例次扣 0.5 分，扣完为止	
8	术中输血不符合输血适应证	麻醉手术中心	每发现 1 例次扣 0.5 分，扣完为止	
9	麻醉记录中输血记录及术中出血量与实际不符	麻醉手术中心	每发现 1 例次扣 0.5 分，扣完为止	
10	术中输血发生输血不良反应未上报	麻醉手术中心	每发现 1 例次扣 0.5 分，扣完为止	5 分
11	有自体输血指征未开展回收式自体输血，开展自体输血未记录	麻醉手术中心	每发现 1 例次扣 0.5 分，扣完为止	
12	未定期组织围手术期合理输血及自体输血知识培训与术中合理用血分析	麻醉手术中心	每发现 1 例次扣 0.5 分，扣完为止	

保存期：3 年

附表 11-33　室间质评结果分析报告表

编号：　　　　　　　　　　　　　　　　　　　　　　序号：

检测日期：		分析日期：	
组织单位：		第几次：	
质评类别	成绩	质评类别	成绩

不合格项目：

原因分析：

纠正措施：

质评结果总结：

分析人：	签名：	日期：
实验室主任（或授权人）审批意见：	签名：	日期：

保存期：10 年

参考文献

［1］COHN C S，DELANEY M，JOHNSON S T，et al.Technical manual［M］.20th ed.Bethesda：American Association of Blood Banks，2020.

［2］DANIELS G.Human blood groups［M］.3rd ed.Hoboken：Wiley-Blackwell，2013.

［3］黎金凤，陈剑.Hemotype 全自动血型分析仪在血站血型检测中的应用及评价［J］.国际检验医学杂志，2017，38（04）：547-549.

［4］田莉，夏琳，陈明，等.WADiana Erytra 全自动血型／配血系统在输血相容性检测中的应用评价［J］.临床血液学杂志，2018，31（04）：249-252.

［5］丛玉隆.实用检验医学（下册）［M］.2 版.北京：人民卫生出版社，2013.

［6］国家药典委员会.中华人民共和国药典（2020 年版　四部）［M］.北京：中国医药科技出版社，2020.

［7］周庭银，王华梁，崔巍，等.临床血液和体液检验标准化操作程序［M］.上海：上海科学技术出版社，2020.

［8］王伟佳，黄福达，温冬梅.ISO 15189 医学实验室认可质量手册与程序文件［M］.北京：科学出版社，2018.

［9］WESTGARD J O.Basic QC practices［M］.4th ed.Madison：Westgard QC，2016.

［10］中华人民共和国国家卫生健康委员会.临床检验定量测定室内质量控制：WS/T 641—2018［S/OL］.［2024-03-02］.http://www.nhc.gov.cn/old_file/uploadfile/20190107102354742.pdf.

［11］中华人民共和国国家卫生健康委员会.临床检验室间质量评价：WS/T 644—2018［S/OL］.［2024-03-02］.http://www.nhc.gov.cn/old_file/uploadfile/20190107102537665.pdf.

［12］中华人民共和国国家卫生健康委员会.凝血因子活性测定技术标准：WS/T 220—2021［S/OL］.［2024-03-02］.http://www.nhc.gov.cn/wjw/s9492/202109/692782e3d83f4f1fb2551e461c07e6bf/files/a233728ab56a4e3983ae276fce575e40.pdf.

［13］中华人民共和国国家卫生健康委员会.围手术期患者血液管理指南：WS/T 796—2022［S/OL］.［2024-03-02］.http://www.nhc.gov.cn/wjw/s9493/202202/5e3bc1a664094da692bcb3e2e85efd34/files/93f67b893b634ca9be00020c08ce6ab4.pdf.

［14］中华人民共和国国家卫生健康委员会.临床血液检验常用项目分析质量标准：WS/T 406-2024.［S/OL］.［2024-03-02］.http://www.nhc.gov.cn/fzs/s7852d/202407/b898f88baec948b9b29b5da775d3d741/files/a6cebcb41ed54682bc29acac7eed0278.pdf.

［15］中华人民共和国卫生部.医疗机构内定量检验结果的可比性验证指南：WS/T 407—2012.［S/OL］.［2024-03-02］.http://www.nhc.gov.cn/ewebeditor/uploadfile/2013/01/20130109171301837.pdf.

［16］中华医学会检验医学分会临床实验室管理学组.医学检验危急值报告程序规范化专家共识［J］.中华检验医学杂志，2016，39（7）：484-486.

48